Dr. Robert D. Lesslie

Engel der Notaufnahme

Ärzte kämpfen um das Leben

Aus dem Englischen übersetzt
von Herta Martinache

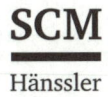

SCM

Hänssler

SCM

Stiftung Christliche Medien

Der SCM-Verlag ist eine Gesellschaft der Stiftung Christliche Medien, einer gemeinnützigen Stiftung, die sich für die Förderung und Verbreitung christlicher Bücher, Zeitschriften, Filme und Musik einsetzt.

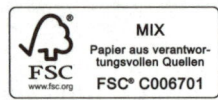

© der deutschen Ausgabe 2014
SCM Hänssler im SCM-Verlag GmbH & Co. KG · 71088 Holzgerlingen
Internet: www.scm-haenssler.de · E-Mail: info@scm-haenssler.de

Originally published in English under the title: ANGELS IN THE ER
Copyright © 2008 by Robert D. Lesslie, MD
Published by Harvest House Publishers, Eugene, Oregon 97402
www.harvesthousepublishers.com

Die Bibelverse sind, wenn nicht anders angegeben, folgender Ausgabe entnommen: Neues Leben. Die Bibel, © der deutschen Ausgabe 2002 und 2006 SCM R.Brockhaus im SCM-Verlag GmbH & Co. KG, Witten.

Übersetzung: Herta Martinache
Umschlaggestaltung: Jens Vogelsang, Aachen
Titelbild: shutterstock.com
Satz: Lieverkus Media, Wuppertal
Druck und Bindung: CPI – Ebner & Spiegel, Ulm
Gedruckt in Deutschland
ISBN 978-3-7751-5586-1
Bestell-Nr. 395.586

Für Barbara,
meinen ganz persönlichen Engel

Inhalt

Grundriss der Notaufnahme
des Allgemeinen Krankenhauses Rock Hill

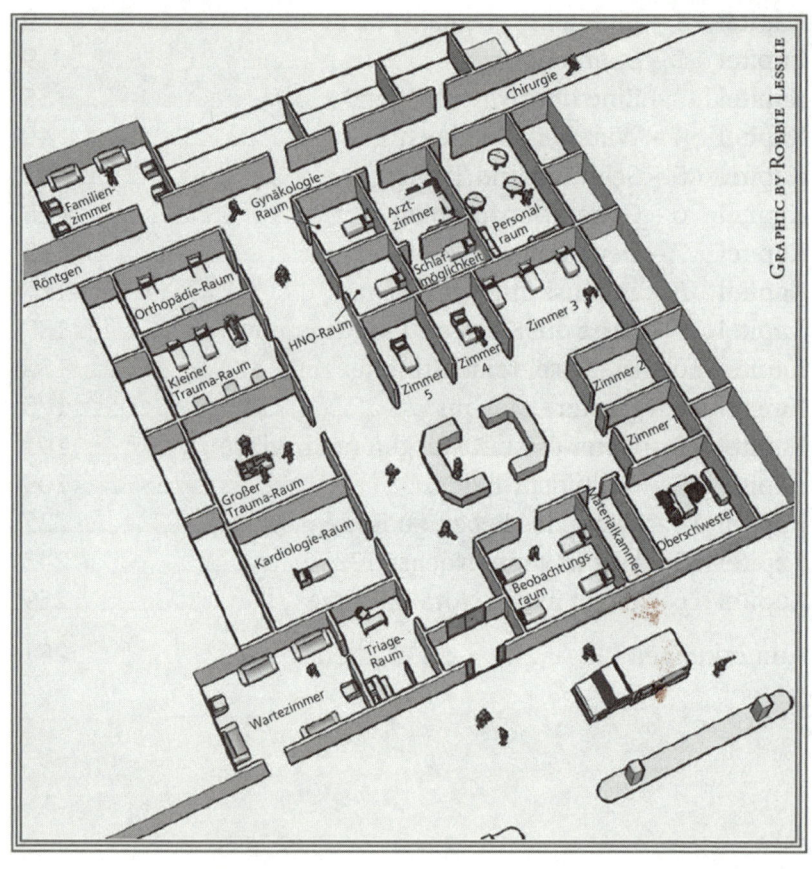

Engel in unserer Mitte

Ich arbeite seit fünfundzwanzig Jahren in der Notaufnahme, und in dieser Zeit habe ich viel gelernt. Ich weiß mit absoluter Gewissheit, dass unser Leben an einem seidenen Faden hängt. Ich habe begriffen, dass Demut wahrscheinlich unsere größte Tugend ist. Und ich bin davon überzeugt, dass wir uns die Zeit nehmen sollten, unsere tiefsten Gefühle mit den Menschen zu teilen, die uns wirklich wichtig sind.

Ich bin auch zu dem Schluss gekommen, dass Engel in unserer Mitte sind. Sie kommen vielleicht in Gestalt eines Freundes, einer Krankenschwester oder eines völlig Fremden. Und manchmal sind sie unsichtbar, eine fast unmerkliche und doch reale Gegenwart, die uns führt, tröstet und schützt.

Die Notaufnahme ist ein schwieriger Ort, sowohl für Patienten als auch für die, die sich um sie sorgen. Die großen Herausforderungen dieses Ortes bieten gleichzeitig die Gelegenheit, Zeuge der größten Wunder und Geheimnisse zu werden, die dieses Leben zu bieten hat. In einer Haltung tiefer Ehrfurcht und Dankbarkeit habe ich in diesem Buch einige meiner Gedanken und Erfahrungen zu Papier gebracht.

Dr. Robert Lesslie

Kapitel 1

Eine ganz normale Nacht

Auch wenn ich durch das dunkle Tal des Todes gehe,
fürchte ich mich nicht, denn du bist an meiner Seite.

PSALM 23,4

Alle schauten zum Haupteingang. Wir hatten das Schreien und Rufen gehört, insbesondere das markerschütternde Klagen einer jungen Frau. Im nächsten Augenblick sprangen die automatischen Türen auf und eine Gruppe von fünfzehn oder zwanzig jungen Leuten drängte in die Notaufnahme. Sie trugen einen jungen Mann. Seine Arme und Beine baumelten unkontrolliert am Körper, und sein Kopf rollte von einer Seite auf die andere. Sein T-Shirt war blutgetränkt.

»Hilfe!«, schrie jemand aus der ersten Reihe der Schar. »Jimmy ist angeschossen worden!«

Wir eilten alle zur Tür. Jeff Ryan, der Pflegedienstleiter in dieser Nacht, erreichte den Verletzten als Erster. »Folgen Sie mir!«, wies er die Leute an, die Jimmy trugen. »Und lassen Sie ihn nicht fallen.«

Er führte die Gruppe zum Trauma-Raum und rief der Sekretärin im Vorbeigehen zu: »Rufen Sie den Sicherheitsdienst!«

An der Türschwelle drehte sich Jeff um, nahm den blutenden jungen Mann auf seine Arme und trug ihn in die Mitte des Raums. Als er ihn vorsichtig auf den Untersuchungstisch legte, traten ein paar Gruppenmitglieder zögernd in den Trauma-Raum.

»Nein!«, sagte Jeff energisch, und sofort blieben sie stehen. »Sie müssen draußen warten!«

Kaum jemand hinterfragte Jeff Ryans Autorität. Er war Anfang dreißig, 1,85 Meter groß und wog gut hundert Kilo. Er arbeitete bereits in der Notaufnahme, als ich in Rock Hill ankam, und bald erkannte ich, dass er einer der besten Krankenpfleger war, mit denen ich je zusammengearbeitet hatte.

Er sah aus wie ein großer Teddybär, aber etwas in seinen Augen machte einem klar, dass er trotz seines freundlichen Äußeren nicht mit sich spaßen ließ und jederzeit explodieren konnte. Ich habe ihn einige Male explodieren sehen ... und wehe dem, der ihm dann in die Quere kam. Wir nannten Jeff unseren »Vollstrecker«.

Nach wenigen Minuten lag Jimmy völlig ausgezogen auf dem Rücken. Er hatte eine Infusion mit isotonischer Kochsalzlösung in jedem Arm. Ein Blasenkatheter war gelegt, und er wurde durch eine Nasensonde, die mit einer elastischen Binde an seinem Kopf befestigt war, mit Sauerstoff versorgt.

Ich untersuchte seinen Unterleib ein zweites Mal. Ein einziges Einschussloch, genau über dem Bauchnabel. Offensichtlich war das die Eintrittswunde, aber eine Austrittswunde gab es nicht. Er war bei Bewusstsein und sprach, seit wir ihn auf den Untersuchungstisch gelegt hatten. Seine Vitalfunktionen waren anfangs akzeptabel, der Blutdruck nur leicht erniedrigt. Dies verbesserte sich rasch mit der Infusionsflüssigkeit, und jetzt schien sein Zustand stabil. Die Laboranten kamen herunter und bestimmten die Blutgruppe für eine spätere Transfusion. Diese wollten wir so schnell wie möglich vornehmen. Sam Wright, der Chirurg vom Bereitschaftsdienst, wurde benachrichtigt. Glücklicherweise war er noch im Krankenhaus – er befand sich im Operationssaal und war gerade dabei, einen Eingriff abzuschließen.

Ein paar Minuten später hatte ich ihn am Apparat. »Ich habe einen Neunzehnjährigen hier in der Notaufnahme mit einer einzelnen Schusswunde im Abdomen. Er ist bei Bewusstsein, und seine Vitalfunktionen sind stabil. Es gibt aber keine Austrittswunde. Laut Röntgenbild ist die Kugel irgendwo in der Nähe

der rechten Niere. Sie sieht recht klein aus, vielleicht eine 0,22.«
Das Kaliber hatte ich geraten, aber das war nicht so wichtig.

»Bereitet ihn für die Operation vor«, antwortete Sam über die Freisprechanlage. »Wir müssen ihn wahrscheinlich aufschneiden und sehen, was los ist. Ich mache den Blinddarm fertig, den du mir vorhin geschickt hast, dann warte ich im OP.«

»Gut. Bis er zu dir kommt, hat er wahrscheinlich schon eine Einheit Blut bekommen.«

»In Ordnung.« Dann war er weg.

Jeff machte ein paar Notizen in der Patientenakte.

»Ist Dr. Wright im OP für ihn bereit?«, fragte er mich.

»Ja, sobald wir alles erledigt haben«, antwortete ich.

Er nahm die Akte, trat neben den Untersuchungstisch und kontrollierte die beiden Infusionen. Dann steuerte er auf die Tür zu.

»Ich hole Hilfe, dann bringen wir ihn rüber«, murmelte er, während er die Tür hinter sich schloss.

Ich schaute Jimmy an und fragte ihn: »Sind Sie sicher, dass wir niemanden anrufen sollen? Familie? Verwandte?«

Diese Frage war ihm bereits mehrmals gestellt worden, und jedes Mal lautete seine Antwort, dass niemand behelligt werden solle. Die »Freunde«, die ihn in die Notaufnahme gebracht hatten, waren auch keine Hilfe.

Sobald Jimmy im Trauma-Raum lag, hatten sie sich aus dem Staub gemacht. Vielleicht hatten sie gehört, dass Jeff den Sicherheitsdienst angefordert hatte, oder sie vermuteten, dass bereits ein paar Polizeiwagen unterwegs waren. Warum auch immer, sie waren verschwunden.

Wir waren allein im Zimmer, und ich wartete auf das Transport-Team.

»Ich werde es nicht schaffen, Herr Doktor«, erklärte er nüchtern.

Diese unverblümte Aussage überraschte mich. Ich schaute ihn an und überprüfte seine Hautfarbe, dann den Herzmonitor,

11

um sicher zu sein, dass mir nichts entging. Sein Zustand schien recht stabil.

»Jimmy, alles wird wieder gut. Ich weiß, das ist kein Vergnügen für Sie, aber es ist eine glatte Wunde, und Dr. Wright bringt das alles wieder in Ordnung. Vielleicht ist der Darm verletzt oder irgendetwas anderes, aber er flickt das wieder zu, und in ein paar Tagen bist du zu Hause.«

Ich brauchte mich nicht anzustrengen, um zuversichtlich zu klingen, denn ich meinte wirklich, was ich sagte. Es würde eine Routine-Operation werden. Leider sahen wir zu viele Fälle wie diesen. Bald würde es ihm wieder gut gehen. Er war jung und gesund.

Er war jetzt ganz ruhig und starrte still zur Zimmerdecke hinauf. Seine Arme lagen seitlich von ihm, ein Laken bedeckte ihn bis zur Hüfte. Er war an viele Schläuche angeschlossen, aber sein Zustand war stabil, und er sah gut aus.

»Nein«, entgegnete er ruhig und schicksalsergeben und starrte immer noch die Zimmerdecke an. »Aus dem Operationssaal komme ich nicht mehr lebendig heraus.«

Sein Ton und seine Worte gingen mir nahe. Ich musste ihm Mut machen.

»Jimmy …«

Bevor ich weitersprechen konnte, ging die Tür auf, und die beiden Männer des Transport-Teams traten ein. Sie trafen die erforderlichen Vorbereitungen und fuhren die Liege zur Tür. Ich trat beiseite.

Als Jimmy schon halb aus der Tür war, drehte er den Kopf und schaute mir in die Augen.

»Ich überlebe das nicht.«

»Alles wird gut, Jimmy«, erklärte ich ihm noch einmal, dann war er weg.

Natürlich würde ich recht behalten. In ein paar Stunden konnte ich es ihm persönlich sagen. Ich schaute auf die Uhr an der Wand. Es war halb eins.

Um ein Uhr humpelte ein neunzehnjähriges Mädchen herein und wurde von der Schwester, die für die Ersteinschätzung (Triage) zuständig war, in Zimmer 2 geführt. Sie war in ein Loch getreten (direkt vor einer der Kneipen in unserer Stadt) und hatte sich den rechten Knöchel verstaucht. Er war ziemlich geschwollen, und wir mussten röntgen, um sicher zu sein, dass er nicht gebrochen war.

Kaum hatten wir sie in einem Rollstuhl zur Röntgenabteilung geschickt, als die Tür des Haupteingangs aufschwang. Der Rettungsdienst brachte eine fünfundzwanzigjährige Frau direkt in den Kardiologie-Raum. Sie litt seit Jahren an einer Nierenkrankheit und hatte extrem hohen Blutdruck. Vergangene Nacht hatte sie wahrscheinlich einen Schlaganfall gehabt.

Sie atmete, reagierte aber nicht auf Schmerzreize oder Ansprache. Wir brauchten daher schnell eine CT-Untersuchung des Kopfes.

Nach wenigen Minuten war die Liege mit ihr unterwegs zur Radiologie.

Ich stand in der Schwesternstation und machte Eintragungen in den Akten dieser beiden Patientinnen. Aus einem arbeitsreichen Abend wurde eine arbeitsreiche Nacht. Plötzlich hörte ich hinter mir eine unbekannte Stimme kreischen. Sie schrie mir beinah ins Ohr.

»Wo ist meine Kleine? Wo ist sie?«

Erschrocken drehte ich mich um und stand einer Frau mittleren Alters gegenüber. Sie trug einen blau-weiß gestreiften Bademantel, der notdürftig von zwei großen Sicherheitsnadeln zusammengehalten wurde. Darunter lugte ein schwarzes, bodenlanges Seidennachthemd hervor. Ihre Füße steckten in knallroten Pantoffeln, die in der Form irgendeines nicht identifizierbaren flauschigen Tieres gestaltet waren.

Doch mein Blick wurde von ihrem Kopf angezogen. Sie hatte riesige rosafarbene Lockenwickler im Haar, die von irgendetwas zusammengehalten wurden, das ich nicht richtig erkennen konnte. Ich schaute etwas näher hin und stellte fest, dass es eine übergroße Damenunterhose war.

»Wo ist Naomi?«, fragte sie in den Raum. »Ihre Freundin hat gesagt, dass sie hier ist!«

Sie schaute sich um und suchte hektisch nach ihrer Tochter. Dann trat sie auf einen der Untersuchungsräume zu, und ich konnte sie gerade noch daran hindern, den Vorhang zur Seite zu ziehen.

»Guten Abend, ich bin Dr. Lesslie. Kommen Sie mit mir, wir helfen Ihnen, Ihre Tochter zu finden.«

Sie hielt inne, schaute mich an und machte Anstalten, etwas zu sagen. Dann drehte sie den Kopf leicht zur Seite, blickte mir über die Schulter. Sie deutete auf den Flur und schrie mit weit aufgerissenen Augen: »Meine Kleine. Was habt ihr mit meiner Kleinen gemacht?«

Mit einer ausladenden Handbewegung schob sie mich beiseite, stieß mich gegen die Theke und rannte den Flur entlang.

»Meine Kleine! Was habt ihr mit ihr gemacht?«, schrie sie noch einmal.

Unsere junge Schlaganfall-Patientin kam vom CT zurück. Sie lag ausgestreckt auf der Krankenliege, noch immer nicht ansprechbar, und wurde den Flur entlang in ihr Zimmer geschoben.

»Schaut sie an! Ihr habt sie umgebracht!« Jetzt schrie die Frau noch lauter. Sie polterte an den Röntgenassistenten vorbei, stieß einen von ihnen zur Seite und packte das Gesicht des Mädchens.

»Sie ist tot! Ihr habt sie umgebracht!«

Einen Augenblick lang herrschte Stille. Sie verdrehte die Augen und schaute nach oben.

Dann ein markerschütternder Schrei: »Jesus! Hilf mir, Herr!«

Jeff ging auf die Frau zu. Normalerweise hätte er versucht, sie zu beruhigen und in einen Nebenraum zu führen. Solche Gefühlsausbrüche waren in der Notaufnahme nichts Außergewöhnliches, und obwohl sie unerfreulich waren, hatten wir uns daran gewöhnt. Doch für unsere anderen Patienten war so etwas neu, und ein paar neugierige Köpfe spähten hinter den Vorhängen hervor und versuchten, einen Blick auf das Geschehen zu erhaschen. Sie wollten der Frau nicht zu nahe kommen. Offensichtlich war sie völlig ausgerastet.

»Wer hat das getan? Wer hat meine Kleine umgebracht?«

Jeff wandte sich ihr zu. »Hören Sie, sie ist nicht tot. Sie ist bei uns in guten Händen.« Sanft tätschelte er ihr die Schulter.

Die Frau blieb jedoch völlig unzugänglich und wandte sich brüsk ab.

»Ich will wissen, wer das getan hat!« Jetzt klang ihre Stimme bedrohlich. Sie richtete ihren Blick auf mich und machte einen Schritt auf mich zu. Drohend zeigte sie mit dem Finger auf mich: »Ich werde Sie verklagen! Das wird Ihnen noch leidtun! Ich werd's Ihnen zeigen!« Es folgte eine detaillierte Aufzählung all der Dinge, die auf mich warteten, dann wandte sie sich wieder der jungen Frau zu und strich ihr über die Stirn. Noch einmal nahm sie den Kopf des Mädchens liebevoll in die Hände.

»Mein Schatz, was haben sie mit dir gemacht? Was haben sie nur mit dir gemacht? Ich …«

Sie hielt mitten im Satz inne, und blieb reglos stehen. Ihr Kopf neigte sich von einer Seite auf die andere, während sie das Gesicht des vor ihr liegenden Mädchens betrachtete. Entgeistert riss sie die Augen auf. Plötzlich wurde sie von einer Bewegung im Flur abgelenkt und schaute hoch. Es war unsere Patientin mit dem verletzten Knöchel. Sie hielt die Röntgenbilder auf ihrem Schoß und wurde im Rollstuhl in die Notaufnahme zurückgefahren.

Unsere verstörte Mutter richtete sich auf und ließ den Kopf der jungen Frau auf die Liege zurückfallen.

»Da ist ja meine Kleine!« Sie stürmte den Flur entlang, strahlte erleichtert und breitete die Arme weit aus. Die Sicherheitsnadeln, die ihren Bademantel zusammengehalten hatten, gaben

15

schließlich nach, der Bademantel flog auf und flatterte rechts und links neben ihr her. Als sie am Rollstuhl angekommen war, kniete sie nieder und umklammerte ihre Tochter. Sie drückte sie an sich und wiegte sie hin und her.

»Geht es dir gut, mein Herzchen? Ist alles okay mit dir?«

Es gab nichts zu sagen oder zu tun. Wir standen einfach sprachlos da.

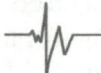

Es war halb fünf, und ich wurde allmählich müde. Ich brauchte unbedingt noch eine Tasse Kaffee, damit ich bis zum Sonnenaufgang durchhielt.

Auf dem Weg zum Personalraum sah ich Sam Wright im Flur herankommen. Er trug immer noch die OP-Haube und den OP-Kittel. Sie waren schweißgetränkt, und ich bemerkte Blutspritzer von seinen Knien bis zu den Schuhen.

Er ließ sich auf einen Stuhl in der Schwesternstation fallen, riss sich die OP-Haube vom Kopf und feuerte sie in einen Mülleimer in der Nähe.

»Mann, war das hart«, stieß er hervor und schüttelte den Kopf.

Ich ging zu ihm und setzte mich neben ihn. Er sprach über Jimmy. »Was hast du gefunden, Sam?«, fragte ich.

»Wir haben ihn in den OP gebracht und auf den Operationstisch gelegt. Kaum war er anästhesiert, ist sein Blutdruck gesunken. Zuerst nicht viel, aber dann ging er richtig in den Keller. Ich habe ihn aufgemacht, und da war überall Blut. Ich habe versucht, die Aorta abzuklemmen, damit ich überhaupt sehe, was los ist. Die Blutung kam von einer Stelle, an die ich nicht rankam, und ich habe sie einfach nicht unter Kontrolle gebracht.«

Er machte eine Pause, schaute mich an und schüttelte den Kopf.

Dann fuhr er fort: »Die Kugel hat die Aorta seitlich aufgerissen und ist direkt unter der Niere stecken geblieben. Sonst hat sie nichts getroffen. Erstaunlich. An dem Riss muss sich sofort ein Blutgerinnsel gebildet haben, deshalb hat er nicht viel geblutet. Jedenfalls nicht, bis er im OP war. Das Gerinnsel hat sich gelöst, und dann gab's kein Halten mehr. Acht Bluteinheiten. Das Blut war schneller auf dem Boden, als wir es in ihn hineingepumpt haben. Wir haben unser Möglichstes getan.« Er schaute auf seine Armbanduhr. »Dreieinhalb Stunden lang haben wir alles versucht.«

Er schwieg, sank erschöpft in sich zusammen und starrte auf den Boden.

»So was ist hart, Robert. Ich weiß nicht, was ich sonst noch hätte tun können.«

Wir saßen schweigend da. Jeff kam mit zwei Tassen schwarzem Kaffee und stellte sie auf die Theke. Keiner von uns rührte sich.

Sam sagte: »Und du hattest recht. Es war eine kleinkalibrige Kugel, ich glaube 0,22.«

Die Notaufnahme und Rock Hill und der Rest der Welt um uns herum gingen weiter. Und ich dachte an Jimmys letzte Worte.

$$\text{---}\mspace\text{-}\mspace{-3mu}\bigwedge\mspace{-3mu}\text{---}$$

Die Notaufnahme. Hier passiert alles Mögliche. Sie ist der ideale Ort zur Beobachtung und Erforschung des menschlichen Daseins. Wir erleben sämtliche Gefühle, zu denen Menschen fähig sind, und zwar in einem angespannten und aufgeladenen Umfeld. Die Vorschriften darüber, was schicklich und gesellschaftlich akzeptiert ist, sind außer Kraft gesetzt. Man macht sich keine Sorgen mehr um das, was andere über einen denken könnten. Wo sonst würde man einen fünfzigjährigen Bankkaufmann sehen, der in einem Krankenhaushemd im Flur umherspaziert und sich nicht darum schert, dass völlig fremde Leute sein nacktes Hinterteil sehen können?

Aber in der Notaufnahme sind wir alle nackt. Unsere Stärken und Schwächen werden offen und manchmal auf schmerzhafte Weise zur Schau gestellt. Das gilt für Patienten genauso wie für Ärzte. Als Krankenhausmitarbeiter, seien wir Krankenpfleger oder Arzt, Pflegehelfer oder Sekretärin, erkennen wir schnell die Grenzen unserer Bereitschaft und Fähigkeit, mit anderen zu fühlen, Opfer zu bringen und eingefahrene Strukturen zu verlassen. Es ist möglich, Dinge nicht an sich heranzulassen, sich ein dickes Fell zuzulegen … doch das hat seinen Preis.

Schließlich ist die Notaufnahme der Ort, an dem der Glaube eines jeden von uns auf die Probe gestellt wird. Unsere Überzeugungen erweisen sich als hilfreich und tragfähig, oder wir erkennen, dass sie falsch und destruktiv sind, und werfen sie über Bord. Hier können wir lernen, wer wir sind und ob der Grund, auf dem wir bauen, trägt. Und manchmal ist die Notaufnahme auch ein Ort, an dem wir unseren Glauben finden können.

Auf den folgenden Seiten lernen Sie Menschen kennen, die durch dieses dunkle Tal hindurchgegangen sind. Ihre Erlebnisse und Kämpfe können uns dabei helfen, inmitten der Dunkelheit Gnade und Frieden zu finden.

Kapitel 2

Stammgäste

Denn ich war hungrig, und ihr habt mir zu essen
gegeben. Ich war durstig, und ihr gabt mir zu trinken.
Ich war ein Fremder, und ihr habt mich in euer
Haus eingeladen. Ich war nackt, und ihr habt mich
gekleidet. Ich war krank, und ihr habt mich gepflegt.
Ich war im Gefängnis, und ihr habt mich besucht.

MATTHÄUS 25,35-36

Die Notaufnahme bedeutet allen möglichen Menschen alles Mögliche, doch zu ihren wichtigsten Aufgaben gehört es, die Menschen aufzufangen, die sonst nirgends hingehen können. Mitunter ist sie der einzige Ort, an dem sich überhaupt jemand um sie kümmert.

Es scheint schwer vorstellbar, dass jemand die Notaufnahme als einen Ort des Trostes und der Gemeinschaft betrachtet, doch gerade das erleben wir jedes Jahr an Weihnachten. Die meisten Menschen wollen diese Tage zu Hause oder mit Angehörigen und Freunden verbringen, und eine Fahrt in die Notaufnahme wäre für sie ein notwendiges Übel, das man nur auf sich nehmen würde, wenn man ernstlich krank oder verletzt wäre. Doch für einen großen und weitgehend unsichtbaren Teil unserer Gesellschaft ist das anders. Jahr für Jahr kommt bis zum späten Vormittag eine stetig steigende Zahl von Menschen zu uns, die eigentlich gar nichts bei uns zu suchen haben.

Sie haben niemanden, mit dem sie Weihnachten verbringen können, nur das Personal, das das Pech hat, an diesem Tag Dienst zu haben. Für diese Menschen gibt es keinen anderen Ort, an dem sie ein Weihnachtsessen bekommen könnten, auch wenn es noch so schlicht und bescheiden ausfällt. Und wenn man genauer hinschaut und sich vorstellt, was für ein Leben dieser Mann oder diese Frau wohl führt, und wenn man sich dann überlegt, was man sagen oder tun soll, dann kommt man ziemlich in Verlegenheit.

Es war zwei Uhr nachmittags an einem kalten, klaren Dienstag im Februar.

»Hallo, Rettungswagen 1, Ende.«

Ich erkannte Dentons Stimme und nahm das Krankenwagentelefon ab. Denton Roberts war einer der leitenden Rettungsassistenten des Notfalldienstes des Krankenhauses. Er war Mitte dreißig, intelligent und dynamisch, und man konnte sich auf seine Einschätzung der Lage verlassen. Er hatte ein paar Jahre lang studiert und sogar daran gedacht, Arzt zu werden. Doch kaum hatte er mit der Arbeit als Rettungsassistent begonnen, wusste er, dass er seinen Platz gefunden hatte.

»Rettungswagen 1, hier ist Dr. Lesslie, was gibt's?«, antwortete ich.

Es knisterte kurz im Empfänger. »Dr. L., wir bringen einen 65-jährigen Mann mit Unterleibsschmerzen.« Dann eine kurze Pause. »Es ist Slim.«

Mehr brauchte er nicht zu sagen. Ich schaute mich um und prüfte, wo noch ein Bett frei war. »Bringen Sie ihn in Zimmer 2, Denton. Um wie viel Uhr kommen Sie voraussichtlich an?«

»In etwa fünf Minuten«, antwortete er. »Also Zimmer 2.«

Ich legte das Telefon in die Ladestation zurück.

Seit ich im Allgemeinen Krankenhaus Rock Hill arbeitete, war Slim Brantley einer unserer »Stammgäste«. Je nach Jahreszeit sahen wir ihn ein- oder zweimal pro Woche. Bei schönem Wetter verging manchmal ein ganzer Monat, bevor er einen Krankenwagen rief und uns besuchte. Wir befanden uns mitten

20

in einem Kälteeinbruch, und dies war sein dritter Besuch innerhalb der letzten neun Tage.

Lori ging gerade mit einer Patientenakte in der Hand zur Schwesternstation.

»Wir erwarten wieder einen Freund«, informierte ich sie.

»Slim?«, riet sie und ordnete die Akte ein.

»Genau«, lachte ich. »Mal wieder.«

»Nun, es ist schon zwei Tage her. Also wird es wieder Zeit. Unterleibsschmerzen?« Sie kannte die Antwort.

»Bingo!«

Lori Davidson arbeitete seit sieben oder acht Jahren in der Notaufnahme. Sie hatte drei Kinder, einen Jungen und zwei Mädchen. Sie war ruhig und bescheiden und strahlte dabei so viel Zuversicht und Mitgefühl aus, dass die Patienten sofort ihre Nervosität verloren. Ich freute mich immer, wenn sie Dienst hatte.

»Ich mache das Zimmer für Slim fertig«, sagte sie.

Es gehört etwas dazu, den erhabenen Rang eines »Stammgastes in der Notaufnahme« zu erhalten. Nicht jeder erreicht diesen hohen Status. Wahrscheinlich hatten wir immer nur zehn oder zwölf Menschen, die sich zu diesem Personenkreis zählen durften. Einfach nur oft in die Notaufnahme zu kommen, bedeutet nicht, dass man Stammgast ist. Wir haben Medikamentenabhängige, die genau das tun und trotzdem keine Stammgäste für uns sind. Das ist etwas ganz anderes. Unsere Stammgäste kommen immer und immer wieder mit denselben Beschwerden in die Notaufnahme. Es kann sich um Unterleibsschmerzen handeln wie bei Slim oder um Alkoholprobleme oder Rückenschmerzen oder Krampfanfälle. Es kann alles Mögliche sein. Doch jeder unserer Stammgäste hat seinen eigenen einzigartigen Vorwand gefunden.

Zu unseren liebsten und häufigsten Stammgästen gehörte jahrelang eine Frau namens Sarah May. Sie war ein bisschen über 60 und lebte mit ihrer älteren Schwester zusammen.

Irgendwann war sie zu der Überzeugung gelangt, dass ein Kräuterarzt, der in Rock Hill praktizierte (ich weiß nicht, ob er als Facharzt für dieses Spezialgebiet zugelassen war), eine Schlange in ihren Körper eingeschleust hatte. Jedenfalls war sie felsenfest davon überzeugt, dass eine Schlange in ihrem Bauch herumkroch. Sie krümmte sich immer auf der Krankentrage, rieb ihren Bauch und bat uns inständig, die Schlange aus ihr herauszuholen. Wie soll man mit so etwas umgehen? Jedes Mal kam sie im Krankenwagen in die Notaufnahme, meistens kurz nach Mitternacht. Die Rettungsassistenten riefen dann immer an: »Wir haben eine Frau ohne offensichtlichen Befund. Wir sind in der Pine Street 100.« Mehr brauchten wir nicht: Es war ihre Anschrift.

»Es ist wieder Sarah May«, dachte jeder. Eine Viertelstunde später wurde sie auf der Trage in die Notaufnahme gefahren.

Im Lauf der Jahre hat sich bei Sarah einiges geändert. Mehrmals hatte ich sie zur Untersuchung in eine psychiatrische Klinik in Columbia überwiesen. Doch nach ein oder zwei Wochen war sie immer wieder zu Hause. Dort gefiel es ihr ganz und gar nicht, und sie mochte es überhaupt nicht, wenn ich sie in eine psychiatrische Anstalt einliefern ließ. Offensichtlich gelang es den Ärzten dort genauso wenig wie uns, die Schlange aus ihrem Körper zu entfernen. Schließlich kam sie auf die Idee, in der Notaufnahme anzurufen, bevor sie den Krankenwagen rief.

»Hat Dr. Lesslie heute Abend Dienst?«, fragte sie die Sekretärin. Wenn diese bejahte, gab es eine kleine Pause, einen schwachen Seufzer, ein »Ach so …«, und dann legte sie auf. An diesem Abend besuchte sie uns nicht. Doch ansonsten kam sie sehr oft in die Notaufnahme, immer wegen dieser Schlange.

Aus irgendeinem Grund hatte Slim Brantley sich Unterleibsschmerzen als Vorwand gewählt. Oder vielleicht hatten die Unterleibsschmerzen auch ihn gewählt. Obwohl er unzählige Male gründlich untersucht worden war, konnte der Grund für die Schmerzen nie gefunden werden. Slim hatte jedoch eine andere wirkliche Krankheit. Zu viel Alkohol und drei Schachteln Zigaretten am Tag forderten ihren Tribut. Seine Lungenkapazität war gering, und er war sehr anfällig für Lungenentzündungen. In letzter Zeit hatte er auch Herzprobleme, die sich in periodisch auftretendem Herzrasen und Schwindelanfällen äußerten. All das war echt, seine Bauchschmerzen jedoch nicht. Sie waren seine Eintrittskarte in die Notaufnahme, wo er ein Bett bekam. Normalerweise erhielt er dann bald auch eine warme Mahlzeit. Nach ein oder zwei Stunden waren die Schmerzen vergangen, er fühlte sich wohler und konnte wieder nach Hause gehen.

Oft habe ich mich gefragt, wo Leute wie Slim wohnen. Eines Abends saßen Denton Roberts und ich in der Schwesternstation. Aus irgendeinem Grund kamen wir auf Slim zu sprechen, und Denton erzählte mir, wie er ihn einmal unter einer Brücke abgeholt hatte. Es war mitten im Sommer, und Slim hatte sich aus Kartons eine Art Unterstand gebaut. Aufgrund des Abfalls im Umfeld dieser improvisierten Behausung war ersichtlich, dass er sich mehrere Tage lang von Bohnen aus der Dose und billigem Fusel ernährt hatte. Ein anderes Mal hatte Denton ihn in einer Garage aufgefunden, wo er auf einem schäbigen Feldbett zwischen zwei kaputten Rasenmähern schlief. Der Hauseigentümer hatte ihm diese Unterkunft gegen ein paar Gelegenheitsarbeiten geboten, die Slim noch erledigen konnte.

Ich hatte keine Ahnung, was er tat, wenn es wirklich kalt war. Anscheinend hatte er ein paar Freunde, die ihn beherbergten, bis er ihnen auf die Nerven ging oder im Keller ein Feuer machte und sie ihn hinauswarfen.

Wir versuchten alles Mögliche mit Slim: Sozialamt, Wohlfahrtsorganisationen und mehrmals eine Entziehungskur. Einmal wiesen wir ihn sogar in eine psychiatrische Klinik ein. Doch alles war erfolglos. Es dauerte nie lange, bis er wieder in der Notaufnahme landete.

Und heute Nacht war er wieder unterwegs zu uns. Wir hatten viel zu tun, aber es würde nicht lange dauern, bis wir Slim untersucht und versorgt hatten. Doch gerade an diesem Punkt musste ich aufpassen. Wenn Medizinstudenten oder Assistenzärzte im ersten Jahr im Rahmen ihrer Ausbildung die Notaufnahme durchliefen, musste ich ihnen ständig einschärfen, dass auch unsere »Stammgäste« krank sein können und dass man bei der Diagnose genauso sorgfältig sein muss wie bei allen anderen Patienten, vielleicht sogar noch sorgfältiger. Auch ich muss mir das immer vergegenwärtigen. Die Versuchung ist natürlich groß, zu denken: *Kennen wir schon …*, und sich schnell anderen Patienten zuzuwenden, die wirklich Hilfe benötigen. Manchmal kann das verhängnisvoll enden. Das war der Fall bei Faye Givens, einem anderen Stammgast der Notaufnahme.

Faye war eine Frau mittleren Alters, die jahrelang regelmäßig in die Notaufnahme kam. Ihre Beschwerden waren immer die »Nerven«, und am Ende der Untersuchung bat sie jedes Mal um eine »Schlaftablette«. Manchmal ging sie zufrieden mit einer einfachen Paracetamol-Tablette weg. Gelegentlich jedoch bestand sie lautstark und aufbrausend auf einer Spritze. Soweit ich weiß, wurde in unserer Notaufnahme nie eine ernsthafte Krankheit bei ihr festgestellt.

Eines Abends wurde sie mit dem Krankenwagen eingeliefert, und sie klagte wie immer über die »Nerven«. Dieses Mal jedoch sprach sie zusätzlich von starken Kopfschmerzen und zeigte auf ihre Stirn. Dr. Canty, einer meiner jüngeren Kollegen, hatte Dienst. Wie wir alle kannte er Faye sehr gut. Seine flüchtige Untersuchung führte zu keinem besorgniserregenden Befund, und er wollte sie mit einer Paracetamol-Tablette nach Hause schicken.

Er gab Lori, die an jenem Abend Dienst hatte, eine entsprechende Anweisung. Sie ging in Fayes Zimmer, kehrte aber sofort zur Schwesternstation zurück. In ihrem Medikamentenbecher lag immer noch die kleine weiße Pille.

»Heute habe ich irgendwie Bedenken wegen Faye«, sagte

sie zu dem Arzt. »Irgendetwas stimmt nicht mit ihr. Vielleicht möchten Sie sie noch einmal anschauen?«

Dr. Canty unterbrach seine Arbeit und sah Lori an. Einerseits nahm er ihre Besorgnis ernst, denn er vertraute ihrer Erfahrung. Er wurde ein bisschen unsicher, ob die klare Entscheidung, die er zuvor getroffen hatte, richtig war, und ihm kamen leichte Zweifel. Aber sie vergingen schnell. Er hatte Faye so oft gesehen, und es war immer das Gleiche gewesen – kein Notfall, kein ernsthaftes medizinisches Problem. Es war immer nur eine Organisationsfrage: Wie wurde man sie mit möglichst wenig Aufwand wieder los?

Trotzdem schätzte er Loris Erfahrung. Teils, um sie zu beruhigen, teils, um seine letzten Zweifel zu zerstreuen, ging er noch einmal zu Faye, die auf dem Rand ihrer Untersuchungsliege saß. Ihr Kopf hing nach unten und wackelte leicht von einer Seite auf die andere. Auch das gehörte zu ihrem üblichen Verhalten.

»Faye, wie sind Ihre Kopfschmerzen?«, fragte er.

»Sie bringen mich um, Herr Doktor. Es ist, als würde etwas in der Mitte von meinem Kopf stecken. Können Sie mir nicht etwas dafür geben?«, bettelte sie.

Er nahm ihren Kopf in seine Hände und überprüfte, ob ihr Hals sich problemlos bewegen ließ. Alles war locker. Dann schaute er ihre Augen an. Erstaunlich! Sie schielte und konnte die Augen in dieser Stellung halten! Das erforderte echte Anstrengung. Sie sah komisch aus, und er konnte nur mit Mühe ein Schmunzeln unterdrücken.

Diese Leistung hätte einen Oscar verdient, dachte er.

»Ich bin gleich wieder da«, versicherte er, verließ das Zimmer und ging zu Lori.

»Sie hat nichts«, sagte er mit Nachdruck. »Geben Sie ihr das Paracetamol, und schicken Sie sie heim.«

Widerwillig befolgte Lori seine Anweisung, und bald befand sich Faye auf dem Heimweg.

25

Zwei Tage später kam sie in die Notaufnahme zurück. Sie war tot. Die Obduktion ergab, dass sie einen großen Tumor hatte, der auf die Sehnerven im vorderen Gehirnbereich drückte: der Grund für ihr Schielen und ihre Todesursache.

Ich stand gerade hinter dem geschlossenen Vorhang von Zimmer 5, als ich hörte, wie die automatische Eingangstür beim Öffnen summte.

Dann hörte ich Denton, wie er neugierig bei Lori nachfragte: »Zimmer 2?«

»Ja«, bestätigte sie.

»Auuuuuuuuuuu!«

Dieses Stöhnen würde ich überall erkennen: Slim.

»Auuuuu! Mein Bauch!«

Ich beendete meine Anweisungen für den Patienten in Zimmer 5, zog den Vorhang zur Seite und trat hinaus. Dann wandte ich mich noch einmal um zu dem Mann mittleren Alters, der auf der Untersuchungsliege lag, und sagte: »Sie können sich wieder anziehen. Gleich kommt eine Schwester zu Ihnen.« Daraufhin zog ich den Vorhang wieder hinter mir zu.

Denton hatte Slim auf das Bett in Zimmer 2 gelegt, und Lori maß seine Temperatur. Ich schaute Slim in die Augen, und er wandte schnell den Blick ab.

»Blutdruck 110 zu 70«, informierte mich Denton. »Puls 90, aber etwas unregelmäßig. Für mich sieht er gut aus«, fügte er hinzu und hielt sein Klemmbrett in der Hand. Ich unterschrieb den Transportschein.

»Okay, Denton, danke.«

Er schob die Transportliege aus der Kabine und ging zur Schwesternstation. Ich trat in Slims Zimmer. Lori hatte die Blutdruck-Manschette an die Wand gehängt und brachte zwei Elektroden an seiner Brust an, um ihn an den Herzmonitor anzuschließen.

»114 zu 72«, informierte sie mich, schaltete den Monitor ein und machte eine Notiz auf dem Papierhandtuch, das eilig auf die Arbeitsplatte gelegt worden war. »Kein Fieber, 36,9.«

»Auuuuuuuuu! Herr Doktor, tun Sie was! Ich halt es nicht mehr aus!«

Der Monitor sprang an, sein regelmäßiges Piepsen lenkte meine Aufmerksamkeit auf den Bildschirm an der Wand über Slims Kopf.

Unwillkürlich musste ich an Rita Flowers denken.

Rita hatte vor Kurzem die Krankenpflegeschule abgeschlossen und durchlief die Notaufnahme als Teil ihrer praktischen Ausbildung im Krankenhaus. Sie war eine intelligente junge Frau, doch der Prüfungsausschuss war sich noch nicht sicher, ob sie das erforderliche Urteilsvermögen für die Arbeit als Intensivkrankenschwester besaß. In dieser Phase ihrer medizinischen Laufbahn hatte sie natürlich noch nicht viel Erfahrung und war zudem ziemlich naiv.

Eines Tages hatte sie das Glück, Slim zu betreuen. Er war im Krankenwagen gekommen und klagte wie üblich über Bauchschmerzen. Sie war sehr besorgt, weil er sich vor Schmerzen krümmte und lautstark klagte. Schnell überprüfte sie seine Vitalfunktionen und schloss ihn an den Monitor an. Ihre offensichtliche Sorge entging ihm nicht.

Hastig eilte sie zur Schwesternstation und schnappte sich den nächstbesten Arzt.

»Herr Doktor, Sie müssen unbedingt diesen Mann anschauen!«, flehte sie. »Sofort!«

Der Notarzt hatte ihr über die Schulter geschaut und ihren Patienten erkannt.

Er wandte sich wieder der Tabelle auf der Theke zu und meinte: »Gut, Rita. Ich komme in ein paar Minuten.«

Sie stand da und wusste nicht, was sie tun sollte. Hilfesuchend sah sie sich um, aber alle waren beschäftigt. Sie eilte in Slims Kabine zurück und schaute auf den Herzmonitor. Er war regelmäßig. Das war gut.

Slim stöhnte weiter, hatte die Augen geschlossen und hielt sich den Bauch. Langsam öffnete er ein Auge halb und wartete auf seine Gelegenheit.

Rita wandte sich der Arbeitsplatte neben der Liege zu und machte ein paar Notizen. Slim schob eine Hand hinauf an seine Brust und griff nach einer der dort befestigten Elektroden des Monitors. Er rüttelte kräftig daran und schrie vor Schmerzen auf.

»Auuuuuuu!«, jammerte er und wälzte sich von einer Seite auf die andere.

Rita sah ihn an und richtete dann instinktiv den Blick auf den Monitor an der Wand. Alle möglichen Wellenlinien liefen quer über den Bildschirm! So etwas hatte sie noch nie zuvor gesehen. Was sollte sie tun? Eine Reanimation anfordern? Dann war sein Herzrhythmus plötzlich wieder herrlich ruhig und regelmäßig. Slim hörte auf, zu stöhnen. Rita atmete erleichtert auf.

»Geben Sie mir etwas für diese Schmerzen«, flehte er.

Rita blickte flüchtig zur Schwesternstation, dann wieder zu Slim.

»Ich schaue, was ich tun kann, Mr. Brantley.«

Sie wandte sich wieder ihren Eintragungen zu. Slim wartete einen Augenblick, dann rüttelte er wieder an der Elektrode.

»Auuuuuuu!« Dieses Mal schrie er lauter.

Rita schaute auf den Monitor und sah wieder jene eigenartigen wellenförmigen Kurven. Sein Herz schlug erneut in einem seltsamen, chaotischen und offensichtlich gefährlichen Rhythmus. Etwas Schreckliches würde geschehen, wenn sie nichts unternahm. Dann wurde er wieder ruhig, und der Monitor piepste regelmäßig.

Es reichte.

»Ich komme gleich wieder«, erklärte sie und eilte aus der Kabine, um Hilfe zu holen.

Sie traf auf Virginia Granger, die Oberschwester der Abteilung.

Virginia hatte von uns allen die längste Erfahrung. Sie hob die Hand und gebot Rita Einhalt. Dann nickte sie ihr zu und forderte sie auf, mit ihr zu Slims Bett zurückzugehen. Sie hatte alles beobachtet.

Virginia war eine beeindruckende Persönlichkeit. Wenige Wochen zuvor hatte sie ihren sechzigsten Geburtstag gefeiert, und zu ihrem Leidwesen war es ihr nicht gelungen, ihr Alter vor den Mitarbeitern der Notaufnahme geheim zu halten. Kerzengerade, wie sie war, immer mit perfekt gestärkter, blendend weißer Bluse und Rock, war es unverkennbar, dass sie früher beim Militär gearbeitet hatte. Zwanzig Jahre lang war sie in verschiedenen Militärkrankenhäusern tätig gewesen und hatte ihr dort erworbenes Verhalten und ihr Organisationstalent mit in die Notaufnahme gebracht. Sie trug immer noch die gleiche spitze, schwarz umrandete Schwesternhaube wie zu Beginn ihrer Berufstätigkeit.

Virginia stellte sich vor Slim, stemmte die Hände in die Hüften, spitzte den Mund und legte die Stirn in Falten. Sie bot einen bedrohlichen Anblick.

»Slim Brantley!« Sie sprach den Namen langsam aus, um achtunggebietender zu klingen.

Langsam öffnete er die Augen, sein Kinn sank ihm auf die Brust. Er sah aus wie ein Schuljunge, der ertappt worden war, als er dem Mädchen, das vor ihm saß, einen Kopfstoß verpasst hatte.

Virginia wartete einen Augenblick, dann nahm sie seine Hand von der Elektrode auf seiner Brust und legte sie an seine Seite.

»Machen Sie so etwas nie wieder, Slim«, ermahnte sie ihn. »Nie wieder.«

Immer noch wie ein kleiner ertappter Junge flüsterte Slim: »Ich mach das nicht mehr. Versprochen.«

Virginia nickte ernst und feierlich, blinzelte Rita zu und trat aus dem Raum.

Rita stand einfach nur da und starrte Slim einen Augenblick

lang völlig verdutzt an. Als ihr endlich klar wurde, was geschehen war, drehte sie sich um und wollte wie Virginia zurück zur Schwesternstation gehen.

Da wisperte eine leise Stimme hinter ihr: »Schwester, kann ich etwas zum Essen bekommen?«

Ich hatte mich in den vergangenen fünfzehn Jahren um Slim gekümmert, und erstaunlicherweise schien er sich nicht zu ändern. Er war etwa 1,95 Meter groß. Auch wenn es ihm »gut« ging, war er in sich zusammengesackt, und seine langen Arme baumelten an seiner Seite. Und er war wirklich mager. Seit ich ihn kannte, hatte er wahrscheinlich nie mehr als 75 Kilo gewogen. Sein Gesicht war zerfurcht und runzlig, seine glasigen Augen deuteten auf jahrelangen Alkoholmissbrauch hin. Die wenigen Zähne, die er noch hatte, waren gelbbraun verfärbt und kariös. Seine Hände waren außergewöhnlich. Er hatte auffallend lange Finger und besonders lange, schmutzige, gefurchte Fingernägel. Zeige- und Mittelfinger der rechten Hand wiesen eine intensive schmutzig gelbe Verfärbung auf, ein unverkennbares Merkmal seiner unverbrüchlichen Beziehung zu seinen Zigaretten.

Heute sah Slim besonders ungepflegt aus. Aufgrund des kalten Wetters trug er mehrere Schichten Kleidung. Er hatte zwei Hosen an, die äußere aus fleckigem, zerrissenem grünem Schottenstoff. Seine schwarzen Stiefel waren abgetragen, passten aber erstaunlicherweise zusammen. Noch erstaunlicher war, dass die Sohlen intakt waren. Socken hatte er keine. Er trug zwei hellblaue Pullover, wobei der äußere mindestens zwei Größen kleiner war als der innere. Darunter hatte er etwas an, das wie ein ehemaliges Schiedsrichter-Trikot aussah.

»Herr Doktor, können Sie mir etwas für diese Schmerzen geben? Sie sind schlimmer als sonst! Auuuuuuu!«

Ich untersuchte Slim, fragte ihn, wo er gewesen war, als die Schmerzen begonnen hatten, und ob er noch weitere Symptome hatte. Die üblichen Dinge, die ich wissen musste. Unterdessen stellte ich routinemäßig fest, dass alles normal war, oder zumindest so normal, wie es für Slim sein konnte.

Als ich überzeugt war, dass nichts Ernsthaftes vorlag, nahm ich die Patientenakte für Zimmer 2 und begann, zu schreiben. »Slim«, erklärte ich. »Ihr Bauch ist in Ordnung. Anscheinend ist da nichts Schlimmes. Denken Sie, dass es Ihnen guttäte, etwas zu essen?« Irgendwie kannte ich die Antwort auf diese Frage.

Slim begann, seinen eingefallenen Bauch zu reiben. »Nun, Herr Doktor, Sie wissen, dass mir das wahrscheinlich sehr guttun würde. Der Schmerz hat ein bisschen nachgelassen. Was glauben Sie, dass es zu essen gibt?« Hoffnungsvoll und zufriedener schaute er mich an.

»Ich weiß es nicht, Slim. Aber ich kümmere mich darum.«

Ich zog den Vorhang seiner Kabine zu und ging zur Schwesternstation.

»Amy, könnten Sie in der Cafeteria anrufen und fragen, ob sie etwas für Slim hochschicken können?«, fragte ich.

»Schon erledigt«, antwortete sie. »Eine doppelte Portion.«

Wie ich hatte sich auch Amy seit Jahren um Slim gekümmert. Sie war zweiunddreißig Jahre alt und eine der besten Sekretärinnen in der Notaufnahme. Und das wollte etwas heißen. Sie brauchte jede Menge gesunden Menschenverstand, Geduld und Tatkraft, um mit dem ständigen Trommelfeuer von Anrufen und hektischen Anordnungen, mit denen sie bombardiert wurde, fertigzuwerden. Abgesehen von diesen wichtigen Eigenschaften, war sie auch eine begeisterte Anhängerin des Motorsportverbandes NASCAR. In ruhigeren Augenblicken erzählte sie uns, dass sie die Hand des Rennfahrers Johnson geschüttelt hatte.

Eine halbe Stunde später verzehrte Slim stillvergnügt sein Essen. Wir bekamen mehr Arbeit. Ein Herzstillstand war unterwegs, und wir hatten zwei Patienten mit einer Kohlenmonoxid-Vergiftung, die das Glück gehabt hatten, rechtzeitig in die Notaufnahme zu kommen. Sie würden sich problemlos erholen.

Als ich aus Zimmer 3 trat, kam ich an Slims Vorhang vorbei. Ein widerwärtiger Gestank machte mich stutzig. Ich schaute mich um und warf dann einen Blick zur Schwesternstation. Amy starrte mich an. Sie schüttelte den Kopf, hielt sich mit einer Hand die Nase zu und zeigte mit der anderen anklagend auf Zimmer 2.

»Nein, nicht schon wieder!«, seufzte ich verärgert.

Sie nickte.

Zu Slims größeren Problemen in den letzten Jahren gehörte eine ungelegen auftretende Stuhlinkontinenz. Mit ungelegen meine ich, dass sie meistens bei uns auftrat, kurz nachdem er gegessen hatte. Man musste ihm zugutehalten, dass er sich immer entschuldigte.

Ich konnte nicht lange über diese unerfreuliche Geschichte nachdenken, denn die Eingangstüren sprangen auf. Zwei Rettungsassistenten eilten mit einer Krankentrage in den Kardiologie-Raum. Es war unser Herzanfall.

Der Patient war ein 92-jähriger Mann mit Krebs im Endstadium und fortgeschrittener Alzheimer-Krankheit. Für diesen alten Herrn konnten wir nichts mehr tun. Ich wies den Rettungsassistenten an, mit der Herzdruckmassage aufzuhören, und betrachtete den Monitor. Nulllinie. Er war tot. Er hatte keine Angehörigen, und auch vom Pflegeheim würde niemand kommen, um nach ihm zu schauen.

Ich dankte den Rettungsassistenten, machte einen Vermerk in die Akte und ging zur Schwesternstation zurück.

Als ich an Zimmer 2 vorbeikam, warf ich zufällig einen Blick hinein, denn der Vorhang war leicht geöffnet. Ich blieb stehen und beobachtete die Szene.

Lori war bei Slim im Zimmer. Sie hatte Handschuhe an und beseitigte die Folgen seines Magen-Darm-Unfalls. Und sie lächelte ihn an.

»Schwester, das tut mir schrecklich leid«, flüsterte er mit gesenktem Blick. Einem Mann fällt es schwer, seine Würde zu bewahren, wenn er mit heruntergelassener Hose an einem öffentlichen Ort sitzt.

»Das ist schon okay, Slim«, antwortete Lori und lächelte immer noch. »So etwas kommt vor. Ich bin froh, dass es Ihnen wieder besser geht.«

Sie fuhr fort, ihn zu reinigen. Der Geruch war immer noch fast unerträglich.

Als sie fertig war, zog sie die Handschuhe aus und warf sie in den Behälter für kontaminierte Abfälle. Sie wusch sich die Hände am Waschbecken und wollte dann das Zimmer verlassen, hielt jedoch inne und trat wieder an sein Bett. Sie legte ihm eine Hand auf die Schulter und klopfte ihn sanft.

»Slim«, sagte sie freundlich. »Sie müssen besser auf sich achten. Und Sie sollten mit dem Trinken aufhören.«

»Ich weiß, Schwester, ich weiß. Das ist aber so schwer. Aber ich werd's versuchen.«

Lori hatte das mit Slim schon oft erlebt. Und doch bot sie ihm wieder Unterstützung an und zeigte ihm, dass sich jemand um ihn sorgte.

Sie wandte sich vom Bett ab und nahm die Hand von seiner Schulter. Da fasste Slim sie am Handgelenk. Lori schaute ihn erstaunt an.

»Lori.« Es war das erste Mal, dass er ihren Namen aussprach. »Danke.«

Das war alles. »Danke.« Lori schaute Slim einen Augenblick an, dann nickte sie. Er ließ ihren Arm los, und sie verließ das Zimmer. Sie merkte, dass ich sie beobachtet hatte. Sie errötete ein bisschen. Es gab nichts zu sagen. Sie lächelte, nickte und ging weg.

Es war eines der letzten Male, dass ich Slim sah. Vor ein paar Jahren ist er gestorben. Doch ich erinnere mich sehr gut an diesen Besuch in der Notaufnahme und an Loris unbeirrbare Fürsorge für diesen Mann. Sie tat nicht nur ihre Arbeit. Ihr

Verhalten zeigte ihre Einstellung und Selbstlosigkeit. Ich habe versucht, unter ähnlichen Umständen auch so wie Lori zu reagieren. Manchmal gelingt es mir, manchmal nicht. Doch wenn ich es nicht schaffe und vor einer unangenehmen Situation oder einem unsympathischen Patienten zurückweiche, werde ich mir zumindest meiner Unzulänglichkeit bewusst. Vielleicht ist das der erste Schritt.

Und der König wird ihnen entgegnen:
»Ich versichere euch: Was ihr für einen der
Geringsten meiner Brüder und Schwestern getan habt,
das habt ihr für mich getan!«

MATTHÄUS 25,40

Kapitel 3

Eine unerwartete Wende

Vor euch liegt eine große Freude, auch wenn ihr für eine Weile viel erdulden müsst. Dies dient nur dazu, euren Glauben zu prüfen, damit sich zeigt, ob er wirklich stark und rein ist. Er wird erprobt, so wie Gold im Feuer geprüft und geläutert wird – und euer Glaube ist Gott sehr viel kostbarer als bloßes Gold. Wenn euer Glaube also stark bleibt, nachdem er durch große Schwierigkeiten geprüft wurde, wird er euch viel Lob und Herrlichkeit und Ehre einbringen.

1. PETRUS 1,6-7

Es schien keine große Sache zu sein. Frank und Katie Giles waren auf dem Weg von Cleveland nach Myrtle Beach in South Carolina. Sie fuhren auf der Autobahn Richtung Süden, als es geschah. Schon oft waren sie diese Strecke gefahren, eigentlich jedes Jahr in den vergangenen fünfzehn Jahren. Zwei ihrer besten Freunde waren vor Jahren an die Küste gezogen, und die lange Fahrt einmal im Jahr war schon zur Tradition geworden. Sie hatten das Glück, immer dort Urlaub machen zu können, wenn der Winter im Ohio-Tal allmählich abzog. Frank hatte gerade seinen 66. Geburtstag gefeiert und war vier Monate zuvor in Rente gegangen. Deshalb konnten sie jetzt zum ersten Mal zwei volle Wochen mit ihren Freunden am Strand verbringen.

Es war etwas Harmloses, etwas wirklich Belangloses. Sie waren noch in North Carolina, bewegten sich durch die letzten Überbleibsel des morgendlichen Berufsverkehrs in Charlotte hindurch, und Katie fragte Frank, ob sie eine Zeit lang das Steuer übernehmen solle.

Als er nicht antwortete, schaute sie von der Zeitschrift auf, die sie las, und wiederholte ihre Frage. »Frank, du fährst jetzt schon fast zwei Stunden lang. Soll ich mal weiterfahren?«

Seine Hände umklammerten – vielleicht etwas zu fest – das Steuerrad, und er starrte geradeaus. Sie schaute sein Gesicht aufmerksam an. Seine Augen verfolgten den regen, unberechenbaren Verkehr um sie herum, er beherrschte den Kleinbus problemlos. Doch irgendetwas war nicht in Ordnung. Seine Augenbrauen hoben sich verunsichert, etwas Außergewöhnliches für ihn, und seine Lippen zitterten, als ob er etwas sagen wollte.

»Frank?«, fragte Katie beunruhigt. Sie berührte seinen Arm.

Dann war es vorbei. Einfach so. Es hatte nur eine halbe Minute oder weniger gedauert.

Er schüttelte den Kopf, also wollte er etwas von sich abschütteln, und stammelte: »Wa… was hast du gesagt, Katie? Ob ich will, dass du fährst? Nein, ich bin nicht müde«, fuhr er fort, nun ein wenig entspannter.

Sie sah ihn prüfend an, erleichtert über seine Antwort. Doch sie war immer noch besorgt, und das bange Gefühl ließ nur allmählich nach.

»Puh, Frank, hast du mir einen Schrecken eingejagt. Du hast wohl mit offenen Augen geträumt.« Sie steckte ihre Zeitschrift in die Seitenablage der Beifahrertür.

Er streckte die Arme und schob sich auf dem Sitz zurück.

»Das war wirklich komisch«, begann er. »Ich habe dich deutlich sprechen hören, und ich habe alles gesehen, was um uns herum vor sich ging. Aber ich konnte nichts sagen. Ich wusste, was ich sagen wollte, aber ich habe es nicht herausgebracht. Mein Mund hat einfach nicht funktioniert. So etwas Blödes ist mir noch nie passiert.«

»Geht es dir jetzt wieder gut, Frank?«, fragte Katie, und das Angstgefühl stieg wieder in ihr hoch.

»Jetzt ist alles in Ordnung«, antwortete er, denn er wusste, dass er seine Frau beruhigen musste. »Ich habe nur eine Sekunde lang nichts sagen können. Keine Kopfschmerzen, nichts. Es geht mir gut. Ehrlich.« Er tätschelte das Knie seiner Frau, während sie auf der Autobahn entlangbrausten.

Sie schaute ihren Mann aufmerksam an. Nach vierzig Ehejahren kannte sie ihn gut. Alles schien in Ordnung. Er war jetzt wieder so wie immer, sprach vernünftig und schien im Vollbesitz seiner geistigen Fähigkeiten zu sein. Doch so etwas sollte eigentlich nicht passieren. Das wusste sie.

Ein paar Minuten lang schwieg sie. Dann erklärte sie: »Frank, wir müssen anhalten und zu einem Arzt gehen.«

Er warf ihr einen Seitenblick zu. »Was? Mir geht es gut, Katie. Ehrlich. Wir müssen nirgendwo anhalten, und ich muss zu keinem Arzt gehen.«

»Nein, wir halten an. Bis Myrtle Beach sind es noch mehrere Stunden, und mir ist erst wohl, wenn du untersucht worden bist.«

Sie saß kerzengerade da und hatte die Arme vor der Brust gekreuzt. Er kannte diese Haltung nur allzu gut und wusste, dass ihre Entscheidung feststand. Sie kamen an einem Hinweisschild vorbei, und sie meinte: »Schau, bis Rock Hill sind es nur noch fünfzehn Kilometer. Da halten wir. Das ist eine größere Stadt, und da gibt es ein Krankenhaus. Wir fahren einfach den Wegweisern nach.«

Dann schwieg sie. Frank kannte dieses Schweigen und wusste, dass er sie nicht umstimmen konnte. Sie würden in Rock Hill anhalten und nach einem Krankenhaus suchen.

Der Prozess beginnt. Jemand locht Ihre Fahrkarte, händigt sie Ihnen wieder aus, und Sie besteigen den Zug. Es gibt kein Zurück mehr. Wenn Sie einmal im Zug sitzen, haben Sie keine Kontrolle mehr darüber, wie es weitergeht. Es ist fast, als hätte sich alles verselbstständigt.

Oft ist es etwas ganz Einfaches – ein scheinbar belangloses Symptom, eine vermeintlich bedeutungslose Änderung Ihres

Befindens, ein unerwarteter Befund bei einer Routineuntersuchung. Sie gehen zu Ihrem Arzt oder in die Notaufnahme, um »diese neue Sache« untersuchen zu lassen. Eine Untersuchung führt zur nächsten. Etwas anderes kommt ans Tageslicht. »Das müssen wir uns näher anschauen.« Oder die Worte, die niemand hören will: »Wir müssen Sie zu einem Facharzt schicken.«

Wenn der trügerische Schein der Selbstbestimmung und Entscheidungsfreiheit gewichen ist, wenn die dünnen künstlichen Fassaden, die wir zu unserem Schutz aufgebaut haben, weggerissen werden, starrt uns unsere Sterblichkeit ins Gesicht. Fast täglich murmelt einer der Mitarbeiter in der Notaufnahme: »Ich weiß nicht, wie sie das aushalten können. Was sie wohl tun?« Es ist eine rhetorische Frage, die unbeantwortet bleibt. Doch der dunkle Gedanke bleibt im Raum stehen. Er macht uns eine Zeit lang nüchtern, berührt in uns eine Saite, die vertraut und gleichzeitig unbehaglich ist. *Es hätte auch mich erwischen können* … Und dann machen wir einfach weiter.

Für den Menschen, der die Fahrkarte in der Hand hält, ist es anders.

Frank saß in Zimmer 2. Er trug ein Krankenhaushemd und schien verlegen, während er mit den Bändern auf seinem Rücken kämpfte. Katie versuchte, zu helfen. Sie schüttelte den Kopf und murmelte: »Warum sind diese Bänder immer so kurz?«

»Stimmt«, sagte ich, als ich den Raum betrat und den Vorhang hinter mir zuzog. »Guten Tag, ich bin Dr. Lesslie. Was können wir heute Morgen für Sie tun?«

Beide schauten hoch. Katie war es gelungen, die Bänder zuzubinden und Franks Hemd zu fixieren.

»Hallo, Herr Doktor«, begann Frank. »Ich bin nicht sicher, ob ich Sie überhaupt brauche, aber meine Frau …«

Katie unterbrach ihn. »Seine Frau macht sich Sorgen um ihn und möchte, dass er untersucht wird. Wir fahren gerade in Urlaub, und Frank hatte vorhin etwas Seltsames, als wir auf der

Autobahn gefahren sind. Ich möchte einfach, dass das abgeklärt wird.«

Sie schilderte das kurze Problem, das ihr Mann gehabt hatte. Frank saß mit verschränkten Armen und gesenktem Kopf auf der Untersuchungsliege.

Als sie fertig war, fragte ich Frank, wie er sich jetzt fühlte und woran er sich hinsichtlich des Vorfalls erinnern konnte.

»Ich fühle mich jetzt gut, Herr Doktor, alles ganz normal«, antwortete er. »Was da auf der Straße geschehen ist, das war wirklich ungewöhnlich. Ich konnte Katie hören und wusste, was ich sagen wollte, aber mein Mund hat einfach nicht funktioniert. Das war komisch. Aber dann war es wieder vorbei.«

Es schien ihm gut zu gehen, aber die Geschichte war beunruhigend. Vielleicht hatte er einen kleinen Schlaganfall erlitten, oder er hatte ein Aneurysma, das schwach zu bluten begann. Sein Herz konnte kleine Blutgerinnsel in den Körper pumpen. Es konnte eine ganze Reihe möglicherweise ernsthafter Dinge vorliegen, oder es konnte sich um ein vorübergehendes Problem handeln, das nie wieder auftreten würde.

Die körperliche Untersuchung ließ nichts Ungewöhnliches vermuten. Seine Vitalfunktionen waren im Normbereich, der neurologische Status war in Ordnung, auch die Herzuntersuchung blieb ohne Befund. Doch irgendetwas schien nicht zu stimmen, und es beunruhigte mich, dass sie auf dem Weg in den Urlaub waren.

»Bis jetzt sieht alles gut aus, aber ich glaube, wir sollten noch einige Untersuchungen machen. Ich empfehle eine Computertomografie Ihres Kopfes, um Probleme in diesem Bereich auszuschließen«, erklärte ich.

»Doktor Lesslie, ich …«, begann Frank.

Doch Katie unterbrach ihn wieder und tätschelte seinen Arm. »Herr Doktor, machen Sie weiter, und tun Sie, was Sie für erforderlich halten. Ich will sicher sein, dass alles in Ordnung ist, bevor wir nach Myrtle Beach weiterfahren.«

Frank warf ihr einen Blick zu, in dem sich zunächst leichte Betroffenheit, dann Resignation spiegelten.

Ich schaute ihn an und wartete auf seine Antwort.

»Na gut, Herr Doktor. Wenn Sie meinen, dass es so am besten ist.«

»Ich meine das wirklich, Mr Giles. Es dauert nur etwa eine Stunde, und wenn wir die Ergebnisse haben, können wir Sie wahrscheinlich weiterfahren lassen. Es ist mir nur wohler, wenn ich weiß, dass das CT normal ist.«

»Auch uns ist es dann wohler, Herr Doktor. Danke«, antwortete Katie lächelnd.

Die Röntgenabteilung lag direkt neben der Notaufnahme, gerade um die Ecke. Glücklicherweise waren die CT-Geräte an jenem Vormittag nicht allzu sehr ausgelastet. Mr Giles konnte sofort kommen, und ich erwartete den Faxbericht des Radiologen in einer halben bis einer Stunde. Als ich in der Schwesternstation stand und in seiner Akte Eintragungen vornahm, erwartete ich kein schlechtes Ergebnis. Ich wusste, dass ich vorsichtig war, vermutlich allzu vorsichtig. Doch bei Leuten von auswärts, die sich auf der Durchreise befanden, musste man besonders sorgfältig vorgehen. Die meisten unserer Patienten kommen aus Rock Hill oder dem Umland. Die meisten haben einen Hausarzt, den sie nach einem oder zwei Tagen zur Nachbehandlung aufsuchen können. Und wenn sich ihr Zustand verschlimmert, können sie immer noch in die Notaufnahme zurückkommen. Aber bei Durchreisenden möchte man absolut sicher sein, dass man sie nicht mit einem unerkannten oder ungelösten Problem weiterschickt.

Es waren ein paar neue Patienten angekommen, während ich in Zimmer 2 bei Mr und Mrs Giles gewesen war. Ich behandelte eine Person mit einer Halsentzündung, kümmerte mich um einen älteren Herrn mit Bauchschmerzen und warf einen kurzen Blick auf einen verletzten Finger. Dann sah ich, dass Frank Giles von zwei Röntgenassistenten zurückgebracht wurde; seine

Frau ging an seiner Seite. Sie lächelten mich an, als sie in sein Zimmer gebracht wurden.

Ich sprach mit Amy und forderte einige Laboruntersuchungen für den Herrn mit Bauchschmerzen an. »Wir brauchen ein großes Blutbild, Elektrolyte, Amylase, Lipase und eine Abdomen-Übersichtsaufnahme für Zimmer 3. Wenn Sie das bitte veranlassen würden. Und schauen Sie, ob Sie einen Angehörigen finden können. Er selbst kann mir nicht viel sagen.«

»Klar«, antwortete Amy. Sie hatte damit gerechnet und bereits die Röntgenassistenten benachrichtigt.

Die Akte von Frank Giles lag auf der Theke, aber es war kein Faxbericht angehängt. Üblicherweise hatten wir den Bericht schon, bevor der Patient zu uns zurückkam. Ich blickte auf das Faxgerät neben Amy. Nichts.

Dann klingelte das Telefon.

Amy nahm den Hörer ab, während ich weiter die Laboranforderungen für den Patienten in Zimmer 3 aufschrieb.

»Notaufnahme«, antwortete sie. »Sie sprechen mit Mrs Conners.«

Es folgte eine kurze Pause, dann: »Ja, er steht neben mir, Dr. Stringer. Ich gebe ihm den Hörer.«

»Es ist für Sie«, sagte sie und reichte mir den Hörer, ohne von ihren Papieren aufzuschauen. »Dr. Stringer von der Radiologie.«

Matt Stringer arbeitete seit etwa zwei Jahren in der Radiologie. Er hatte eine fundierte Ausbildung auf dem Gebiet der Neuroradiologie, und, was genauso wichtig war, die Zusammenarbeit mit ihm war unkompliziert. Er verstand, unter welchem Druck wir in der Notaufnahme arbeiteten, und versuchte nie, unsere Anweisungen infrage zu stellen, auch nicht mitten in der Nacht. Oft kam er mit Aufnahmen, die er für besonders bemerkenswert hielt, zu uns herüber, und wir gingen sie gemeinsam durch. Von ihm habe ich viel über den Fortschritt in der Röntgentechnologie und die neuen Bildgebungsverfahren gelernt.

»Hallo, Matt«, sagte ich in den Hörer. »Was gibt's?«

41

»Robert, es geht um diesen Mr Giles, den du mir zum CT geschickt hast. Was kannst du mir über ihn sagen?« Matts Stimme klang formell, was für ihn ungewöhnlich war.

»Was meinst du? Neurologisch ist alles bestens. Am frühen Vormittag hatte er eine kurze Zeit eine motorische Aphasie, aber das hat sich gelegt, und seither geht es ihm gut. Warum, was siehst du auf dem CT?«, fragte ich und wurde unruhig. Ich hatte einen einfachen, normalen und routinemäßigen Bericht erwartet. Offensichtlich war das nicht der Fall.

»Er hat also vorher nie irgendwelche Probleme gehabt?«, fragte Matt. »Keine Kopfschmerzen, Gleichgewichtsstörungen, Verhaltensänderungen?«

»Nein. Weder er noch seine Frau haben so etwas berichtet. Warum?«

Matt machte eine Pause, dann schlug er vor: »Komm einfach rüber, dann schauen wir uns das CT gemeinsam an.«

»Ich komme gleich.«

Ich informierte Amy, wo ich hinging, und warf einen kurzen Blick in Zimmer 2, wo der Vorhang offen stand. Mr und Mrs Giles sprachen ruhig miteinander und schauten nicht in meine Richtung. Ich drehte mich um und ging den Flur entlang zum Hintereingang der Notaufnahme und dann zur Radiologie.

Matt Stringer saß in einem schwarzen Ledersessel in einem der Untersuchungsräume. Er betrachtete eine Reihe von Aufnahmen, die an einem Röntgenschirm befestigt waren. Er drückte auf einen Knopf, und mit leisem Summen bewegte sich die Reihe nach oben, und neue Aufnahmen erschienen.

»Hallo, Matt«, begrüßte ich ihn und trat in die schwach beleuchtete Kabine. »Was gibt's?«

Ich stellte mich hinter ihn, lehnte mich über seine rechte Schulter und schaute auf den Röntgenschirm. Er zeigte auf eine der Röntgenaufnahmen, aber ich hatte schon das gefunden, worauf er abzielte. Ich war fassungslos.

»Schau dir das an, Robert.« Er klopfte leicht auf die Aufnahme. Vor uns hatten wir eine Schichtaufnahme von Frank Giles' Schädel und Hirn. Und in der Mitte, wo normale Hirnmasse sein sollte, war etwas, das nicht dorthin gehörte. Es hatte die Größe eines Tennisballs, war deutlich abgegrenzt und hatte ein anderes Grau als das umgebende Gewebe. Die unheilvoll aussehende Masse hatte ihre Fangarme in Franks wehrloses Großhirn hineingebohrt.

Ich wusste sofort, was es war, fragte jedoch Matt, in der Hoffnung, dass ich mich irrte: »Was glaubst du, dass es ist?«

»Es muss ein Glioblastom sein, und zwar ein ziemlich aggressives, so, wie es aussieht. Und du sagst, der Mann hat nie irgendwelche Symptome gehabt? Schau dir an, wie groß das Ding ist. Es ist kaum zu glauben.«

Ich starrte weiter auf das Röntgenbild, und meine Gedanken überschlugen sich. Ein Hirntumor. Wie sollte ich das Mr und Mrs Giles beibringen? Was sollte ich ihnen sagen?

»Nein, Matt. Ich habe sie wiederholt gefragt. Es ist ihm immer ausgezeichnet gegangen. Keine Kopfschmerzen, keine Sehstörungen, kein Gewichtsverlust, keine Gangstörungen. Nichts. Nur dieser kurze Zwischenfall heute Morgen.« Auch für mich war das nicht logisch.

Es war ein großer Tumor, der viel Platz einnahm. Angesichts seiner Größe und Lage hätte er sich längst bemerkbar machen müssen.

»Hm«, grübelte Matt. »Eigentlich macht es keinen Unterschied, oder? Der Mann wird an dem Tumor sterben. Er ist so groß und so invasiv, dass man nichts tun kann. Der Sitz des Tumors ist verhängnisvoll, und er wächst schnell. Wohnt der Mann hier in der Stadt?«

Ich berichtete Matt die Umstände, in denen sich die Giles befanden. Er rieb sich das Kinn und schaute mich an. »Viel Glück, Robert. Ich möchte jetzt nicht in deiner Haut stecken, wenn du ihnen das alles sagen musst.«

Auch ich fühlte mich nicht wohl. »Danke, Matt. Ich muss

wohl in die Notaufnahme zurück und mit den Leuten sprechen.«

»Okay, bis später. Und melde dich, wenn ich irgendetwas tun kann.« Er wandte sich wieder seiner Arbeit zu und drückte den Knopf auf der Arbeitsfläche. Mit einem leisen Summen verschwanden die CT-Aufnahmen von Frank Giles, und die Röntgenaufnahmen eines anderen Menschen erschienen.

Der Weg zurück in die Notaufnahme war lang, doch jetzt kam er mir recht kurz vor. Dass ich diese Leute nicht kannte, machte alles noch schwieriger. Sie waren intelligent und würden sofort begreifen, welche Tragweite meine Mitteilung hatte.

Virginia Granger stand in der Schwesternstation, als ich näher kam. Sie schaute von ihrem Notizblock hoch und nahm ihre Brille ab. »Herr Doktor, wir müssen vor der Personalversammlung heute Morgen noch einiges besprechen. Haben Sie jetzt ein paar Minuten Zeit?«

Ich griff nach der Patientenakte von Frank Giles. »Geht es auch etwas später, Virginia? Ich muss mich noch um etwas anderes kümmern.«

Sie setzte die Brille wieder auf, neigte den Kopf zur Seite und schaute mir prüfend ins Gesicht. »Was ist mit Ihnen? Gibt es ein Problem?«

Ich blickte zum Zimmer der Giles und sah, dass der Vorhang zugezogen war. »Ich habe schlechte Nachrichten für die Leute in Zimmer 2 und muss dort wohl etwas länger bleiben.« Schnell erzählte ich ihr, was ich eben erfahren hatte.

Virginia spitzte den Mund, nickte leicht und sagte: »Soll ich mit Ihnen gehen? Vielleicht kann ich helfen.«

Ich schaute von Franks Patientenakte auf und in ihre Augen. Sie waren stahlgrau. Was die meisten Menschen für kalt und einschüchternd hielten, fand ich mitfühlend und verständnisvoll. Die vielen Jahre beim Militär und in der Notaufnahme hatten ihr Mitgefühl mit einer Portion Distanziertheit gemischt, aber nicht zunichtegemacht. Ich wusste, dass sie vielen Menschen ähnliche Hiobsbotschaften überbracht hatte, wie sie nun Frank und Katie Giles bevorstanden.

Ich wusste ihr Angebot zu schätzen, und einen Augenblick lang wollte ich es annehmen. Doch dann antwortete ich: »Nein, danke, Virginia. Ich glaube, ich mache es lieber allein.«

Katie stand neben der Liege, ihre Hand lag auf der Schulter ihres Mannes. Sie blickten hoch, als ich den Raum betrat. Ich schloss sorgfältig den Vorhang hinter mir und setzte mich auf den Stuhl neben der Wand. Beide schauten mich erwartungsvoll an, Katie lächelte fast unmerklich. Frank saß steif da, seine gefalteten Hände lagen auf seinem Schoß.

Was sollte ich sagen? Wie sollte ich anfangen? Katie kam mir zu Hilfe. »Was haben Sie gefunden, Herr Doktor? Ist alles in Ordnung? Können wir weiterfahren?«

Ich hob Franks Patientenakte vor die Brust und lehnte mich nach vorne. »Frank, Katie, ich habe leider schlechte Nachrichten für Sie.«

Katies Haltung wurde angespannt, und ihre Hand, die bisher sanft auf Franks Schulter geruht hatte, verkrampfte sich. Sie riss die Augen auf.

»Das CT war nicht normal. Hier liegt ein Problem vor.«

»Welche Art Problem?«, fragte Katie. »Was liegt vor?«

Frank schwieg.

»Es tut mir leid, Frank, aber Sie haben einen Hirntumor.«

Katie rang nach Luft und schlug sich die Hand vor den Mund.

Frank wurde leichenblass. »Einen Hirntumor?«, wiederholte er.

Es entstand eine kurze Pause. »Wie schlimm ist es, Herr Doktor?«

Damit konnte ich umgehen, es war eine klinische Frage. Hier kannte ich mich aus, es war vertrautes Terrain.

»Ich bin zwar kein Neurochirurg«, erklärte ich, »aber der Tumor ist ziemlich groß. Er liegt auch ungünstig und sieht aggressiv aus.«

»Was bedeutet das?«, fragte er.

»Der Radiologe, der die CT-Aufnahmen angeschaut hat, meint, dass es sich höchstwahrscheinlich um einen schnell wachsenden Tumor handelt, einen, der sich nicht zum Guten entwickelt.«

Einen Augenblick lang herrschte Stille, dann ergriff Katie das Wort: »Und was bedeutet das?«

»Noch einmal, Mrs Giles, ich bin kein Neurochirurg. Aber hier liegt ein ernsthaftes Problem vor. Die Behandlung sollte so schnell wie möglich beginnen.«

»Nein, was ich wissen möchte ...«, fuhr sie fort. Aber ihr Mann tätschelte ihren Arm und unterbrach sie.

»Herr Doktor, was raten Sie uns? Was sollen wir jetzt tun? Glauben Sie, wir können weiterfahren nach Myrtle Beach, oder wäre es besser, sofort nach Hause zurückzufahren?«, fragte er mich.

Darüber hatte ich schon nachgedacht, und ich sagte ihm, was ich unter diesen Umständen tun würde. »Ich gebe Ihnen den Rat, Ihre Reise abzubrechen und nach Hause zu fahren. Sie müssen zu Ihrem Hausarzt gehen und dann gemeinsam entscheiden, was zu tun ist. Der Vorfall heute Morgen war nur eine Kleinigkeit, aber ich fürchte, es könnte jederzeit etwas Schlimmeres auftreten. Ich glaube, Sie sind transportfähig – aber *Sie* sollten fahren, Mrs Giles.«

Katie nickte; sie hatte Tränen in den Augen.

»Aber unsere Freunde an der Küste erwarten uns«, warf Frank ein und schaute sie an.

Katie schwieg.

Ich stand auf. »Besprechen Sie beide das in Ruhe miteinander. Wenn Sie beschließen, nach Myrtle Beach zu fahren, könnte ich versuchen, dort Hilfe für Sie ausfindig zu machen. Wie auch immer Ihre Entscheidung aussieht, ich besorge Kopien der CT-Aufnahmen, die Sie auf jeden Fall mitnehmen. In ein paar Minuten bin ich wieder da.«

Ich zog den Vorhang hinter mir zu und setzte mich zu Amy. Ich war fix und fertig.

Die paar Minuten wurden zu einer halben Stunde, da der ältere Herr mit Bauchschmerzen meine ganze Aufmerksamkeit in Anspruch nahm. Seine Röntgenaufnahmen zeigten, dass er eine Dickdarmperforation hatte und operiert werden musste. Als wir das in die Wege geleitet hatten, ging ich in Zimmer 2 zu den Giles zurück.

Die Atmosphäre war düster und bedrückend gewesen, als ich sie verlassen hatte. Doch das hatte sich völlig geändert. Frank hatte sich inzwischen angezogen, beide standen neben dem Bett und hielten sich umarmt. Und sie lächelten.

Frank sprach als Erster. »Wir haben beschlossen, Ihren Rat zu befolgen und nach Hause zu fahren. Wir müssen noch ein paar Anrufe tätigen, und dann können wir uns auf den Weg machen.«

Nun war Katie an der Reihe. »Wir danken Ihnen für Ihre Hilfe, Herr Doktor. Das kam wirklich alles sehr überraschend für uns, und es war nicht schön für uns, das zu erfahren. Aber so ist es nun einmal, und es ist besser, dass wir Bescheid wissen.«

Ich stand einfach da und hörte zu.

»Katie hat Recht, Herr Doktor. Jetzt wissen wir, was wir zu tun haben. Und wir werden damit zurechtkommen, egal, was geschieht.«

Nach einer kurzen Pause wollte ich gerade das Zimmer verlassen, als Frank weitersprach: »Wir sind gläubig, Herr Doktor, nicht unbedingt religiös. Das ist etwas anderes, wissen Sie.«

Da erst bemerkte ich, dass Katie ein kleines silbernes Kreuz um den Hals trug. Sie fasste nach dem Kreuz und drückte es sanft.

»Ich bin noch kein alter Mann. Wenigstens komme ich mir nicht alt vor«, scherzte Frank. »Aber ich habe viele gute Jahre hinter mir, und wir haben viel Schönes miteinander erlebt. Wenn dieses Ding da, der Tumor, bösartig ist und nicht geheilt werden kann – nun, dann müssen wir es eben akzeptieren. Und wenn ich denken würde, dass dieses Leben, diese paar Jahre auf der Erde, alles sind, was wir haben, dann müsste ich jetzt am Boden zerstört sein. Doch wir glauben etwas anderes. Dieses Leben hier ist nur der Anfang, der erste Schritt. Ich kann mit dieser Sache leben. Es ist in Ordnung.«

Katie schaute ihren Mann an und lächelte. Dann schmiegte sie sich eng an ihn.

Ich stand in der Schwesternstation und machte die letzten Eintragungen in der Patientenakte von Frank Giles, als Virginia Granger ihn und seine Frau hinausbegleitete. Unsere Blicke kreuzten sich, er nickte und – ich konnte es kaum glauben – zwinkerte mir zu. Dann verschwand das Ehepaar, und die Tür schloss sich hinter ihnen. Sie begannen eine neue, unerwartete Reise.

Franks Fahrkarte war gelocht. Er hatte den Zug bestiegen, und Katie war bei ihm. Wo immer der Zug auch hinfuhr, sie unternahmen die Reise gemeinsam. Und ich spürte, dass sie damit zurechtkommen würden, wo immer ihre Reise auch endete.

Ich weiß, dass der Herr immer bei mir ist. Ich will nicht mutlos werden, denn er ist an meiner Seite.

Psalm 16,8

Kapitel 4

Wir sind alle gleich

Jedermann hat ein natürliches Verlangen nach
Wissen; aber was bringt Wissenschaft ohne
Gottesfurcht schon ein? Besser ist wahrlich ein
demütiger Bauer, der Gott dient, als ein eingebildeter
Gelehrter, der den Lauf des Himmels kennt und sich
selbst vernachlässigt.

THOMAS VON KEMPEN[1]

Es ist eine Tatsache, dass die Notaufnahme die große Gleich-macherin ist. Wir sitzen alle im selben Boot und stehen vor den gleichen Problemen wie alle anderen. Es geht um Schmerz und Leid, Gesundheit und Krankheit, manchmal um Leben und Tod. In dieser Situation ist es egal, wo wir wohnen, welche Titel und Hochschulabschlüsse wir haben und ob wir Luxuskleidung aus einer teuren Boutique oder Gebrauchtes aus der Kleiderkammer des Roten Kreuzes tragen.

In der Notaufnahme muss man sich auch auf Folgendes ge-fasst machen: Kaum ist man überzeugt, dass man in seiner Ar-beit wirklich gut ist, dass einen nichts mehr aus dem Konzept bringen kann, dann geschieht im nächsten Moment etwas, das einen auf den Boden der Tatsachen zurückholt. Wir müssen ler-nen, uns nicht allzu ernst zu nehmen und unser eigenes Ego hintanzustellen, damit wir anderen helfen können. Das gilt nicht nur für das Personal in der Notaufnahme, sondern auch für die Patienten, und zwar quer durch alle Gesellschaftsschich-ten.

Es war 14:15 Uhr an einem Dienstagnachmittag Mitte Mai, und das Wetter war herrlich. Bisher war der Tag überschaubar verlaufen, und das Personal war guter Dinge. Lori Davidson arbeitete im Triage-Raum, in dem die erste Einschätzung von Verletzungen erfolgte. Sie öffnete die Tür, brachte Mrs Betty Booth herein und führte sie ins Beobachtungszimmer.

Als sie an der Schwesternstation vorbeikamen, blickte Amy Conners kurz auf.

»Guten Tag, Mrs Booth«, begrüßte sie die ältere Dame mit einem Lächeln.

»Guten Tag, Amy«, antwortete Mrs Booth und nickte, erwiderte das Lächeln jedoch nicht. »Ich hoffe, mein Zimmer ist sauber und fertig gemacht«, fügte sie hinzu.

Es war nicht wirklich *ihr* Zimmer, aber man hätte es so nennen können. Drei Wochen lang kam sie jeden Nachmittag in die Notaufnahme, um ihre Behandlung für eine Knochenmarkserkrankung zu bekommen. Ihr Arzt hatte angeordnet, dass ihre Medikamente ihr intravenös verabreicht wurden, und die Infusion dauerte etwa zwei Stunden. Während dieser Zeit lag sie immer in einem der Betten im Beobachtungszimmer. Zu dieser Tageszeit waren die Betten selten belegt, und sie war mehr oder weniger ungestört.

»Ganz bestimmt ist alles für Sie vorbereitet«, antwortete Amy und verdrehte die Augen, sobald Lori und unser Gast an ihr vorbeigegangen waren.

Mrs Betty Booth war eine der Stützen der Gesellschaft, wie schon ihre ganze Familie seit mehreren Generationen. Zu ihren Vorfahren zählten mehrere Bürgermeister, Stadträte und sogar ein Senator. Sie war verwitwet, hatte keine Kinder und war eine der letzten Vertreterinnen des »alten Rock Hill«. Darauf legte sie großen Wert und wollte sicher sein, dass alle, die mit ihr zu tun hatten, wussten, wer sie war. Sie stellte hohe Ansprüche an die Qualität ihrer medizinischen Versorgung und ihr Umfeld und duldete keine Unaufmerksamkeit oder vermeidbare Störung ihrer festen Routine. Wir hatten ihr vorgeschlagen, am frühen Nachmittag zu kommen, da dies im Allgemeinen die ruhigste Zeit bei uns war. Doch wir arbeiteten in der Notaufnahme und konnten deshalb weder Frieden noch Ruhe garantieren, auch nicht im Beobachtungszimmer.

An diesem Tag würde sie allein im Beobachtungszimmer sein. Der Raum war sauber und ruhig, und sie konnte sich sogar ihre Liege aussuchen.

»Ich würde gern dieses Bett haben«, unterrichtete sie Lori und zeigte auf die rechte hintere Ecke des Zimmers – Bett C. »Und bitte ziehen Sie die Vorhänge ganz zu.«

Pflichtgemäß half Lori Mrs Booth auf die Liege, stellte das Kopfteil hoch, sodass sie bequem lag, und gab ihre eine vorgewärmte Decke.

»Ihre Schwester kommt sofort und beginnt mit Ihrer Infusion«, sagte sie. »Ich muss jetzt in den Triage-Raum zurück.«

»Das ist okay, Lori. Und sagen Sie ihr bitte, sie soll nicht trödeln.«

Lori verließ das Zimmer und ging zur Schwesternstation.

»Wer ist heute für das Beobachtungszimmer zuständig?«, fragte sie und schaute schnell auf den Einsatzplan.

Virginia Granger saß in der Schwesternstation und arbeitete an einem ihrer Verwaltungsberichte. »Becka ist dran. Aber sie ist gerade in der Pause. Gib mir die Patientenakte, ich kümmere mich darum. Ich kenne Mrs Booth.«

Lori übergab ihr die Patientenakte und eilte in den Triage-Raum zurück.

Becka Hemby war zweiundzwanzig Jahre alt und hatte erst vor Kurzem ihre Ausbildung als Krankenschwester abgeschlossen. Seit einem Monat arbeitete sie in der Notaufnahme. Obwohl sie Talent zu dieser Aufgabe hatte, musste sie sich noch einarbeiten.

Innerhalb weniger Minuten hatte Virginia die Infusion von Betty gelegt und bestellte die Medikamente aus der Apotheke.

Sie würden bald geliefert werden. Mrs Booth legte sich bequem zurück und las hinter den zugezogenen Vorhängen ihre Zeitschrift. Alles schien wie geplant zu verlaufen.

Und dann lief alles aus dem Ruder. So ist es immer, nicht wahr? Wenn alles problemlos und glatt zu gehen scheint, dann kommt plötzlich eine Bodenwelle und danach ein Schlagloch.

Die Bodenwelle kam in Form von Becka Hemby, unserer jungen Krankenschwester. Sie kehrte aus der Pause zurück und löste Lori im Triage-Raum ab. Reine Routinesache. Lori würde in einer Viertelstunde wieder da sein, und Becka würde ihre planmäßigen Aufgaben wieder übernehmen, unter anderem die Versorgung des Beobachtungszimmers. Diese Viertelstunde stellte sich als ausschlaggebend heraus. Jetzt kam das Schlagloch in der Person von Jasper Little.

Jasper war einer unserer Stammgäste. Er hatte eine Vorliebe für billigen Likör und betrank sich damit oft bis zur Besinnungslosigkeit. Zu dieser Tageszeit kam er jedoch höchst selten zu uns. Seine übliche Blutalkoholkonzentration von etwa 3 Promille erreichte er normalerweise erst später am Abend. Doch jemand hatte ihm zehn Dollar für eine Gelegenheitsarbeit gegeben, und er hatte das Geld sofort in seinem Lieblingsgeschäft ausgegeben.

Becka begrüßte Mr Little und führte ihn in den Triage-Raum. Sie überprüfte seine Vitalfunktionen und versuchte, irgendwie aus seinem Gestammel schlau zu werden. Er konnte sich kaum auf den Beinen halten und schien eine unverständliche Sprache zu sprechen. Sie traf die kluge Entscheidung, ihn in einen Rollstuhl zu setzen, und fuhr ihn in den Flur. Sie vermutete zu Recht, dass Jasper Flüssigkeit und Medikamente brauchte, und warf einen Blick auf die Tafel an der Schwesternstation, um das geeignete Zimmer für ihn zu finden. Während der kurzen Zeit, die sie bei uns war, hatte sie schon einmal geholfen, Jasper bei einem seiner Anfälle von Delirium Tremens zu versorgen.

Hm, dachte sie. *Im Beobachtungszimmer ist nur ein Patient. Jasper wird wahrscheinlich länger bei uns bleiben, also lege ich ihn dahin.*

Sie rollte Jasper ins Beobachtungszimmer, und zwar zur Liege B in der linken hinteren Ecke des Zimmers. Mrs Booth las zufrieden hinter ihrem Vorhang und wusste nichts von ihrem neuen Zimmerkollegen.

Dann kam Lori aus der Pause zurück. Sie steckte den Kopf ins Beobachtungszimmer und sagte Becka, dass sie wieder in den Triage-Raum ging. Jaspers Rollstuhl nahm sie mit. Sie schaute nicht nach, wer der neue Patient war.

Becka beschäftigte sich mit Mr Little. Es war nicht so einfach, ihn auf die Liege zu hieven und zu seiner Sicherheit das Bettgitter anzubringen. Sie kannte unsere Grundsätze, also zog sie ihn aus und steckte ihn in ein Krankenhaushemd.

»Warten Sie hier, Mr Little«, wies sie ihn an. »Ich komme gleich wieder.«

Er murmelte eine völlig unverständliche Antwort, legte sich zurück und schloss die Augen.

Zufälligerweise nahm ich die Patientenakte von Jasper in die Hand, als sie in der Schwesternstation abgelegt wurde. Ich nahm an, dass es sich um einen Routinebesuch handelte: intravenöse Flüssigkeitszufuhr, Multivitamine und Thiamin sowie mehrstündige Beobachtung. Wir mussten die Blutalkoholkonzentration bestimmen und schauen, wie wir uns abwechselnd um ihn kümmern konnten, damit es für niemanden zu viel wurde. Kurz kam mir der Gedanke, dass er wahrscheinlich nicht mit Mrs Booth zusammen im selben Zimmer bleiben sollte. Sie hielt es für ihren privaten Bereich und verkehrte ganz bestimmt nicht in denselben Kreisen wie Jasper Little. Doch er lag schon im Bett, und was konnte schon Schlimmes passieren?

Das fanden wir eine Stunde später heraus. Becka hatte nach Mrs Booth geschaut und sich vergewissert, dass alles zu ihrer Zufriedenheit war. Die Medikamente tropften regelmäßig, und in etwa einer halben Stunde könnte sie nach Hause gehen. Dann trat Becka an Jaspers Liege.

»Mr Little«, sagte sie und schüttelte ihn sanft an der Schulter. »Wie geht es Ihnen?«

Er hob den Kopf vom Kissen und öffnete die Augen einen Spaltbreit. »Pissen«, erklärte er.

»Wie bitte?«, fragte Becka.

»Pissen«, wiederholte er. Sein Kopf fiel aufs Kissen zurück, und er schloss die Augen wieder.

Sie betrachtete seine Infusion. Sie tropfte schnell und er hatte schon fast zwei Liter Flüssigkeit erhalten.

Wahrscheinlich muss er Wasser lassen, dachte sie.

Sie schaute auf die Ablage hinter dem Bett und sah keine Urinflasche und keine Bettpfanne. Sie vermutete, dass Jasper noch zu unsicher auf den Beinen war und nicht zur Toilette gehen konnte.

»Ich verstehe, Mr Little. Warten Sie eine Sekunde, ich hole Ihnen eine Urinflasche. Ich bin gleich wieder da.«

»Pissen«, murmelte er erneut.

Ich war in der Schwesternstation, als Becka aus dem Beobachtungszimmer kam und in die Materialkammer eilte. Mehrere Minuten vergingen, bis sie den Kopf herausstreckte und fragte: »Weiß jemand, wo die Urinflaschen sind?«

Bevor jemand eine Antwort geben konnte, ertönte ein lauter Schrei aus dem Beobachtungszimmer. Es war Mrs Booth. »O Gott! Hilfe, Hilfe!«

Becka schoss aus der Materialkammer und rannte ins Beobachtungszimmer. Ich legte die Patientenakte weg und folgte ihr.

»Hilfe! So tun Sie doch was!«

Als ich an der Türschwelle stand, zog Becka Mrs Booth' Vorhang zur Seite und fragte: »Mrs Booth, was ist …«

Sie verstummte mitten im Satz und starrte auf das, was sich vor uns abspielte.

Betty Booth saß mit weit aufgerissenen Augen senkrecht im

Bett und hielt die Hände vor den Mund. Dann deutete sie mit einer Hand ans Fußende ihres Bettes.

Da stand Jasper Little in seiner ganzen Pracht. Irgendwie war er aus seinem Bett gekrochen, hatte das Zimmer durchquert und den Infusionsständer hinter sich hergezogen. Becka hatte ihm das Krankenhaushemd falsch herum angezogen, sodass es vorne offen war. Er stand am Fußende von Mrs Booth' Bett, stemmte die Hände in die Hüften, hielt die Augen geschlossen und schob das Becken nach vorne. Er urinierte unverdrossen und ohne jegliche Zurückhaltung direkt auf das Fußende ihres Bettes.

»Pissen«, murmelte er, lächelte zufrieden und nickte.

Schnell zog Becka den Vorhang zu und führte Jasper zurück zu seinem Bett. Mrs Booth war sprachlos, bis ins Innerste erschüttert. Am Tag danach beauftragte ihr Arzt eine andere Einrichtung mit ihrer Behandlung. Wir haben sie nie wiedergesehen.

—-\|/\—-

Es war 22:15 Uhr. Zwei Polizeibeamte brachten einen Mann mittleren Alters herein.

»Guten Abend, Herr Doktor«, begrüßte mich einer, als sie näher traten. »Wir bringen Arbeit für Sie.«

Ich blickte hoch, nickte zur Begrüßung und beachtete den Mann in ihrer Mitte kaum. Er war mit Handschellen gefesselt, hatte zerzauste Haare und sein Hemd hing zum Teil aus der Hose.

Ich bemerkte, dass er nur einen Schuh anhatte. Dann schaute ich ihm ins Gesicht, und es kam mir irgendwie bekannt vor. Ich kratzte mich am Kinn, legte den Kopf auf die Seite und suchte krampfhaft nach seinem Namen.

Dann fiel er mir ein. Mein Gesichtsausdruck muss gezeigt haben, dass ich ihn erkannte, denn der Polizeibeamte, der gesprochen hatte, nickte und meinte: »Genau, heute haben wir VIP-Kundschaft für Sie.«

Der gefesselte Besucher schien es nicht zu hören. Ich bin nicht sicher, ob er überhaupt viel mitbekam. Er stank nach Alkohol, und seine hängenden Schultern und der ständig wegkippende Kopf zeigten, dass er nicht nur leicht beschwipst war.

Jeff Ryan kam nach vorne. »Bringt ihn nach hinten, in den Orthopädie-Raum«, wies er die Beamten an. »Dort ist gerade niemand, und er sollte möglichst weitab vom Schuss sein.«

»Klar«, antworteten sie und gingen den Flur entlang. Sie kannten sich bei uns genauso gut aus wie wir.

Als sie in sicherer Entfernung waren, meinte Jeff: »Das ist ja ein Ding!«

»Ist das nicht Joe Sightler?«, fragte ich. »Der Bürgermeister von Hazelton?« Das war eine kleine Stadt, die etwa dreißig Kilometer von Rock Hill entfernt lag. Er war ein prominenter Lokalpolitiker, der viel von sich reden machte und vor heißen Themen nicht zurückschreckte.

»Genau der«, antwortete Jeff. »Heute Abend ist er ganz schön in der Bredouille.«

»Hat sich wohl volllaufen lassen«, feixte Amy hinter dem Schreibtisch. »Er kann ja kaum stehen.«

Könnte interessant werden, dachte ich. Ich hatte noch andere Arbeit zu erledigen, und es würde eine Zeit lang dauern, bis seine Patientenakte auf dem Tisch lag. Aber es würde trotzdem interessant sein.

Jede Notaufnahme hat ihren Anteil an VIP-Patienten. Wir haben schon Filmschauspieler, Berufsfußballer, Politiker und Berufsringer hier gehabt. Sogar berühmte Personen aus der Bibel waren schon bei uns: Ich versorgte einmal einen Patienten, der behauptete, Johannes der Täufer zu sein. Sie werden alle gleich behandelt, niemand wird bevorzugt oder erhält besondere Leistungen. (Wir behielten jedoch Johannes den Täufer genauer im Auge. Er war, vorsichtig ausgedrückt, ein bisschen eigenartig.) Wir kochen alle nur mit Wasser. Wir haben alle die gleichen Leiden und Schwächen, die gleichen Bedürfnisse und die gleichen unlösbaren Probleme. Joe Sightler mochte ein bekannter Politiker sein, aber in jener Nacht in der Notaufnahme war er nur ein Mensch, der ärztliche Betreuung brauchte. Ich war nicht wirklich sicher, wie diese Betreuung aussehen würde, aber es sah nach nichts Ernsthaftem aus. Er würde behandelt werden wie jeder andere.

Ich nahm gerade seine Patientenakte in die Hand, als einer der Polizisten auf mich zukam.

»Mr Sightler hatte einen kleinen Verkehrsunfall«, berichtete er mir. »Eigentlich bin ich nicht sicher, ob man es überhaupt einen Verkehrsunfall nennen kann. Er war heute Abend in einem Lokal und hat zu viel getrunken. Wir hielten an einer roten Ampel neben dem Lokal, als er herauskam und in sein Auto stieg. Als es grün wurde, blieben wir stehen und beobachteten ihn, weil wir unseren Augen nicht trauten. Er schaffte es kaum zu Fuß über den Parkplatz, ohne hinzufallen. Wir haben gedacht: *Der kann unmöglich fahren!*«

Der Beamte hielt inne, schüttelte den Kopf und konnte anscheinend immer noch nicht glauben, was geschehen war. Dann berichtete er weiter: »Wir sind auf den Parkplatz gefahren und haben versucht, ihn aufzuhalten. Aber bevor wir etwas machen konnten, gab er Vollgas und fuhr gegen einen Laternenpfahl. Ich glaube, er hat den Laternenpfahl gar nicht gesehen, weil er ihn andauernd gerammt hat. Er ist immer wieder dagegengefahren. Ich musste durchs Fenster greifen und den Motor abstellen.«

Als er aufhörte, zu sprechen, schaute ich auf Joes Patientenakte und suchte nach »Hauptbeschwerde«. Die Sekretärin hatte geschrieben: »Verkehrsunfall. Keine Beschwerden. Die Polizei beantragt Bestimmung der Blutalkoholkonzentration.«

»Ich schaue nach ihm«, sagte ich zu dem Beamten. »Dann können Sie bald wieder gehen.«

»Keine Hektik, Herr Doktor. Unsere Schicht ist bald zu Ende. Wir nehmen Joe ins Polizeirevier mit, und er muss zumindest die Nacht bei uns verbringen. Morgen früh steht es dann in der Zeitung.«

»Wahrscheinlich«, murmelte ich.

Nachdem ich Joe untersucht und festgestellt hatte, dass er nicht verletzt war, warteten wir auf das Ergebnis der Blutuntersuchung. Er war mit der Blutabnahme einverstanden gewesen und hatte gelallt: »Habe nichts zu verbergen.«

Ich vermutete etwas über 3 Promille.

Leider war es nicht das erste Mal, dass wir den Bürgermeister in betrunkenem Zustand versorgt hatten. Man hätte vermuten können, dass er ein bisschen vorsichtiger mit dem Alkohol umgegangen wäre. Er schien sich überhaupt nicht bewusst zu machen, welche Folgen sein Trinkverhalten haben konnte. Oder vielleicht nahm er an, dass er über alle öffentliche Kritik oder Negativpropaganda erhaben sei.

Als ich wieder im Flur war, merkte ich, dass unsere Hintergrundmusik aufgehört hatte. Unser automatischer CD-Wechsler stand im Arztzimmer, und wir konnten die Musik auswählen, die in der Notaufnahme gespielt wurde. Nach wenigen Sekunden klangen Töne von Motown durch die Abteilung. Ich erkannte die Stimmen der *Temptations*, als sie das Lied »My Girl« anstimmten.

Ich stand in der Schwesternstation, als der Laborbericht aus dem Faxgerät kam. Da stand es schwarz auf weiß: Joe Sightler hatte eine Blutalkoholkonzentration von 3,4 Promille, mehr als viermal so hoch wie die gesetzliche Promille-Grenze.

»Das dürfte reichen«, meinte der Beamte, der mir über die Schulter schaute.

»Ich glaube, Sie können ihn mitnehmen«, erklärte ich. »In ein paar Minuten haben wir ihn so weit.«

In diesem Augenblick erklangen die bekannten Anfangstakte des Liedes »I Heard It Through the Grapevine«.

»Tolle Melodie«, bemerkte der Beamte und wiegte den Kopf im Rhythmus.

Mr Sightler muss die Musik auch gehört haben. Eine unerwartete Bewegung im Flur erregte meine Aufmerksamkeit, und ich schaute in Richtung Orthopädie-Raum. Joe war aus dem Zimmer gekommen und ging den Flur entlang. Man konnte es eigentlich nicht gehen nennen.

Er trug noch sein Krankenhaushemd und war barfuß. Er hatte die Hände in Schulterhöhe erhoben, mit den Handflächen nach vorne, und machte eine Art Bauchtanzbewegung. Seine Augen waren geschlossen, und sein Kopf wankte von einer Seite auf die andere.

»Ooooo, oooooo, I bet you're wondering how I knew …«, sang er schmachtend. Seine Tonlage war nicht schlecht.

Zwei Röntgenassistenten kamen um die Ecke. Sie schoben einen Rollstuhl mit einer älteren Frau. Sie hatte ihren Knöchel verletzt, und wir hatten sie röntgen lassen. Die drei erblickten die stattliche Gestalt des Bürgermeisters, der ziellos durch den Flur irrte.

Nur sahen sie den Mann aus einem anderen Blickwinkel als wir. Joes Hemd war hinten offen, und die Bänder waren nicht zugebunden. Seine Unterwäsche hing irgendwo an einem Haken. Und sein Hinterteil war den Blicken der ganzen Welt ausgesetzt.

Der Frau im Rollstuhl schien an dem Anblick Gefallen zu finden. Obwohl wir einen kurzen Aufschrei hörten und sahen, wie sie sich die Augen zuhielt, blinzelte sie die ganze Zeit doch durch die Finger. Die Röntgenassistenten lächelten nur. Sie hatten schon öfter nackte Popos gesehen. Köpfe lugten hinter den Vorhängen hervor, und die Leute sahen einen ihrer gewählten Volksvertreter aus nächster Nähe und ganz privat.

»Schau dir das an«, murmelte der Polizeibeamte.

Ich nahm an, der Bürgermeister wäre noch aus unserer Abteilung herausgetanzt, wenn wir nicht eingegriffen hätten. Vielleicht aber auch nicht. Als er sich der Schwesternstation näherte, blieb er stehen, machte ein Auge auf und zwinkerte mir zu.

Die Beamten führten ihn zurück und halfen ihm beim Anziehen.

Stolz wird in Schande enden,
aus Demut aber folgt Weisheit.

SPRÜCHE 11,2

Kapitel 5

Schmerz und Trauer

Die Welt mag voller Leid sein –
aber sie ist auch voller Überwindung von Leid.

HELEN KELLER (1880 – 1968)[2]

Trauer. Man sagt, dass wir Menschen Schmerz und Trauer in vier Phasen verarbeiten, die logisch aufeinanderfolgen und bei allen Menschen gleich sind: Zunächst kommt der Schock, dann das Nicht-wahrhaben-Wollen, dann Wut und schließlich Annahme.

Jeder Schmerz und jeder Verlust, wie groß oder klein er auch sein mag, wird auf die gleiche Weise bewältigt. Wir durchlaufen diese Phasen, beginnen den gleichen Weg noch einmal von vorn, machen Fortschritte, erleiden Rückschläge und tasten uns so allmählich vorwärts. Die Fähigkeit, eine Verlusterfahrung annehmen zu können, ohne einen Rückfall zu erleiden, ist ein Geschenk, für das wir dankbar sein sollten.

Den meisten von uns gelingt dies nur selten. Von Natur aus neigen wir dazu, nicht auf einer geraden Linie, sondern in Kreisen zu gehen. Und diese Kreise können zerstörerisch sein. Schock, Nicht-wahrhaben-Wollen, Wut. Schock, Nicht-wahrhaben-Wollen, Wut. Und die Phase der Annahme wird nie erreicht.

In der Notaufnahme erleben wir täglich kleine Nöte und oft überwältigende Verluste. Wir beobachten, wie Menschen sich mit ihren Gefühlen auseinandersetzen und wie sie mit plötzlichen Ereignissen, die ihr Leben über den Haufen werfen, umgehen. Manchmal können wir helfen, oft aber auch nicht. Ich habe herausgefunden, dass man häufig vorhersagen kann, wie Menschen in einer Krise reagieren. Im Lauf der Jahre bekommt man ein Gefühl dafür, wer sachlich bleibt und seine Gefühle unter Kontrolle halten kann und wer nicht. Normalerweise kann man erkennen, wer schon nach einem Wort oder Blick die Nerven verliert. Oft hat man recht, aber nicht immer. Manchmal werden wir von den Handlungen und Reaktionen unserer Mitmenschen völlig überrascht.

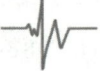

Ich arbeitete bereits einige Jahre in der Notaufnahme des Krankenhauses Rock Hill. An einem Sonntagmorgen vor etwa zwanzig Jahren hatte Bill Blanchard, einer meiner Kollegen, Dienst. Es war ein wunderbarer Frühlingsmorgen. Alles war friedlich. In der Notaufnahme war es ruhig. Um halb zehn Uhr trank Bill eine zweite Tasse Kaffee und las die Lokalzeitung. Es waren nur noch eine Handvoll Patienten ohne gravierende Befunde da, die von einem kurzen Ansturm bei Sonnenaufgang übrig waren, und Virginia Granger, die leitende Krankenschwester an jenem Tag, war dabei, einen zu entlassen. Sie ging durch die Schwesternstation, wo Bill mit seiner Zeitung in der einen und der Kaffeetasse in der anderen Hand saß. Seine Füße hatte er lässig auf die Theke gelegt.

Virginia blieb kurz stehen, schaute über ihre Brille auf seine Schuhe und sagte nur: »Dr. Blanchard.«

Eine zweite Mahnung war nicht erforderlich.

»Entschuldigung«, murmelte er, setzte sich aufrecht hin und stellte die Füße auf den Boden. Er blieb in seine Zeitung versunken und schaute nicht einmal hoch, während er Virginias Aufforderung Folge leistete. Er tat es aus Achtung, nicht, weil er eingeschüchtert war, obwohl Virginia im Krankenhaus und besonders bei neuen Ärzten den Ruf hatte, herrisch und autoritär zu sein. Sie duldete in ihrer Abteilung keine Sperenzchen.

Doch Bill war kein Assistenzarzt, sondern hatte vor acht Jahren seine Ausbildung in Notfallmedizin in einer großen Klinik abgeschlossen. Schon seit sechs Jahren arbeitete er in unserem Krankenhaus und war ein erfahrener Notarzt. Die Medizinstudenten oder jungen Assistenzärzte, die im Verlauf ihrer Ausbildung unsere Abteilung durchliefen, mochten ihn, weil er sich immer Zeit für ihre zahlreichen grundlegenden Fragen nahm. »Wie hoch ist die Dosis Amoxicillin für einen Zweijährigen? Zwei- oder dreimal täglich?« »Ich glaube, der Patient in Zimmer 5 hat Bindehautentzündung. Womit soll ich ihn behandeln?«

Nie sah ich ihn ungeduldig werden, auch nicht, wenn ein verdatterter Assistenzarzt zu ihm kam und stammelte: »Herr Doktor Blanchard, ich glaube, ich habe einen Patienten mit einer Blinddarmentzündung. Ich weiß, dass der Blinddarm auf der rechten Seite ist. Aber ist es *seine* oder *meine* rechte Seite, und kommt es darauf an, wie ich vor ihm stehe?«

Bill reagierte ruhig und schaffte es, ernst zu bleiben, um diesen frischgebackenen Arzt nicht in Verlegenheit zu bringen. »Ich denke, es muss *seine* rechte Seite sein, meinen Sie nicht auch?«

Er war für uns alle ein Fels in der Brandung, und er gab seine umfassenden praktischen Erfahrungen immer bereitwillig weiter.

Und doch erteilte er uns seine wichtigste Lektion unabsichtlich und ungeplant.

An jenem Vormittag war Bill der einzige Arzt in der Notaufnahme. Er war gerade beim Sportteil der Zeitung angelangt und genoss die seltene Atempause.

Virginia nahm seine neue Sitzhaltung – dass seine beiden Füße auf dem Boden standen – beifällig nickend zur Kenntnis und ging zum Zimmer eines Patienten. Da wurde sie vom Knacken des Rettungsdienstfunks unterbrochen.

»Hallo, hier ist Rettungswagen 1. Verstehen Sie mich?«

Bill schaute beiläufig von seiner Zeitung auf, als Virginia ihre Patientenakte hinlegte und zum Funkgerät ging. Wie Tausende Male zuvor griff sie besonnen nach ihrem Stift, nahm den Hörer ab und war bereit, Notizen auf dem Block neben dem Funkgerät zu machen.

»Ja, hier Notaufnahme. Rettungswagen 1, sprechen Sie.«

Es herrschte Stille, dann ein kurzes Knacken.

»Hallo, Notaufnahme, wir sind auf der Autobahn, Verkehrsunfall. Zweimal Personenschaden, ein Toter am Unfallort. Der andere sieht okay aus. Männlich, fünfundzwanzig Jahre alt. Wir bringen ihn auf der Schaufeltrage. Ankunft in zehn Minuten.«

»Okay, Rettungswagen 1. Kleiner Trauma-Raum bei Ankunft«, wies Virginia den Rettungsassistenten an. Sie schrieb ihre Notizen fertig, nahm ihre Patientenakte und wollte sich erneut daranmachen, ihren Patienten zu entlassen.

Bill hatte noch immer die Zeitung in der Hand. »Sieht nach einem schweren Unfall aus. Etwas ungewöhnlich für einen Sonntagmorgen.«

»Ja«, antwortete Virginia. »Aber man kann nie wissen, was den Leuten einfällt.«

Zehn Minuten später öffneten sich die Türen des Haupteingangs, ein Rettungsassistent des Krankenhauses schob eine Liege herein, der zweite stabilisierte diese seitlich. Der Patient war auf einer Schaufeltrage festgezurrt, auch der Kopf wurde von Gurten gehalten. Von der Schwesternstation aus konnte Bill einen Blick auf den jungen Mann werfen und feststellen, dass keine unmittelbare Gefahr bestand. Die Augen des Patienten bewegten sich schnell hin und her, und er fragte ständig: »Wo ist meine Frau? Wie geht es ihr?«

Ein Rettungsassistent schob die Liege in den kleinen Trauma-Raum, ein anderer kam mit dem Klemmbrett in der Hand zu Bill. Er lehnte sich zu ihm herab und flüsterte: »Das ist wirklich ein schlimmer Fall, Dr. Blanchard.« Er machte eine Kopfbewegung zum Flur und deutete auf den neuen Patienten.

»Ein junges Paar, haben gestern irgendwo in Tennessee geheiratet. Sie haben die Nacht nördlich von hier verbracht und waren auf dem Weg in die Flitterwochen, zur Küste. Ein Sattelschlepper hat vor ihnen die Spur gewechselt, der Mann hat versucht, auszuweichen, und hat die Kontrolle über den Wagen verloren. Hat sich zweimal überschlagen. Die junge Frau war nicht angeschnallt und wurde aus dem Auto die Böschung hinuntergeschleudert. Ziemlich schwere Kopfverletzung. Sie war wahrscheinlich sofort tot. Er hat kaum einen Kratzer.«

Der Rettungsassistent streckte sich und stemmte die Hände ins Kreuz.

»Weiß er, was mit seiner Frau geschehen ist?«, fragte Bill.

»Überhaupt nicht. Wir haben nichts gesagt. Und die Autobahnpolizei auch nicht. Ich glaube, das müssen Sie wohl übernehmen«, fügte er kleinlaut hinzu.

»Bleibt mir wohl nichts anderes übrig«, räumte Bill ein. Schon allzu oft hatte er Ähnliches tun müssen.

Virginia arbeitete rasch, und nach einer halben Stunde hatte Bill festgestellt, dass der junge Mann, ein Mr Jones, nicht ernsthaft verletzt war. Er hatte auch keine Beschwerden und nur ein paar Kratzer an der linken Hand. Ständig fragte er nach seiner Frau, und Bill es vermied geschickt, eine konkrete Antwort zu geben. Er wartete auf die Ankunft eines Autobahnpolizisten, der den Bericht des Rettungsassistenten bestätigen sollte.

Kurz darauf ging Bill am Zimmer des Patienten vorbei und stellte fest, dass er aufgestanden war und aufrecht neben seiner Liege stand. Er hatte die Hände in den Hosentaschen vergraben und starrte reglos in den Flur. Virginia hatte ihm gerade gesagt, dass sie ihn benachrichtigen würden, sobald sie definitiv wussten, wie es seiner Frau ging.

Als Bill an der Schwesternstation ankam, sagte er: »Bringen Sie ihn doch bitte ins Familienzimmer, Virginia. Versuchen Sie, ihn zu beruhigen. Ich komme in ein paar Minuten.«

Während er die Akte des jungen Mannes ausfüllte, betrat ein Autobahnpolizist die Abteilung.

»Herr Dr. Blanchard«, begann er. »Ich denke, Sie wissen, was heute Morgen passiert ist.«

Bill erkannte den Beamten, Tim Reed, und war erleichtert, dass dieser den Unfall bearbeitete. Er kannte ihn von früheren schweren Unfällen wie diesem und wusste, dass er professionell und umsichtig arbeitete.

»Ja, der Rettungsassistent hat es mir berichtet. Aber ich würde es gerne auch von Ihnen hören. Was ist passiert?«

Tim erzählte dieselbe trostlose Geschichte wie der Rettungsassistent. Er fügte hinzu, dass der Lkw-Fahrer davongebraust war, aber nach einigen Kilometern angehalten werden konnte. Er war mit einer abgelaufenen ärztlichen Bescheinigung für Lkw-Fahrer gefahren. Weitere Anklagepunkte kamen wahrscheinlich dazu.

Bill antwortete: »Danke. Das wollte ich von Ihnen wissen. Aber jetzt muss ich wohl mit Mr Jones sprechen.« Automatisch nahm er das Klemmbrett mit der Akte des jungen Mannes, der im Familienzimmer wartete.

»Es tut mir leid, Herr Doktor. Sie wissen ja, dass wir angewiesen sind, niemanden über den Tod von Angehörigen zu informieren. Ich wünschte, Sie müssten das jetzt nicht tun.«

»Danke, Tim. Ich wünschte, niemand bräuchte das zu tun.«

Er ging zum Familienzimmer und versuchte, ein paar Worte zu finden, die irgendwie den Schmerz des jungen Mannes lindern könnten. Doch ihm fiel nichts ein – wie immer.

Das Familienzimmer lag im hinteren Teil der Abteilung. Es war klein, nur dreißig Quadratmeter groß, und enthielt zwei Sofas und vier Stühle. Gerade das Nötigste.

Bill öffnete die Tür und sah, dass Virginia und Mr Jones auf den Stühlen saßen.

Beide schauten auf, als er eintrat, und dann standen sie auf. Virginia ging um Bill herum zur Tür.

»Ich bin in der Schwesternstation, falls ich gebraucht werde«, kündigte sie an.

Aus dem etwas verwirrten Gesichtsausdruck von Mr Jones schloss Bill, dass Virginia ihm nichts über den Zustand seiner

Frau gesagt hatte. Er hörte, wie sie die Tür hinter sich schloss. Jetzt waren die beiden allein.

Vielelicht ahnte Mr Jones ja bereits, dass etwas Schreckliches passiert war und dass Dr. Blanchard ihm nichts Gutes zu berichten hatte.

»Setzen Sie sich, Mr Jones«, forderte Bill ihn auf und zeigte auf einen der Stühle.

»Nein, danke. Ich stehe lieber«, antwortete er. »Was können Sie mir über meine Frau sagen? Wie geht es ihr? Wann kann ich sie sehen?«

Er war ein großer, athletischer Typ, mindestens 1,85 Meter groß, und wog über hundert Kilo, etwa dreißig Kilo mehr als Bill Blanchard.

Bill wusste nicht, wie er beginnen und die schreckliche Nachricht überbringen sollte. War es besser, direkt zur Sache zu kommen? Oder sollte er ihm den Tod seiner Frau allmählich und schonend beibringen und versuchen, ihn damit zu trösten, dass sie bei dem Unfall sofort tot gewesen war?

Diese Gedanken schwirrten ihm durch den Kopf, während er auf Mr Jones zuging und sich auf einen Stuhl setzte. Dabei vergaß Bill, dass er sich gefährlich weit von der Tür entfernte. Regel Nummer eins: In einer solchen Situation immer – immer – zwischen dem Angehörigen und der Tür stehen.

Mr Jones, der nervös und ziellos auf und ab ging, blieb zufällig vor der Tür stehen und machte ein schnelles Verlassen des Zimmers unmöglich. Leider entging Bill dieser neue Umstand vollkommen. Ohne sich der Situation bewusst zu sein, begann er, Mr Jones so zartfühlend wie möglich über seine Frau zu informieren.

Er begann, den Unfall zu beschreiben, an den sich der junge Mann kaum erinnerte. Er berichtete über den Lkw-Fahrer und seine gefährlichen Fahrmanöver bei hoher Geschwindigkeit. Dann kam Bill auf die Frau zu sprechen:

»Anscheinend versuchten sie, dem Lkw auszuweichen und

einen Zusammenstoß zu vermeiden, und haben die Kontrolle über Ihr Fahrzeug verloren. Das Auto hat sich mehrmals überschlagen, und Ihre Frau wurde aus dem Wagen herausgeschleudert.« Er verzichtete bewusst darauf, zu erwähnen, dass Mr Jones angeschnallt gewesen war, seine Frau jedoch nicht. Für Selbstvorwürfe war in den kommenden Monaten und Jahren noch genügend Zeit.

»Als sie aus dem Wagen fiel, ist ihr Kopf auf dem Boden aufgeschlagen. Aufgrund der Geschwindigkeit des Fahrzeugs und der Wucht des Aufschlags hat sie eine schwere Kopfverletzung erlitten. Es tut mir leid, Ihnen das sagen zu müssen. Sie hat es nicht überlebt. Sie ist tot. Aber es steht fest ...«

Bill wollte ihm versichern, dass sie nicht gelitten hatte, dass sie sofort tot gewesen war, kam aber nicht dazu. Erst in diesem Moment bemerkte er seinen Fehler. Der junge Mann stand vor der Tür und war kurz davor, zu explodieren, und Bill befand sich in der denkbar ungünstigsten Position.

Mr Jones schaute auf den Boden, zitterte, ballte die Fäuste. Bill erhob sich langsam von seinem Stuhl, in der Hoffnung, seinen gedankenlosen Fehler berichtigen zu können.

Es war zu spät. Mr Jones brauste auf. Er packte Bill an der Kehle und schleuderte ihn mühelos durch die Luft, drehte sich dann um und feuerte ihn gegen die Tür.

»Du Scheißkerl!«, schrie er. »Du hast sie umgebracht! Du hast meine Frau umgebracht!«

Bill konnte wenig tun. Er versuchte, sich zu befreien, aber dieser Angreifer war zu groß und zu stark. Das Klemmbrett fiel klirrend auf die Fliesen, während Mr Jones Bill immer wieder gegen die Tür schleuderte. Dann begann er, ihn mit all der Heftigkeit seiner Frustration und Trauer ins Gesicht zu schlagen.

Virginia hörte den Tumult und eilte sofort herbei, um zu helfen. Sie versuchte, die Tür des Familienzimmers zu öffnen. Es war nicht verschlossen, aber Dr. Blanchards Körper blockierte die Tür. Sie drückte mit aller Kraft dagegen, aber es war nichts zu machen. Darum rannte sie zur Schwesternstation zurück und rief den Sicherheitsdienst.

Minuten später waren zwei Sicherheitsbedienstete an Ort und Stelle. Als sie sich näherten, herrschte eine unheilvolle Stille im Zimmer. Die Tür ließ sich jetzt ohne Widerstand öffnen. Sie sahen Mr Jones in der Ecke stehen, mit dem Rücken zur Tür. Sein Kopf hing nach unten, und er drückte die Stirn an die Wand. Er atmete schwer, war aber ruhig.

Bill Blanchard lag bewegungslos auf dem Boden. Blut tropfte aus seinem Mund, und eine kleine dunkelrote Pfütze bildete sich auf den kalten Fliesen unter seinem Gesicht. Seine Brille lag neben seinem Kopf, die Gläser waren zersplittert und der Rahmen verbogen.

Er überlebte, doch es dauerte Wochen, bis er wieder in der Notaufnahme arbeiten konnte. Drei ausgeschlagene Zähne, ein gebrochener Kiefer, eine gebrochene Augenhöhle, zwei Rippenbrüche.

Regel Nummer eins …

7:45 Uhr. Es regnete. Ein tropischer Sturm hatte die Küste gestreift, und wir spürten die Überbleibsel seiner Ausläufer in Form dichter Wolken und feuchtem Niederschlag. Die Straßen waren glitschig und die Sichtverhältnisse schlecht.

»Heute kommt bestimmt einiges auf uns zu«, erklärte Amy Conners, ohne sich an jemand Bestimmtes zu wenden. Sie ordnete die durcheinandergeratenen Papiere einer arbeitsreichen Nacht, die ihre Kollegin von der Nachtschicht hinterlassen hatte. »Das ist immer so bei einem solchen Regen. Man sollte meinen, die Leute würden lernen, bei schlechtem Wetter Auto zu fahren. Langsamer machen oder so. Oder gleich zu Hause bleiben.«

Natürlich hatte sie recht. Aufgrund des Regens würde es viele kleinere Verkehrsunfälle mit Blechschaden und möglicherweise ein paar schwere Unfälle geben. Wahrscheinlich würden wir sie alle zu sehen bekommen.

Fast wie auf Kommando unterbrach der Rettungsfunk die morgendliche Stille.

»Hallo Notaufnahme, hier ist Rettungswagen 2.«

Lori war dabei, das Medikamentenbuch zu überprüfen. Sie legte den Lederband zur Seite und ging zum Funk.

Sie nahm den Hörer ab und antwortete: »Hallo, Rettungswagen 2. Hier ist die Notaufnahme. Bitte sprechen.«

»Wir haben eine 82-jährige Frau hier, Verkehrsunfall. Herzstillstand. Sie ist intubiert, keine Reaktion auf Medikamente. Herz-Lungen-Wiederbelebung begonnen. Ankunft wahrscheinlich in fünf Minuten. Weitere Anweisungen?«

Lori schaute mich fragend an. Ich schüttelte den Kopf.

»Nein, Rettungswagen 2. Herz-Lungen-Wiederbelebung fortsetzen. Bei Ankunft Trauma-Raum.«

»Okay.« Das Funkgerät verstummte.

Lori und ich gingen zum Trauma-Raum, um die üblichen Vorbereitungen zu treffen.

»Ich hab's doch gesagt«, begann Amy. »Ich rufe gleich das Labor und die Röntgenabteilung an.«

»Danke«, sagte ich. Es klang nicht sehr vielversprechend. Die Überlebenschancen dieser unglücklichen alten Dame waren gering. Ihr Alter, die fehlende Reaktion auf die Rettungsmaßnahmen und die Vermutung, dass dieses Trauma von einem Verkehrsunfall verursacht worden war, deuteten auf einen tödlichen Ausgang hin.

Es stellte sich jedoch heraus, dass die Umstände bezüglich dieser älteren Patientin anders waren, als wir angenommen hatten. Sie war dabei gewesen, ihren Mann zu seiner monatlichen Kontrolluntersuchung zum Kardiologen zu fahren. Er hatte sechs Monate zuvor einen Herzanfall erlitten, aber nun ging es ihm wieder gut. Sie selbst erfreute sich guter Gesundheit und hatte keine größeren medizinischen Probleme. Die beiden lebten auf dem Land, auf einer Farm, die seit Generationen im Besitz ihrer Familie war.

Als sie an jenem Morgen in die Stadt fuhren, fasste die Frau sich öfter an die Brust. Dann klagte sie über Magenschmerzen, was sie auf das hastig eingenommene Frühstück zurückführte. Ihr Mann machte sich keine Gedanken, bis er merkte, dass das Auto von der Spur abkam. Er schaute zu seiner Frau hinüber und bemerkte, dass ihr Kopf von einer Seite auf die andere rollte. Bevor er etwas sagen oder tun konnte, sackte sie über dem Lenkrad zusammen. Das Auto war völlig von der Fahrbahn abgekommen und kam an einer Straßenlaterne zum Stillstand.

Ein Zeuge hatte den Rettungsdienst angerufen, und wenige Minuten später bekamen wir den Anruf vom Rettungswagen 2.

Offensichtlich hatte die alte Dame einen schweren Herzanfall, und als sie in der Notaufnahme ankam, zeigte der Monitor eine Nulllinie. All unsere Bemühungen waren erfolglos. Zwanzig Minuten später wurde sie für tot erklärt.

»Mr Reid ist im Familienzimmer«, informierte mich Lori. »Er ist ganz allein, aber ich nehme an, dass weitere Angehörige verständigt wurden.«

Ich beendete die Eintragungen auf der Patientenakte der Frau. »Danke, Lori. Gleich bin ich so weit.«

Sie blieb neben mir stehen. »Möchten Sie, dass ich mit Ihnen gehe?«, fragte sie.

»Nein, danke. Aber schicken Sie die Familie zu ihm, wenn jemand kommt.«

Ich hatte Mrs Reids Patientenakte in der Hand, als ich das kleine Familienzimmer betrat. Mr Reid saß mit gefalteten Händen auf dem Sofa und starrte auf den Fußboden. Er war hochgewachsen, von mittlerer Statur. Sein Gesicht und sein Hals waren von der jahrzehntelangen Arbeit im Freien von der Sonne gegerbt. Er schaute hoch, als ich eintrat.

Kurz dachte ich daran, dass ich zwischen diesem Mann und

der Tür bleiben musste. Es war ein Schutzreflex. Bill Blanchards Lektion hat sich unauslöschlich in mein Gedächtnis eingegraben. Doch hier hatte ich einen achtzigjährigen Mann vor mir, von dem kaum eine Bedrohung ausgehen würde.

Ich durchquerte den kleinen Raum und setzte mich neben ihn auf das Sofa. Ich gab ihm die Hand, und er raffte sich zu einem fast unmerklichen Lächeln auf.

»Mr Reid«, begann ich. »Ich muss mit Ihnen über Ihre Frau sprechen.«

Er nickte leicht, und an seinen Augen konnte ich erkennen, dass er bereits wusste, was ich ihm zu sagen hatte. Er hatte es schon gewusst, als er gesehen hatte, wie sie über dem Lenkrad zusammengebrochen war.

Wir sprachen ein paar Minuten lang, dann schwiegen wir. Er hatte kurz aufgeschluchzt, dann fasste er sich wieder. Er war ruhig und schien inneren Frieden gefunden zu haben.

Mit Tränen in den Augen erzählte er: »Wissen Sie, sie hatte ein gutes Leben. Eine gute Familie. Enkel, die sie lieben. Aber die Arbeit auf der Farm all die Jahre, das war nicht immer einfach. Aber das wollte sie so. Sie wollte nie woandershin.«

Dann sprach er von den Sorgen um seine Söhne und Enkel. »Sie wird ihnen wirklich fehlen. Auch sie sind Farmer und leben auf dem Land der Familie. Jeden Tag haben sie sie gesehen. Ich weiß nicht, wie …«

Als sich die Tür öffnete, hielt er inne. Ich schaute hoch und sah, wie zwei Männer mittleren Alters und ein Junge im Teenageralter das Zimmer betraten. Es waren stattliche Gestalten. Sie trugen abgetragene, schmutzige Overalls – Männer, die ihren Lebensunterhalt mit ihrer Hände Arbeit verdienten. Die Tür schloss sich wieder, und die älteren Männer setzten sich auf die beiden Stühle. Der Teenager stand vor der Tür. Ihre Augen waren auf Mr Reid gerichtet, dann auf mich.

Bill Blanchard. Plötzlich sah ich sein geschwollenes, blutunterlaufenes Gesicht vor meinem inneren Auge. Ich umklammerte das Klemmbrett mit der Patientenakte, ein schwacher Schutz für den Fall der Fälle.

Ich wollte gerade anfangen, zu sprechen, als Mr Reid das Wort ergriff.

»Jungs, ich muss euch leider mitteilen, dass eure Mama von uns gegangen ist.« Es war eine einfache Aussage, aber mehr musste er nicht sagen.

Die beiden Männer sprangen sofort hoch, und der Junge richtete sich auf und stand kerzengerade vor der Tür. Sie blickten von Mr Reid auf mich und zurück zu Mr Reid.

»Papa«, sagte einer der Söhne. Dieses einzige Wort enthielt unendliche Trauer, Verlust und Liebe. Dann kamen sie durch das Zimmer auf uns zu.

Mr Reid stand langsam auf und wirkte viel älter und schwächer als noch kurz zuvor. Er schien leicht zu schwanken. Auch ich stand auf und schielte in Richtung Tür. Der Teenager stand bewegungslos da, seine Arme baumelten an seiner Seite, als er aufmerksam seinen Großvater anstarrte.

Einer der Männer streckte den Arm aus und streifte meine Schulter, als er eilig ein paar Schritte vorwärtsging. Dann hielten die beiden Söhne ihren Vater in den Armen und schluchzten. Ich beobachtete sie. Mir wurde erst in diesem Moment bewusst, wie fest ich das Klemmbrett umklammert hatte. Ich fühlte mich klein und fehl am Platz.

Einer von Mr Reids Söhnen wandte sich an mich und sagte: »Herr Doktor, ich kenne einen der Rettungsassistenten, die Mama gebracht haben. Ich habe ihn vorhin auf dem Parkplatz gesehen, und er hat mir gesagt, dass sie in einem schlechten Zustand war, als sie sie abgeholt haben. Er hat mir auch gesagt, dass Sie alles getan haben, was Sie konnten, um Mama zu retten. Moss und ich möchten Ihnen dafür danken.« Dabei machte er eine Kopfbewegung in Richtung seines Bruders. Er streckte mir die Hand hin, und ich ergriff sie und wusste nicht, was ich sagen sollte.

Ich verließ das Zimmer und schloss die Tür hinter mir. Ich war allein und blieb ein paar Minuten im Flur stehen. Dabei schaute ich auf das Klemmbrett in meiner Hand und kam mir etwas albern vor. Was hätte mir dieses dünne, zusammengeleimte Ding genützt, wenn diese beiden starken Männer und der Teenager gewalttätig geworden wären? Und dann kam ich mir wieder so klein vor, als ich an ihre Reaktion auf die Nachricht über ihre Mutter und Großmutter dachte. Diese Männer, diese Familie, sie standen mit beiden Beinen fest auf dem Boden, und obwohl ihr Verlust unerwartet und schrecklich war, behielten sie irgendwie ihre Fassung. Sie unterstützten einander durch die Liebe, die sie einander erwiesen, und die stille Würde, mit der sie diesen Schicksalsschlag hinnahmen.

Aber man weiß nie, was auf einen zukommt. Man kann nicht wirklich vorhersagen, wie Menschen unter solchen Umständen reagieren. Man muss auf der Hut sein und darf auf keinen Fall Regel Nummer eins vergessen.

Langsam ging ich zur Schwesternstation zurück.

Kapitel 6

Generationsprobleme

Menschen sind wie Gras.
Ihre Schönheit ist wie eine Feldblume.

JESAJA 40,6

Es war Samstagabend, etwa halb zehn Uhr, und wir hatten sehr viel Arbeit. Die meisten Zimmer waren belegt, und der Stapel an Akten von Patienten, die noch zu untersuchen waren, wuchs.

Ich nahm die oberste Akte des Stapels, schaute auf die Zimmernummer und ging in die betreffende Richtung. Kurz warf ich einen Blick auf die Angaben ganz oben auf dem Klemmbrett.

Kleiner Trauma-Raum – C
William Purvis
35 Jahre alt, weiß, männlich
Schnittwunde Brust

»Sieht übel aus«, kommentierte die für die Ersteinschätzung zuständige Schwester, als sie mich mit dieser Akte in der Hand sah.

Toll. Eine große Schnittwunde erforderte viel Zeit, und die restliche Arbeit würde liegen bleiben. Nun, wir mussten schauen, wie es aussah.

William Purvis lag auf Bett C. Es stand in der rechten hinteren Ecke des kleinen Trauma-Raums. Jedes Bett in diesem Raum war von einem Vorhang umgeben, der bis zur Decke reichte und weggezogen werden konnte, wenn mehr Platz erforderlich war, oder zugezogen wurde, um die Privatsphäre der Patienten zu schützen. Da der Patient allein in dem Raum lag, waren die Vorhänge zurückgezogen, und der ganze Raum war frei zugänglich.

Ich trat zu ihm und zog den Vorhang auf der Seite seines Bettes zu. Ich dachte mir, falls jemand den Raum betrat, würde Mr Purvis nicht wollen, dass man ihn sah.

»Mr Purvis, ich bin Dr. Lesslie«, stellte ich mich vor. »Was ist Ihnen heute Abend passiert?«

Er lag bequem, den Kopf leicht erhöht auf einem Kissen. Er drückte sich einen dicken Mullverband auf die Brust, der an einigen Stellen durchgeblutet war.

»Das hier!«, stieß er hervor und hob den Verband. Eine dreißig Zentimeter lange und ziemlich tiefe Schnittwunde von der linken Brustwarze bis zur Magengrube kam zum Vorschein. Aber im Augenblick blutete die Wunde nicht mehr. Der Druck hat anscheinend geholfen. Der Patient war sichtlich außer sich und ließ den Verband wieder auf die Brust fallen.

Dann erst bemerkte ich, dass er einen schwarzen Body und rote Ringerschuhe getragen hatte. Ich schaute sein Gesicht aufmerksam an und versuchte, seinen Namen einzuordnen. Er kam mir bekannt vor, und dann dämmerte es mir.

»Sind Sie einer der *Bruiser Brothers?*«, fragte ich.

Er nickte, ohne mich anzuschauen. »Ja, ich bin Max.«

Die *Bruiser Brothers* Max und Irv waren zwei der Lieblingsringer meiner Kinder. Sie gehörten zu den wichtigsten »Bösewichten«, und aus unerklärlichen Gründen identifizierten sich meine Kinder mit ihnen. *Hmm.*

Ich hatte sie erst vor ein paar Wochen gesehen, als sie in der Stadt gewesen waren. Ich war der zuständige Arzt bei einem großen Ringkampf und musste vor der Show einige erforderliche Untersuchungen durchführen, die sicherstellen sollten, dass die auftretenden Ringer gesundheitlich in Ordnung waren. Danach musste ich dableiben und mich bereithalten, falls etwas schieflief. Das war selten der Fall. Es handelte sich um durchtrainierte Athleten, und normalerweise war alles gut geplant und inszeniert.

»Max oder William, ich bin ein großer Fan von Ihnen.« Hier flunkerte ich ein bisschen. »Erzählen Sie mir, was heute Abend passiert ist.«

Diese Hälfte der *Bruiser Brothers* war beeindruckend. Er war fast 2,10 Meter groß, und laut Patientenakte wog er über 136 Kilo. Nach dem, was ich sehen konnte, machten seine Muskeln den größten Teil seines Gewichts aus.

Er schob sich etwas hin und her und zuckte vor Schmerzen.

»Wir haben heute Abend drüben in der Stadthalle unsere Ringkämpfe ausgetragen«, begann er. »Wir waren mit unserer Runde fertig, und ich bin vor Irv aus dem Ring geklettert. Dann bin ich die paar Treppen runter, und plötzlich ist dieser verrückte Alte aus der ersten Reihe mit einem Messer aufgesprungen und hat mich damit attackiert. Ich habe die Klinge kurz gesehen – sie sah aus wie eine große Hawkbill-Klinge – und danach ist alles wie in Zeitlupe abgelaufen. Ich konnte nicht rechtzeitig ausweichen – und dann ist das hier passiert.« Er zeigte wieder auf seine Brust. »Irv ist die Treppe runtergesprungen und hat den Alten plattgemacht.«

»Anscheinend waren die Sicherheitsvorkehrungen nicht ausreichend«, warf ich ein.

Er stimmte mir zu. »Aber der Typ war bestimmt schon über siebzig. Ich würde mir mehr Sorgen um die Damen machen, die in seiner Nähe saßen. Die sind fast durchgedreht.«

»Und dann?«, fragte ich.

»Ich bin so schnell wie möglich raus«, stieß er hervor. »Der Typ war verrückt, und ich bin nichts wie weg. Die Leute haben geschrien, und Irv hat gebrüllt und mich den Gang entlanggeschubst. Und jetzt bin ich hier.«

Es musste das pure Chaos gewesen sein. Bei diesen Ringkämpfen war es immer brechend voll, und die Menge musste wirklich mitgegangen sein. Garantiert würde die Sache am nächsten Samstag im Fernsehen kommen.

Aber ich musste mich am Riemen reißen. Max war jetzt mein Patient und keine Berühmtheit. Ich musste wieder auf den Arzt-Modus umschalten. Trotzdem war ein solcher Patient interessant. Er war kein Filmstar und kein Vizepräsident, aber er war berühmt, zumindest in diesem Teil des Landes. Oder vielleicht besser gesagt: »berüchtigt«.

»Ich möchte mir den Schnitt genauer anschauen«, sagte ich und nahm vorsichtig den Verband ab. Als ich die Wunde untersuchte, fragte ich: »Ist so etwas in der Vergangenheit schon einmal vorgekommen?«

»Sie meinen, dass man nach einer Runde angegriffen wird? Nein. Mir jedenfalls ist so etwas noch nie passiert. Noch nie hat mich jemand mit einem Messer attackiert. Ich bin eigentlich auch noch nie genäht worden. Und beim Ringen habe ich mich nie verletzt. Sicher, manchmal werden wir angespuckt oder beschimpft. Das gehört dazu. Und einmal hat eine Frau Irv mit ihrer Handtasche auf den Kopf geschlagen. Aber wir sind nie wirklich verletzt worden.«

Er machte eine Pause und schüttelte den Kopf. Dann schaute er auf seine Brust.

»Wie schlimm ist es?«, fragte er.

»Nicht allzu schlimm«, antwortete ich. »Es wird wieder gut. Sie müssen genäht werden, mit ziemlich vielen Stichen. Aber es wird gut verheilen.«

Lori kam in den Raum und begann, den OP-Wagen mit den erforderlichen Utensilien vorzubereiten. Ich zog meine OP-Handschuhe an und betäubte die Wundränder. Es dauerte etwa fünfundvierzig Minuten, bis ich die Schnittwunde gesäubert und vernäht hatte, aber es sah gut aus und würde problemlos heilen.

Während dieser Dreiviertelstunde plauderten Max und ich über die unwägbaren Ereignisse im Alltag eines Berufsringers.

Es schien ein schwieriges Leben zu sein, ganz bestimmt nicht so glanzvoll, wie man es sich vielleicht vorstellte. Es gehörte viel Arbeit dazu und jede Menge Training. Und dann gab es da noch das Problem, als »Bösewicht« abgestempelt zu werden. Trotzdem war es faszinierend.

Als ich letzte Hand an mein Werk legte, hörte ich, wie Lori ins Zimmer trat und einen anderen Patienten zu einer Liege neben der von Max führte. Ihre Stimme drang durch den zugezogenen Vorhang.

»Legen Sie sich hier schon mal hin. Der Arzt kommt zu Ihnen, so schnell er kann.«

»Okay«, lautete die gedämpfte Antwort.

»Sie bekommen heute Abend anscheinend einiges zu tun, Herr Doktor«, flüsterte Max und nickte mit dem Kopf in die Richtung des Bettes nebenan.

»Ja, es ist Samstagabend«, antwortete ich. »Da ist das nicht weiter erstaunlich. Besonders mit einem Haufen Ringer in der Stadt.«

Er kicherte und entspannte sich etwas, da wir jetzt fertig waren.

»Okay, Max. In zehn Tagen können die Fäden gezogen werden. Bitte die Naht sauber und trocken halten. Ich gebe Ihnen ein Schmerzmittel, falls Sie es brauchen, und eine Salbe, die Sie mehrmals am Tag auftragen. Die Fäden kann Ihr Hausarzt ziehen, oder Sie kommen einfach wieder hierher.«

»Vielen Dank, Herr Doktor. Vielleicht sehe ich Sie ja, wenn wir das nächste Mal wieder in Ihre Stadt kommen?«, antwortete er.

»Ja, gut möglich. Wenn ich meinen Kindern das erzähle, dann wollen sie bestimmt sehen, wie Sie und Irv ringen. Vielleicht werden wir Ihnen die Hand schütteln.«

»Das wäre schön«, antwortete er. »Man weiß ja nie.«

Netter Kerl, dachte ich. *Nicht der finster dreinblickende, düstere Raufbold, den man im Fernsehen sieht.*

Ich stand auf und streckte mich, zog die Handschuhe aus und warf sie in den Mülleimer am Fußende des Bettes.

»Gleich kommt eine Schwester und legt Ihnen einen Verband an«, versprach ich, während ich mich umwandte.

Dann warf ich einen Blick auf unseren neuesten Patienten: Kaum war ich aus Max' Blickfeld, hielt ich inne. Auf Bett D saß ein älterer Mann mit wirrem Haar. Sein Hemd hing zum Teil aus der Hose.

Er schaute auf den Boden und hielt sich mit beiden Händen den Kiefer. Ich sah, dass die linke Seite seines Gesichts geschwollen und blutunterlaufen war. Aus seinem Mundwinkel sickerte Blut und floss bis zum Kinn.

Eine Bewegung hinter mir ließ mich aufhorchen. Max war aufgestanden und sammelte seine Kleidung auf. Er sollte auf die Schwester warten, doch anscheinend wurde er ungeduldig. Ich blickte wieder auf unseren neuen Patienten. War das ein seltsamer Zufall, oder war das der Mann, der Max angegriffen hatte? Ich konnte es nicht darauf ankommen lassen.

Sekundenschnell zog ich den Vorhang um Bett D zu, sodass dieser Bereich völlig abgeschirmt war. Der Alte schaute mich an, sagte aber nichts. Ich stand einfach da und lächelte.

Dann kam Lori und bat Max, sich wieder hinzusetzen. Sie verband die Wunde und sagte nach ein paar Minuten: »So, Mr Purvis, jetzt haben Sie's geschafft. Hier haben Sie noch ein Rezept für ein Schmerzmittel und ein paar Hinweise zur Versorgung der Wunde. Die Fäden werden in zehn Tagen entfernt. Haben Sie noch eine Frage?«

»Nein, alles klar so weit«, sagte er. Und dann lauter durch den Vorhang: »Danke, Herr Doktor.«

»Machen Sie's gut, Max«, antwortete ich. Der alte Mann starrte mich immer noch schweigend und ratlos an. Ich stand einfach da und lächelte ihn etwas einfältig an. Als ich sicher war, dass Lori und Max das Zimmer verlassen hatten, entspannte ich mich und atmete erleichtert auf.

Puh! Ich sammelte mich und sprach dann den Patienten an: »Ich bin Dr. Lesslie. Was können wir für Sie tun?«

Er schaute mich an und schüttelte langsam den Kopf. Als ich ihn näher betrachtete, kam ich zu dem Schluss, dass er mindestens achtzig Jahre alt sein musste. Er sah verlebt aus und wirkte, als hätte er jahrzehntelang zu viel geraucht und getrunken.

Zunächst sagte er gar nichts. Vielleicht hatte er getrunken und war hingefallen, oder er hatte einen Verkehrsunfall gehabt, und sein Gesicht war auf das Lenkrad geprallt?

Doch dann kam es heraus.

»Herr Doktor, ich war heute Nacht bei einem Ringkampf.« Er sprach mühsam durch den verletzten Kiefer. »Einer der *Bruiser Brothers* hat sich mit Jumbo Mullins geschlagen, und Jumbo hat's ihm ordentlich gegeben. Dann hat einer von ihnen – es war Max, glaub ich – angefangen, Jumbo in die Augen zu bohren, und hat ihn niedergedrückt. Das war ungerecht, besonders, weil Jumbo vor einem Monat seinen Gürtel an Big Al Gargantua verloren hat. Jedenfalls drücke ich seit über zehn Jahren die Daumen für Jumbo, und das war einfach nicht gerecht. Ihm in die Augen bohren und so.«

Er machte eine Pause und rieb sich den geschwollenen Kiefer.

»Jedenfalls hab ich den Schiedsrichter angeschrien, aber das hat nichts genützt. Als die Runde vorbei war, sind sie aus dem Ring gestiegen, und ich hab nur dagestanden und überhaupt nichts gemacht. Da ist einer von den Jungs an mir vorbeigegangen und hat mich mit der Faust geschlagen! Einfach so, wegen nichts und wieder nichts! Sie können Skeeter fragen, meinen Neffen. Hat mir glatt den Kiefer kaputt geschlagen!«

Komisch, dass er nichts vom Hantieren mit einem Messer erzählte. Aber ich hütete mich, diesen Punkt anzusprechen.

»Lassen Sie mich das mal anschauen«, sagte ich, trat näher und untersuchte behutsam sein blutunterlaufenes, verschwollenes Gesicht. Der Unterkieferknochen war offensichtlich gebrochen, ich spürte das Knirschen, wenn er sprach.

»Sie haben recht mit Ihrem Kiefer«, sagte ich ihm. »Sieht aus, als sei er gebrochen. Wir müssen röntgen, um sicher zu sein. Ich sage einer Schwester, sie soll einen Eisbeutel bringen. Bleiben Sie einfach hier, in ein paar Minuten fahren wir Sie zum Röntgen.«

»So ein elender Mistkerl!«, stieß er hervor. »Wenn er offen auf mich zugekommen wäre, hätte ich's ihm gezeigt. Aber nein, er hat mir unerwartet einen Schlag versetzt! Völlig grundlos! Das ist so unfair.«

»Vergessen Sie das im Moment einfach mal«, versuchte ich, ihn zu beruhigen. »Sie müssen behandelt werden. Bleiben Sie einfach da.«

Ich zog den Vorhang auf und ging zur Tür.

»Das ist so unfair«, murmelte er wieder.

Dann schaute ich zurück und sah, wie unser Möchtegernboxer wütend die geballte Faust hob. Die plötzliche Bewegung erschütterte seinen Kiefer, er zuckte zusammen, stöhnte und hielt wieder sein Gesicht.

Ich ging den Flur entlang und dachte über das nach, was ich eben erfahren hatte. Hier war Max Bruiser, ein bekannter und bewunderter Berufsringer. Er wurde von einem schrumpeligen, anonymen Greis niedergestreckt, der dem Alter nach sein Großvater sein konnte. Ich dachte an eine Szene aus dem Film »Patton«, in dem der Schauspieler George C. Scott den bekannten General W. Patton gegen Ende seiner Karriere darstellt. Der General erzählt die Geschichte römischer Eroberer, die siegreich aus einer Schlacht zurückkehren und stolz in ihrem Wagen durch die Stadt fahren. Ein Sklave muss dabei die ganze Zeit hinter ihnen stehen und sie daran erinnern, dass alles ein Ende hat, indem er ihnen ständig ins Ohr flüstert: »Aller Ruhm ist vergänglich.«

Das trifft heute noch genauso zu wie vor 2000 Jahren.

Wie zur Bestätigung dieser Wahrheit bemerkte ich, dass der glänzende Ruhmesmoment unseres alten Streithahns bald ein Ende finden würde.

Zwei Polizeibeamte betraten die Abteilung und steuerten den kleinen Trauma-Raum an.

—╱╲╮╭╲—

Es war an einem Mittwochnachmittag um 14 Uhr.

»Herr Dr. Lesslie, Sie sollten nach dem Mann in Zimmer 5 schauen«, bemerkte Nancy, als wir uns im Flur begegneten. Sie war erst vor Kurzem von der Pädiatrie in unsere Abteilung gekommen und arbeitete heute im Triage-Raum zur Ersteinschätzung der Patienten. Sie sah etwas ratlos aus.

Ich blieb stehen, schaute sie an und fragte: »Wo liegt das Problem?«

Sie wandte sich mir zu und schüttelte den Kopf. »Es ist ein alter Mann mit Schmerzen in der Brust. Und – meine Güte, ist der schlecht drauf. Seit ein paar Tagen hat er Schmerzen auf der linken Brustseite, und jetzt will er es untersuchen lassen. Blutdruck und Puls sind in Ordnung, aber er wollte mich nicht die Temperatur messen lassen. Er sagt, er weiß genau, dass er Fieber hat, und ich soll das einfach aufschreiben.«

»Haben Sie die Temperatur trotzdem überprüft?«, fragte ich und nahm an, dass sie der Forderung des Patienten nicht nachgegeben hatte. Die genauen Vitalfunktionen eines jeden Patienten festzustellen, war wichtig und gehörte zu unseren Routineuntersuchungen.

Wenn man das deutlich erklärte, beruhigten sich die meisten Patienten und ließen uns unsere Arbeit tun.

»Nein, aber wenn Sie ihn kennengelernt haben, verstehen Sie, warum.« Sie wandte sich um und ging auf die rückwärtige Seite der Abteilung. »Ich mache kurz Pause«, rief sie mir über die Schulter zu.

Als ich bei der Schwesternstation ankam, sah ich, dass die Patientenakte von Zimmer 5 oben auf dem Stapel lag. Neugierig nahm ich sie auf.

Mann mit Brustschmerzen
89 Jahre alt
Blutdruck 148/92, Puls 92
Atmung 24
Temperatur ?

Ich schaute zu dem zugezogenen Vorhang von Zimmer 5, als Virginia Granger kam.

»Wissen Sie, wer das ist?«, fragte sie und nickte in die Richtung, in die ich blickte.

»Der Mann in Zimmer 5?«, antwortete ich und schaute wieder auf die Patientenakte.

John Abernathy. Der Name war mir bekannt, aber ich konnte ihn nicht einordnen. Seine Adresse half mir auch nicht weiter. Er wohnte in einer der älteren Wohngegenden im Zentrum.

»Das ist Dr. Abernathy«, erklärte sie. »Ich habe gesehen, wie er mit Nancy hereingekommen ist. Hat sich seit dem letzten Mal, als ich ihn gesehen habe, überhaupt nicht verändert. Das war vielleicht vor zehn Jahren.«

Dr. Abernathy. Jetzt erinnerte ich mich. Er war etwa vierzig Jahre lang Arzt für Allgemeinmedizin gewesen und ein paar Monate, bevor meine Frau und ich in die Stadt gezogen waren, in den Ruhestand gegangen. Das war vor fast neunzehn Jahren gewesen. Kurz danach waren wir uns mehrmals bei gesellschaftlichen Veranstaltungen begegnet und dann nicht mehr. Wie Virginia hatte ich ihn wahrscheinlich zehn oder fünfzehn Jahre lang nicht gesehen. Und ich hatte auch nicht viel über ihn gehört. Ab und zu hatten mir mal Patienten erzählt, dass Dr. Abernathy ihr Hausarzt gewesen war. Aber diese Leute wurden im Lauf der Zeit immer weniger.

»Haben Sie ihn kennengelernt?«, fragte Virginia.

»Nicht wirklich«, antwortete ich. »Er war schon im Ruhestand, als ich in der Notaufnahme anfing. Ich habe ihn ein- oder zweimal getroffen, aber ich kenne ihn nicht wirklich.«

»Dann machen Sie sich auf etwas gefasst«, grinste sie. Der Ton in ihrer Stimme missfiel mir.

»Was meinen Sie damit?«, bohrte ich weiter.

»Sagen wir, dass John Abernathy in seinen Gewohnheiten festgefahren ist und ein bisschen störrisch sein kann. Zumindest war er früher so. Vielleicht ist er in den letzten Jahren etwas milder geworden. Aber das bezweifle ich. Warum gehen Sie nicht rüber und sehen selbst«, stichelte sie.

Nach dem, was ich von Nancy gehört hatte, war er höchstwahrscheinlich nicht milder geworden.

Ich seufzte. »Dann muss ich wohl.«

Ich packte das Klemmbrett und wollte gerade gehen, als Virginia hinzufügte: »Ich glaube, ich erinnere mich daran, dass seine Frau vor etwa zwei Jahren gestorben ist. Ich vermute, dass er keine Angehörigen in der Nähe hat. Er ist also vermutlich ganz allein. Das sollten Sie vielleicht wissen.«

»Danke, Virginia. Das könnte hilfreich sein.«

Als ich den Vorhang seines Zimmers beiseitezog, fand ich Dr. John Abernathy senkrecht auf der Liege sitzen. Er hatte die Arme vor der Brust verschränkt und blickte finster drein.

»Kenne ich Sie?«, erkundigte er sich mehr anklagend als fragend.

Ich zog den Vorhang hinter mir zu und setzte mich auf den Hocker vor der Liege.

»Herr Dr. Abernathy, ich bin Dr. Lesslie«, stellte ich mich vor. »Ich denke, wir haben uns vor längerer Zeit ein paarmal gesehen.«

Er schaute mich forschend an. »Hm, Sie kommen mir irgendwie bekannt vor«, räumte er weniger barsch ein. »Arbeiten Sie hier in der Notaufnahme?«

John Abernathy sah jünger aus als 89 Jahre. Er hatte immer noch volles, gewelltes graues Haar, und seine Augen waren klar, blau und stechend. Er war schlank und sah recht gesund aus. Er hatte das Krankenhaushemd angelegt, aber sein T-Shirt anbehalten, um ruhig, aber unmissverständlich seinen Widerstand und seine Eigenständigkeit kundzutun.

»Ja, ich bin einer der Notärzte hier im Krankenhaus. Ich arbeite hier«, erklärte ich.

»Sie haben keine Praxis in der Stadt?«, forschte er weiter. Mir kam in den Sinn, dass er wahrscheinlich mit der Ausübung der Notfallmedizin nicht vertraut war und nicht wusste, dass die Ärzte in der Notaufnahme vollzeitlich angestellt waren. Seit zwanzig Jahren praktizierte er nicht mehr, und seither hatte sich viel verändert.

»Nein, ich habe keine Praxis in der Stadt. Ich arbeite nur hier. Nach dem Medizinstudium habe ich eine Ausbildung in Notfallmedizin gemacht. Das ist jetzt ein Fachgebiet, genau wie Allgemeinmedizin oder Chirurgie. Sie waren Arzt für Allgemeinmedizin, nicht wahr?«, fragte ich und entspannte mich etwas, weil wir jetzt eine Gemeinsamkeit gefunden hatten.

»Ja«, antwortete er, strich sich übers Kinn und starrte auf die Deckenlampe. »Dreiundvierzig Jahre lang war ich Hausarzt.« Dann schaute er mich wieder an. »Ich habe auch hier im Krankenhaus gearbeitet, wissen Sie. Habe Babys auf die Welt geholfen, hatte Patienten auf der Intensivstation, mit Herzanfällen, Schlaganfällen und so weiter. Seither hat sich viel verändert«, fügte er hinzu und schaute sich im Zimmer um. »Wahrscheinlich würde ich nicht einmal mehr zur Cafeteria, geschweige denn zur Intensivstation finden.«

Allmählich fiel mir mehr über John Abernathy ein, zumindest einiges, was ich von anderen Ärzten oder Bekannten über ihn gehört hatte. Er war einer der ersten Ärzte für Allgemeinmedizin in der Gegend gewesen und hatte die größte Praxis im Landkreis aufgebaut. Auf jeden Fall war er ein guter Arzt gewesen, und die Leute hatten Vertrauen zu ihm. Allerdings mochten sie ihn nicht unbedingt. Er hatte den Ruf, schroff und unnachgiebig zu sein. Und er stellte klar, dass er der Arzt war und das Sagen hatte. Offensichtlich ließ er nicht mit sich reden, wenn es um die Entscheidung für oder gegen eine Behandlung oder um Alternativen ging.

Außerhalb seiner Praxis und des Krankenhauses war er immer noch »der Doktor«. Und als solcher wollte er auch angesehen werden. Falls ein nichts ahnender Kellner oder Verkäufer ihn mit »Mr Abernathy« ansprach, informierte er ihn umgehend, dass er Arzt war. »Das heißt Dr. Abernathy, junger Mann.«

»Ja, da fällt mir ein, ich habe etwas über euch Notärzte gehört. Es war im Fernsehen, glaube ich. Aber ich will Ihnen etwas sagen. Als ich praktiziert habe, haben wir uns selbst um unsere Patienten gekümmert. Wir hatten keinen Arzt, der die ganze Zeit in der Notaufnahme war. Wenn jemand ins Krankenhaus kam, rief die Schwester in der Notaufnahme uns an, und wenn es etwas war, mit dem sie zurechtkam, schickte sie die Leute nach Hause oder in die Praxis. Wenn es etwas Ernsthaftes war, ließen wir alles stehen und liegen und taten, was erforderlich war. Egal, ob es Tag oder Nacht war.«

Er machte eine Pause und nickte. Dann fügte er hinzu: »Ja, wir haben uns selbst um unsere Patienten gekümmert.«

Ich hütete mich davor, ihm zu sagen, dass wir in der Notaufnahme jeden Tag über 150 Personen versorgten, wohingegen es vor fünfundzwanzig Jahren nur zehn oder zwölf am Tag gewesen waren. Es hatte sich in der Tat vieles geändert.

»Wissen Sie …«, fuhr er fort, »… ein Gebäude des Krankenhauses ist nach mir benannt.« Er schaute mich prüfend an und wartete auf eine Bestätigung.

Im ersten Moment kam ich etwas ins Schleudern, doch dann erinnerte ich mich plötzlich.

Ich nickte und lächelte: »Ja, der Abernathy-Flügel. Darin befindet sich die postoperative Abteilung.«

Befriedigung machte sich auf seinem Gesicht breit. »Ja, nach mir benannt. Es ist schon eine Weile her, dass ich da oben war.«

Das war auch gut so. Obwohl ich froh war, dass ich diese Information aus meinem Langzeitgedächtnis hatte abrufen können, war es besser, wenn er das Schild mit seinem Namen nicht sah. Es war verkratzt und angelaufen und wurde fast vollständig von einer Plastikpflanze verdeckt. Ich erinnerte mich daran, weil ich damals gern gewusst hätte, warum es da war. Jetzt wusste ich es.

»Ja, der Abernathy-Flügel«, wiederholte er.

Ich stand auf, legte das Klemmbrett auf die Ablage hinter mir und forderte ihn auf: »Herr Dr. Abernathy, berichten Sie mir über diese Brustschmerzen, die Sie haben.«

Er schaute auf und zeigte auf die linke Seite seiner Brust, etwa eine Handbreit unter seiner Achselhöhle. »Hier tut es weh, wenn ich tief einatme oder mich hinlege. Ich huste seit einigen Tagen und habe auch Fieber. Ich weiß nicht, wie hoch es ist, aber ich denke, beinah 39. Wahrscheinlich ist es eine Lungenentzündung.«

Das war auch meine Vermutung.

»Wir müssen die Temperatur genau wissen, meinen Sie nicht auch?«, fragte ich so freundlich wie möglich.

Er blickte mich von der Seite an und nickte. »Das meine ich auch«, räumte er ein.

Lori hatte den Vorhang etwas beiseitegezogen und steckte ihren Kopf herein.

»Ist alles okay hier?«, fragte sie und sah mich erstaunt an. »Brauchen Sie etwas, Mr Abernathy?«

Er verdrehte die Augen und wollte etwas sagen. Doch ich war schneller: »Danke, Lori. Sagen Sie bitte der Sekretärin, dass wir ein Blutbild, eine Blutkultur und eine Thorax-Aufnahme brauchen.«

Sie verließ das Zimmer. »Sieht wirklich nach einer Lungenentzündung aus, nicht wahr?«, bemerkte ich. »Warten wir mal ab, wie die Röntgenaufnahme aussieht, und wenn es wirklich so ist, müssen Sie wohl ein paar Tage im Krankenhaus bleiben.«

»Hab ich mir schon gedacht«, murmelte er, runzelte die Stirn und zeigte auf eine kleine Reisetasche auf dem Fußboden. »Ich hab schon ein paar Kleinigkeiten mitgebracht, für alle Fälle.«

Zwanzig Minuten später hatten wir die Antwort. Dr. John Abernathys Röntgenaufnahme hing am Röntgenschirm vor dem Beobachtungszimmer. Er hatte eine großflächige linksseitige Lungenentzündung, was das Fieber, den Husten und die Brustschmerzen erklärte. In seinem Alter war das ernst zu nehmen, aber mit Antibiotika und Flüssigkeitszufuhr sollte es ihm in ein paar Tagen besser gehen.

Virginia Granger kam herüber und stellte sich neben mich. »Lungenentzündung?«, fragte sie und zeigte auf die unregelmäßigen weißen Flecken.

»Ja, und noch dazu eine ziemlich heftige«, antwortete ich.

Sie schaute mich über den Rand ihrer Brille an. »Ich nehme mal an, Sie haben gemerkt, dass er ein komischer Vogel ist«, fügte sie hinzu. »Das ist verständlich, denn er hat viel durchgemacht. Eine Freundin von mir wohnt in derselben Straße wie er, und sie hat mir erzählt, dass er seit dem Tod seiner Frau vor einigen Jahren kaum noch das Haus verlässt. Und er hat keine Angehörigen hier in der Stadt.« Nach einer kurzen Pause meinte sie dann: »Er muss recht einsam sein. Und wenn er im Krankenhaus bleiben muss, wird ihm das nicht gefallen.«

Kaum jemand bleibt gerne im Krankenhaus, aber ihre Bemerkung machte mich neugierig. »Warum sagen Sie das?«

»Nun, Herr Dr. Lesslie, Sie denken vielleicht, dass ich jemand von der alten Schule bin«, erklärte sie und rückte die gestärkte Schwesternhaube auf ihrem Kopf zurecht. »Aber John Abernathy ist wirklich einer von der alten Schule. Zu seiner Zeit gehörte der Hausarzt zu den Stützen der Gesellschaft. Jeder kannte und achtete ihn. Egal, wohin er ging, die Leute kamen auf ihn zu, drückten ihm die Hand und sagten, dass sie nie vergessen würden, was er für ihre Mutter oder Frau oder Kinder getan hat. So war es. Und jetzt …« Sie seufzte und schüttelte den Kopf. »Jetzt … Sie haben ihn nicht einmal erkannt, oder?«

»Nein, ich …«

»Das ist eben so«, unterbrach sie mich. »Er ist schon seit Jahren nicht mehr im Geschäft. Eben ist mir durch den Kopf gegangen, dass ich die Einzige in der Abteilung bin, die weiß, wer er ist. Wahrscheinlich kennen ihn nur noch eine Handvoll Leute hier im Krankenhaus. Irgendwie traurig, oder?«

Es war eine rhetorische Frage, und ich wartete, während sie nachsann. Dann fuhr sie fort: »Traurig, weil er sein ganzes Leben darauf aufgebaut hat, der Arzt der Stadt zu sein. Und was bringt ihm das jetzt? Wen interessiert das noch, außer vielleicht ihn selbst? Er ist irgendwie untergegangen da draußen, hat den Boden unter den Füßen verloren.«

Natürlich hatte sie recht. Die Behandlung der Lungenentzündung würde der einfachste Teil seiner Versorgung sein.

Ich musste Herrn Dr. Abernathy über seine Diagnose informieren und ihm mitteilen, dass wir ihn ins Krankenhaus einwiesen. Gerade, als ich Zimmer 5 betrat, hörte ich zufällig, wie Frank, einer unserer Laboranten, sagte: »Also, Opa, das kann jetzt ein bisschen piken.« Er wollte gerade bei Herrn Dr. Abernathy Blut abnehmen. John Abernathy zuckte bei diesen Worten zusammen, aber nicht, weil er sich vor dem Nadelstich fürchtete, sondern, weil er mit »Opa« angesprochen wurde. Das tat weh, und ich war mir nicht sicher, was er entgegnen würde.

Zu meiner Überraschung wich seine Empörung einem Ausdruck von Resignation, und er schwieg. Seine Schultern fielen herab, und zum ersten Mal sah er wie ein alter Mann aus.

Meine nächste Schicht begann zwei Tage später. Im Lauf des Vormittags fand ich die Zeit, nach oben zu gehen und nach einigen der Patienten zu schauen, die wir vor Kurzem eingewiesen hatten. Insbesondere wollte ich nach John Abernathy sehen.

»Zimmer 302«, erklärte mir die Sekretärin. »Sie sind sein erster Besucher.«

Zimmer 302 lag neben dem Schwesternzimmer. Ich klopfte leise an, bevor ich die Tür öffnete. »Herr Dr. Abernathy?«

Da ich keine Antwort hörte, trat ich ein. Er saß halb aufrecht im Bett, sein Kopf war auf ein Kissen gelehnt. Der Fernseher war ausgeschaltet, und er sah aus dem Fenster.

Als ich eintrat, drehte er den Kopf. »Hallo, Dr. Lesslie«, begrüßte er mich. »Sie schauen nach, ob ich nicht eigenmächtig gegangen bin?«

»Ja, mehr oder weniger«, antwortete ich lächelnd. »Und ich will schauen, ob Sie etwas brauchen.«

»Danke«, sagte er. »Ich glaube, dass es mir recht gut geht. Kein Fieber mehr und die Brustschmerzen sind auch viel besser. Dieser Grünschnabel von einem Internisten hat mir gesagt, dass ich vielleicht morgen oder übermorgen nach Hause darf. Noch nicht trocken hinter den Ohren, scheint aber was von seiner Arbeit zu verstehen.«

»Aber das Essen ist schrecklich«, beklagte er sich dann. »Früher war es besser, oder zumindest glaube ich das.« Er machte eine Pause und blickte etwas ratlos drein. »Aber wissen Sie, vielleicht war es schon immer schrecklich. Wie soll ich das wissen. Ich war noch nie zuvor Patient.«

Wir sprachen noch ein paar Minuten, dann musste ich wieder zu meiner Abteilung zurück.

»Herr Dr. Abernathy, passen Sie auf sich auf, und gute Besserung. Sie sind in guten Händen, also tun Sie doch einfach alles, was die Ärzte und Schwestern Ihnen sagen.«

»Sie sprechen wie Virginia Granger«, antwortete er spöttisch. »Die musste man immer im Auge behalten.«

Ich lachte. »Ja, Virginia hat mir einiges über Sie erzählt. Und Sie haben recht, man muss sie immer im Auge behalten.«

Ich machte die Tür auf, um zu gehen, als John Abernathy leise hinzufügte: »Herr Dr. Lesslie … Robert. Wenn Sie morgen die

Möglichkeit haben und ich noch hier bin … würden Sie dann wieder kommen und etwas mit mir plaudern? Aber nur, wenn es möglich ist.«

»Ich mache es möglich, John. Wenn Sie noch hier und noch nicht zu Hause sind«, versprach ich.

»Danke.«

Ich schloss die Tür hinter mir und stand eine Weile nachdenklich im Flur.

»Entschuldigung, dürfen wir durch?«, fragte ein Pfleger hinter mir.

Er schob einen Rollstuhl mit einem Teenager. Der Junge trug Straßenkleidung, wurde also wahrscheinlich entlassen. Als sie vorbeirollten, öffnete sich die Tür gegenüber. Zwei Krankenschwestern kamen aus einem Zimmer, schauten mich an, nickten und setzten ihr Gespräch fort.

»Es ist nicht zu glauben, dass sie sich so etwas erlauben kann«, stieß eine hervor. Dann wurde ihr Gespräch unverständlich und verklang, während sie den Flur entlang gingen.

Die Rufanlage knisterte. »Dr. Smith, bitte in die Radiologie. Dr. Smith in die Radiologie.«

Alles ging weiter wie gewohnt – das Leben, die Zeit, die Menschen. Eine weitere Minute stand ich einfach da und horchte.

Kapitel 7

Der Dämon Alkohol

Wein ruft Spott hervor; starkes Getränk
beschwört Streit herauf.
Wer sich betrinkt, der kann nicht weise sein.

SPRÜCHE 20,1

Unter dem Einfluss von Alkohol sagen und tun Menschen, wovon sie nüchtern nicht einmal träumen würden. Täglich erleben wir den Beweis dafür in der Notaufnahme. Leider können diese Taten nicht mehr ungeschehen gemacht werden. Wein ruft in der Tat Spott hervor.

—⊣⋀—

Die Stimmen hinter dem Vorhang von Zimmer 2 waren zu Beginn recht leise. Die Eltern eines fünfzehnjährigen Patienten waren gerade angekommen und hatten die Kabine betreten. Sie schauten nach ihrem Sohn und erkundigten sich besorgt, wie es ihm ging.

Der Rettungsdienst hatte Johnny nach einem leichten Verkehrsunfall in die Notaufnahme gebracht. Er hatte vor Kurzem seinen Lernführerschein bekommen, und anscheinend hatten er und ein paar Freunde heimlich das Fahrzeug der Eltern für eine Spritztour ausgeliehen. Einer der älteren Jungen hatte zwei Sechserpacks Bier besorgt, und dann waren sie losgefahren.

Es war drei Uhr an einem warmen Nachmittag im Mai, und das Bier war schnell ausgetrunken. Die Gruppe beschloss, eine Rundfahrt durch mehrere Wohnviertel in der Nähe von Johnnys Zuhause zu machen. Er saß benebelt am Steuer. In einer scharfen Kurve geriet er von der Fahrbahn ab und fuhr durch ein Azaleenbeet. Dann prallte er gegen eine Vogeltränke aus Beton und verkeilte die Limousine schließlich zwischen zwei Kiefern.

Johnny war mit der Stirn auf das Lenkrad geprallt. Er war nicht ernsthaft verletzt, sondern hatte nur ein paar Prellungen und eine kleine Platzwunde, die genäht werden musste. Als er auszusteigen versuchte, entdeckte er, dass die Fahrertür von einem der Bäume blockiert war. Dann schaute er sich um und bemerkte, dass seine Freunde verschwunden waren. Sie waren aus einem der hinteren Fenster geklettert und hatten sich aus dem Staub gemacht.

Obwohl sein Kopf nach fünf Flaschen Bier ziemlich benebelt war, dämmerte es dem jungen Mann allmählich, in welch einer misslichen Lage er sich befand.

Es schauderte ihn, als er durch die zerbrochene Windschutzscheibe des Autos seines Vaters schaute. Auf der Treppe vor ihm stand die Dame des Hauses. Sie war Mitte sechzig und trug ein geblümtes Hauskleid und eine marineblaue Schürze. Sie stand bewegungslos da und betrachtete das Autowrack in ihrem Garten, die Hände zornig in die Hüften gestemmt.

Johnny schüttelte nur den Kopf, ließ sich auf dem Sitz zusammensinken und wartete. Nach einigen Minuten kamen die Polizei und der Rettungswagen.

Die Stimmen hinter dem Vorhang wurden etwas lauter und erregter. Hauptsächlich schien es der Vater zu sein, doch gelegentlich hörte man auch den Sohn.

»Was …! Wer war … Mooooooment mal …!« Ein paar Worte und Satzteile tönten durch die Abteilung. Zornausbrüche und unverständliche Brocken. Die Temperatur in Zimmer 2 stieg deutlich.

Amy Connors schaute auf. »Vielleicht sollten Sie da mal nachschauen?«, meinte sie und zeigte in Richtung der Stimmen. »Soll ich den Sicherheitsdienst rufen?«

»Nein, das ist nicht nötig«, versicherte ich ihr. »Sie beruhigen sich gleich wieder. Aber ich gehe mal rüber und spreche kurz mit ihnen.«

Ich war mir ziemlich sicher, dass ich die Situation richtig einschätzte. Bei ihrer Ankunft hatte ich kurz mit Johnnys Eltern gesprochen. Sie schienen ruhig zu sein, wenn auch offensichtlich besorgt. Sein Vater war wohl ein Geschäftsmann; er trug einen Anzug. Seine Mutter war groß, schlank und sehr still; sie ließ ihren Mann alle Fragen stellen.

Während ich auf dem Weg zu Zimmer 2 war, wurden die Geräusche hinter dem Vorhang bedrohlich. Ich war nur noch wenige Schritte entfernt. Jetzt hörte ich deutlich, wie der Vater Johnny anschrie und wie Johnny Kraftausdrücke lallte. Dann wurden sie handgreiflich, das Bett wurde gegen die Wand geschoben, und das Ächzen, das nun ertönte, ließ vermuten, dass die Männer miteinander rauften. Der Aufschrei einer Frau – dann Stille.

»Bitte hören Sie auf!«, rief ich, zog den Vorhang beiseite und trat ins Zimmer.

Nie werde ich den komischen und beunruhigenden Anblick vergessen, der sich mir bot. Johnnys Vater stand mir am nächsten. Seine Fäuste waren geballt, sein Haar zerzaust, und seine Krawatte hing nach hinten über die Schulter. Er stand da und starrte seinen Sohn wutentbrannt an. Johnny war nur einen halben Meter von ihm entfernt. Sein Kopf hing nach unten, sein T-Shirt war zerknittert und hing aus seinen Jeans. Aus der noch nicht vernähten Platzwunde tropfte Blut von seiner Stirn. Seine Arme baumelten schlaff herunter, und er stierte auf den Boden. Er schwankte immer noch ein bisschen hin und her und war offensichtlich noch ziemlich betrunken.

Dann bemerkte ich seine Mutter. Sie kauerte in der hintersten Ecke des Zimmers und drückte sich angstvoll an das Fußende des Bettes. Sie hielt ihr Gesicht in beiden Händen und hatte die Augen weit aufgerissen. Sie schaute von ihrem Sohn zu ihrem Mann und wieder zurück zu ihrem Sohn. Tränen liefen ihr über die Wangen. Das einzige Geräusch im Zimmer war ihr unterdrücktes Schluchzen.

Johnny hatte ihr mit seiner Faust den Kiefer zersplittert.

Durch eine Operation ließ sich der gebrochene Knochen wieder richten, doch dieser Schlag konnte nie mehr ungeschehen gemacht werden. Er würde diese Familie, diese Beziehung für immer belasten.

Als ich später in der Schwesternstation war, schaute ich von der Patientenakte von Zimmer 2 auf und legte meinen Stift hin. Ich starrte auf den geschlossenen Vorhang vor mir. Denn mir war gerade etwas eingefallen. Am nächsten Sonntag war Muttertag.

Es war halb elf Uhr an einem Freitagabend. Irgendwann zwischen 18 Uhr und Mitternacht merkt man normalerweise das beginnende Wochenende. Wir bekommen viel mehr Arbeit, und die Art der Patienten beginnt, sich zu ändern. Es ist kein Zufall, dass zu diesem Zeitpunkt der Woche der Alkoholkonsum deutlich ansteigt. Mehr Unfälle, mehr Stürze, mehr Schlägereien. Alle scheinen über die Stränge zu schlagen.

Bisher war diese Nachtschicht keine Ausnahme gewesen. Wir hatten bereits eine Messerstecherei und einen Mopedunfall gehabt. Bei der Messerstecherei hatte ein junger Mann eine oberflächliche Schnittwunde am Hinterteil erlitten, als er versucht hatte, einem Bekannten zu entkommen, dem er eine Bierflasche auf den Kopf geschlagen hatte. Der Mopedunfall war interessanter. Drei erwachsene Personen hatten versucht, gleichzeitig auf diesem Gefährt zu fahren, in der festen Überzeugung, dass sie damit über eine kleine Steinmauer am Rand eines Feldes springen konnten. Die Schwerkraft forderte ihren Tribut, und ich musste ziemlich viel nähen. Aber es war nichts Ernsthaftes passiert.

Jeff und ich standen in der Schwesternstation und sprachen über dieses risikofreudige Trio, als die automatische Tür des Haupteingangs aufging und ankündigte, dass neue Arbeit auf uns zukam. Wir schauten beide hoch und sahen, dass zwei Liegen hereingeschoben wurden.

Denton Roberts kam mit der ersten Fahrtrage und blieb bei uns stehen. Er brachte eine dreißigjährige Frau, die wach war und um sich schaute. Ihr Gesicht war bleich, sie sah verängstigt aus, und auf ihrer Stirn waren mehrere Schürfwunden. In ihren langen blonden Haaren hingen lauter Glassplitter.

»Was ist passiert?«, fragte ich Denton und nahm reflexartig das Handgelenk der Frau, um den Puls zu überprüfen. Er war etwas schnell, aber kräftig und regelmäßig. Am Rücken ihrer anderen Hand war eine Infusion gelegt und mit einem Beutel Kochsalzlösung verbunden, der an einer Stange am Kopfteil der Liege hing.

»Verkehrsunfall auf der Autobahn 5«, antwortete er. Dann wies er auf die Fahrtrage dahinter. »Der Mann da ist gefahren. Beide hatten etwas zu viel getrunken. Er war ziemlich blau, ist von der Straße abgekommen und im Graben gelandet. Sie klagt über Bauchschmerzen und etwas Rückenschmerzen. Die Vitalfunktionen sind bei beiden in Ordnung. Kein Bewusstseinsverlust. Sie war immer noch im Auto angeschnallt, als wir ankamen. Er ist mitten auf der Straße herumgelaufen. Habe bei beiden das vollständige Trauma-Protokoll für Wirbelsäulenverletzungen durchgeführt und Infusionen angelegt. Er sieht okay aus, aber Sie werden Ihren Spaß mit ihm haben«, meinte er und lächelte ironisch.

»Wie meinen Sie das?« Ich schaute in Richtung unseres zweiten Unfallopfers.

»Nun, sagen wir, er ist nicht gerade begeistert über seine Lage«, fügte Denton hinzu.

Nun war mir klar, was Denton gemeint hatte. »Trauma-Protokoll für Wirbelsäulenverletzungen« bedeutete, dass die Person auf einem harten Brett festgezurrt und an Armen, Beinen und Kopf fixiert wurde, sodass jede Bewegung unmöglich war. Das war erforderlich, um Menschen mit offensichtlichen oder eventuellen Wirbelsäulenverletzungen zu schützen. Es war jedoch auch sehr unbequem.

»Holt mich von diesem Ding da runter!«

Sandy Green, Dentons Kollege, mühte sich mit unserem nächsten Gast ab. Sandy versuchte, mit einer Hand die Liege in die Abteilung zu schieben.

»Holt das Ding da aus meinem Arm!« Er sprach über die Infusionsnadel, die in seiner rechten Ellenbeuge steckte und die er gerade herausreißen wollte. Sandy hätte drei oder vier Hände gebraucht.

»Jimmy, sei still, und lass dir helfen«, ermahnte ihn die junge Frau vor mir in ruhigem, klagendem Tonfall.

»Ich brauche keine Hilfe! Ich will weg von hier!«

Jeff stand bereits neben der zweiten Fahrtrage und versuchte, Sandy zu helfen.

»Ein bisschen Geduld, Jimmy«, redete er ihm zu. »Wir suchen ein Bett, untersuchen Sie, und dann können Sie weg von hier, okay?«

»Ich brauche nicht untersucht zu werden! Lassen Sie mich da runter und nach Hause!«, lautete die Antwort.

Ich schaute Denton an. »Bringen Sie beide nach hinten, in den kleinen Trauma-Raum. Bett A und B. Ich glaube, da ist sonst niemand.«

Er schob seine Patientin den Flur entlang.

Als Sandy an der Schwesternstation vorbeikam, klopfte ich ihm auf die Schulter. Er war kräftig gebaut und schwitzte. »Gehen Sie einfach hinter Denton her«, bat ich ihn.

Er nickte wortlos.

Dann schaute ich auf seinen Patienten. Er war wahrscheinlich Anfang dreißig, trug blaue Jeans, ein T-Shirt und Sportschuhe. Seine langen pechschwarzen Haare sahen gefärbt aus und waren ungekämmt. Auf seinem rechten Unterarm war eine große Tätowierung. Der Name »Amanda« leuchtete in schwarzen Buchstaben auf einem roten Herz.

Abgesehen von dieser Tätowierung sah ich nichts Auffallendes – keinen Kratzer, kein Blut. Nichts.

»Sheryl!«, schrie er. »Wo bringen sie dich hin?«

Sheryl? Ich schaute wieder auf die Tätowierung. *Hm. Die Liebe ist unbeständig.*

»Entspannen Sie sich, Jimmy«, versuchte Sandy, ihn zu beruhigen. »Wir gehen zu ihr. Haben Sie nur etwas Geduld.«

Sie fuhren den Flur entlang, und Jimmy brachte sein Missfallen über die aktuellen Umstände lautstark zum Ausdruck.

»Ich habe Ihnen gesagt, dass Sie mich von diesem Ding da runterholen sollen!«

Während ich zwei andere Patienten versorgte, berichtete mir Jeff von unseren beiden Unfallopfern. Er kam mit den Patientenakten zur Theke.

»Jimmy habe ich endlich beruhigt«, berichtete er. »Aber ich weiß nicht, wie lange das anhalten wird. Er ist ziemlich betrunken. Und ziemlich unausstehlich. Er liegt in Bett A. Scheint aber okay zu sein. Er klagt nur über Schmerzen im unteren Bereich des Rückens. Aber er bewegt sich mühelos.«

Ich machte die Patientenakte fertig, an der ich gerade arbeitete, und legte sie in die Ablage für Entlassungspatienten. »Gut. Und die Frau?«

»Ich weiß nicht. Ich glaube, bei ihr ist irgendetwas«, meinte Jeff. »Herzschlag 110, und der Bauch ist empfindlich. Blutdruck 110/70. Alles andere scheint in Ordnung. Ich habe die Infusion erhöht.«

»Gut«, antwortete ich. »Ich schaue sie mir gleich an.«

Ich hatte lange genug mit Jeff gearbeitet um zu wissen, dass er meistens recht hatte, wenn er vermutete, dass etwas vorlag. Er reagierte nie übertrieben, und er hatte schon viel gesehen.

Tammy, eine unserer Schwesternhelferinnen in der Nachtschicht, war im kleinen Trauma-Raum bei unseren beiden Patienten. Ihre Betten standen nebeneinander und wurden von einem Vorhang getrennt. Jimmy lag im Moment noch friedlich mit geschlossenen Augen da. Ich ging zu Bett B.

»Wie fühlen Sie sich, Sheryl?«, wollte ich wissen.

Sie schaute mich an. »Nicht sehr gut, Herr Doktor. Was ist los mit mir?«

»Das werden wir herausfinden«, erklärte ich und begann, ihren Bauch abzutasten. Jeff hatte recht. Er war empfindlich und wurde hart.

»Tut es hier weh?«, fragte ich und drückte auf den linken Oberbauch, direkt unter dem Brustkorb. Hier liegt die Milz, und ich vermutete, dass sie bei dem Unfall eventuell verletzt worden war. Wenn sie gerissen war und blutete, dann war das die Erklärung für die Bauchdeckenspannung.

»Auu! Ja! Das tut weh!«, schrie sie auf, verhielt sich jedoch weiterhin ruhig.

Ich hörte auf, zu drücken, und nahm meine Hände weg.

»Ich höre schon auf«, beruhigte ich sie. »Aber es sieht so aus, als sei etwas in Ihrem Bauch verletzt, vielleicht die Milz. Deshalb werden wir so schnell wie möglich ein CT machen. Ich bitte auch einen unserer Chirurgen, Sie anzuschauen.«

»Ist es schlimm, Herr Doktor?«, fragte sie.

»Es kommt darauf an, was wir finden«, antwortete ich. »Aber wir bekommen es hin, egal, was es ist. Okay?«

»Okay«, seufzte sie und schloss die Augen.

Bevor ich wegging, fragte ich sie: »Noch etwas: Haben Sie heute Abend etwas getrunken?«

Ihr Atem roch nach Alkohol, aber sie schien nicht betrunken zu sein.

Sie antwortete, ohne zu zögern: »Nur ein Bier. Das ist alles.«

Ich machte eine Notiz auf der Patientenakte und glaubte ihr. Die übliche Antwort auf diese Frage in der Notaufnahme lautet:

»Zwei Bier, Herr Doktor.« Egal, wie betrunken jemand ist, wir erhalten immer die Antwort »zwei Bier«. Anscheinend wird der Schalter für Ehrlichkeit ausgeknipst, wenn die Blutalkoholkonzentration einen bestimmten Wert erreicht hat.

Ich wandte mich Bett B zu, um einen Blick auf Sheryls Partner zu werfen. Inzwischen schnarchte er und machte kaum die Augen auf, als ich ihn untersuchte. Seine Vitalfunktionen waren völlig normal, und ich konnte keinen Hinweis auf eine Verletzung erkennen.

Es gelang mir, ihn so weit wach zu bekommen, dass ich ihm eine Frage stellen konnte: »Wie viel haben Sie heute Abend getrunken, Jimmy?«

»Zwei Bier«, lallte er. Das schrieb ich nicht auf.

In der Schwesternstation bat ich die Sekretärin, nachzuschauen, ob Tom Daniels im Krankenhaus war. Er war der Chirurg im Bereitschaftsdienst, und wenn er hier war, wollte ich mit ihm sprechen, bevor er nach Hause ging.

Nach wenigen Minuten nahm sie den Hörer ab; dann bedeckte sie die Sprechmuschel und sagte: »Dr. Daniels ist im OP und macht einen Patienten fertig. Möchten Sie mit ihm sprechen? Hier ist die leitende OP-Schwester.«

»Nein«, sagte ich. »Bitten Sie ihn nur, in der Notaufnahme vorbeizukommen, wenn er fertig ist. Lassen Sie ihm ausrichten, dass ich vielleicht eine Milz für ihn habe.«

Sie übermittelte die Nachricht und hängte auf. »Er müsste in zehn Minuten hier sein«, meinte sie.

Im CT waren sie für Sheryl bereit, aber weitere zehn Minuten würden nicht viel ändern. Wir konnten warten. Dann wandte ich mich an Jeff: »Bei Jimmy im kleinen Trauma-Raum müssen wir den Urin untersuchen. Überprüfen Sie, ob Blut im Urin ist. Wir wollen sichergehen, dass seine Nieren nicht verletzt sind; dann darf er nach Hause.«

»Okay«, erwiderte Jeff. »Aber er braucht eine Urinflasche. Ich glaube nicht, dass er sich auf den Beinen halten kann.«

»Stimmt«, antwortete ich. »Viel Glück dabei. Vielleicht bekommen Sie ihn nicht einmal wach.«

Jeff ging in die große Materialkammer und holte eine unserer Urinflaschen aus Edelstahl. Damit ging er in den kleinen Trauma-Raum; ich war nur wenige Schritte hinter ihm.

Ich wollte gerade in das Vierbettzimmer gehen, als ich sah, wie Tom Daniels um die Ecke bog. Er trug noch seine OP-Kleidung und die OP-Haube.

»Lange Nacht?«, fragte ich ihn.

»Langer Tag«, lautete seine Antwort. »Es ging nonstop. Ich hab gehört, du hast vielleicht was für mich. Eventuell eine Milz?«

»Ja, sie liegt da drin.«

Ich führte ihn in den kleinen Trauma-Raum und bemerkte, dass Jeff versuchte, unseren schläfrigen Patienten in Bett A wach zu bekommen. Wir gingen weiter, hinter den Vorhang, der ihn von Bett B trennte.

»Sheryl, das ist Dr. Daniels«, stellte ich ihn vor. »Er ist der Chirurg, der heute Nacht Bereitschaftsdienst hat, und ich möchte, dass er Sie anschaut.«

Tom trat an ihr Bett. »Hallo Sheryl. Ich bin Tom Daniels. Dr. Lesslie hat mir gesagt, dass Sie einen Unfall hatten.«

Er begann mit der Untersuchung und stellte einige Fragen. Als er ihren Bauch abtastete, stöhnte sie und wälzte sich herum. Er schaute mich an und nickte.

»Ich bin der gleichen Meinung wie Dr. Lesslie, Sheryl. In Ihrem Bauch ist etwas nicht in Ordnung, und wir müssen wahrscheinlich operieren und nachschauen, was es ist. Zuerst einmal machen wir ein CT, und dann entscheiden wir, wie es weitergeht.«

»Okay, Herr Doktor«, antwortete sie. »Ich will nur, dass die Schmerzen aufhören.«

Als sie diese Worte aussprach, hörte ich ein Grunzen auf der anderen Seite des Vorhangs. Ich hatte bereits einige ungewöhnliche Geräusche hinter uns gehört, aber jetzt wurde es lauter und bedrohlicher. »Au! Jetzt reicht's!«

Dann noch mehr Grunzen und eindeutige Kampfgeräusche. Plötzlich flog die Urinflasche durch das Zimmer, klirrte gegen die Deckenlampe über Bett C, dann auf den Infusionsständer in der Ecke und schließlich auf den Boden. Sie drehte sich mehrmals, bevor sie zum Stillstand kam.

Jeff hatte versucht, von Jimmy eine Urinprobe zu bekommen, und Jimmy hatte nicht kooperiert. Als er aus seinem Alkoholschlummer geweckt worden war, hatte er zunächst mit der Faust zugeschlagen und Jeff am linken Ohr getroffen. Dann hatte er ihn zweimal getreten, einmal in den Magen und einmal gegen den Oberschenkel. Als er dann Jeffs Unterarm gepackt und mit den Fingernägeln blutig gekratzt hatte, war das Maß voll gewesen.

Tom Daniels schaute mich an. Ich drehte mich um und zog den Vorhang zurück.

Das Grunzen kam von Jimmy, und zwar aus gutem Grund. Einen Augenblick stand ich bewegungslos da. Jimmy lag flach auf dem Rücken auf dem Bett. Jeff saß im Grätschsitz auf ihm, seine große linke Hand drückte auf Jimmys Brust. Und Jimmy unternahm von Zeit zu Zeit verzweifelte Versuche, ihn wegzuschubsen, indem er sich heftig hin und her wand.

»Auuu! Lass mich los!«

Dann versuchte er, in Jeffs Gesicht zu spucken. Jeff war zu schnell und wich dem feuchten Geschoss aus. Doch Jimmys Bewegungen führten zu einem unerwarteten und unerwünschten Ergebnis. Jeffs rechte Hand befand sich genau über Jimmys Gesicht, und jetzt knallte sie auf seinen Nasenrücken. Es war kein gewaltiger Schlag, der den Knochen brechen oder auch nur die Haut verletzen konnte. Aber es war genug, um Jimmy innehalten zu lassen. Es tat weh, und er schrie kurz auf.

»Auuuuuu, lass mich gehen!«

Daraufhin begann alles von vorn. Ein paar Sekunden lang

war Jimmy ruhig. Dann begann er wieder, sich zu winden, und er versuchte, Jeff wegzustoßen. Daraufhin ein erneuter Versuch, ihn anzuspucken. Dann wieder ein schneller Schlag auf Jimmys Gesicht.

»Auu! Hilfe! Zieht ihn weg!«

Dann sah ich Jeffs Augen. Ich hatte ihn schon manchmal zornig gesehen, aber glücklicherweise nicht sehr oft. Normalerweise war er nicht so leicht aus der Ruhe zu bringen. In solchen Situationen rötete sich sein Gesicht, er wurde sehr still, und dann war es vorbei.

Doch dieses Mal war es anders. Heute Abend musste Jimmy den richtigen Knopf gefunden haben. Jeffs Augen waren nur noch Schlitze, und seine Pupillen wie kleine Punkte. Ich erschauderte.

Hier war einer unserer besten Krankenpfleger, ein wahrer Koloss. Er war unglaublich stark, und doch hatte ich gesehen, wie diese riesigen Hände sanft ein zwei Monate altes Baby hielten und geschickt eine Infusion in dessen winzige Hand legten. Und ich hatte beobachtet, wie er fast zärtlich eine neunzigjährige Frau aus dem Rollstuhl auf ein Untersuchungsbett hob. Aber ich hatte nie gewagt, ihm das zu sagen.

Heute Nacht war er ein anderer Mensch, jemand, mit dem ich nicht gerechnet hatte und vor dem ich mich ein bisschen fürchtete.

»Herr Doktor!« Jimmy hatte bemerkt, dass ich neben dem Bett stand. »Sagen Sie ihm, er soll aufhören!«

Jeff saß noch immer auf Jimmy, und seine rechte Hand schwebte immer noch über Jimmys Gesicht.

Ich sah Jeff an, doch der starrte unverwandt seinen Patienten an.

Ich schaute wieder auf den bittenden Mann im Bett. »Jimmy, wenn Sie sich benehmen, versuche ich, ihn runterzuholen. Aber Sie müssen sich anständig verhalten. Kein Treten und Spucken mehr.«

»Okay, okay! Sagen Sie ihm nur, er soll mich in Ruhe lassen!«

Jeff bewegte sich nicht. Jimmys Aufrichtigkeit und Zerknirschung schienen ihn nicht zu beeindrucken. Ich war mir selber nicht so sicher.

»Jimmy, ich versuche es. Aber Sie müssen versprechen, dass Sie sich beruhigen. Hören Sie mich? Kein Treten und kein Schlagen mehr.«

Tom Daniels war herübergekommen und stand neben mir. Er beobachtete die Szene, strich sich übers Kinn und schien sich zu amüsieren. »Lass ihn bei seinem Ehrenwort schwören«, flüsterte er mir ins Ohr.

Ich runzelte die Stirn. »Tom, ich versuche, das Leben dieses Mannes zu retten«, frotzelte ich.

»Bitte, Herr Doktor, sagen Sie ihm, er soll weggehen!« Jimmy wurde mürbe, und ich dachte, es wäre besser, ihn zu erlösen.

»Es reicht jetzt, Jeff. Los, springen Sie von dem Bett runter«, versuchte ich, ihn zu überreden.

Wortlos und mit unerwarteter Gelenkigkeit sprang Jeff auf den Boden. Er ging zur Ecke des Zimmers, hob die Urinflasche auf und strich mit der flachen Hand die Falten seiner Arbeitskleidung glatt.

Jimmy verlor keine Zeit, sondern ergriff die Gelegenheit beim Schopf. Er setzte sich auf, hängte die Füße über den Bettrand und versuchte, den Boden zu finden.

»Es reicht mir! Ihr seid alle verrückt! Ich gehe!«

»Beruhigen Sie sich, Jimmy«, befahl ich ihm. »Wir entlassen Sie gerne, aber Sie müssen sich ordentlich benehmen. Bleiben Sie sitzen.«

Es war vergeblich. Jimmy war fest entschlossen, unsere Abteilung zu verlassen.

»Ich habe gesagt, dass ich gehe!« Er sprang auf die Füße, hielt das Gleichgewicht besser als erwartet und marschierte zur Tür. Er stolperte einmal, wandte sich dann an Jeff, bedachte ihn mit einem kräftigen Schimpfwort und ging.

Tom Daniels schaute in Jeffs Richtung. »Alles okay, Jeff?«, fragte er.

»Mmm«, lautete die Antwort. Jeff war noch nicht ganz wieder er selbst, aber es ging ihm gut. Er schaute in Richtung Bett B. »Braucht die Patientin noch etwas anderes?«, fragte er, und sein Gesicht war immer noch rot.

»Nein«, antwortete Tom. »Die Infusion muss weiterlaufen, und sie braucht so schnell wie möglich ein CT.«

Die CT-Aufnahme von Sheryl zeigte einen Milzriss und ließ auch einen Riss des Dickdarms vermuten. Eine halbe Stunde später war sie im Operationssaal und bekam ihre Narkose.

Ich saß allein in der Schwesternstation. Die Tür des Triage-Raums öffnete sich, und ein älterer Herr trat ein. Er kam auf mich zu und schlug mit beiden Händen auf die Theke.

»Sind Sie der Arzt?«, fragte er mich.

»Ja, ich bin Dr. Lesslie«, antwortete ich. »Was kann ich für Sie tun?«

»Ich bin Stanley Wells, Jimmys Vater«, erklärte er. Ich setzte mich etwas aufrechter auf meinen Stuhl. »Und ich wollte mit Ihnen sprechen.«

Ich sah ihn etwas genauer an. Ich schätzte ihn auf fünfundfünfzig oder sechzig Jahre, obwohl er deutlich älter aussah. Er wirkte erschöpft, sein Gesicht war faltig und seine Haltung gebeugt.

Zu viele schwere Tage und noch schwerere Nächte. Und zu viele Jahre mit Jimmy.

»Ja, was ist mit Jimmy?« Mehrere Gedanken schossen mir durch den Kopf: Er war im Wartezimmer zusammengebrochen. Er war nach Hause gegangen, um eine Pistole zu holen. Er hatte die Polizei gerufen. Aber es war nichts von alledem.

»Ich möchte mich entschuldigen. Ich weiß, dass er anstrengend ist. Ein unausstehlicher junger Lümmel, besonders wenn er getrunken hat. Und heute Abend war er voll«, erzählte mir

Mr Wells. »Ich kann mir vorstellen, dass er hier ziemlich Krawall gemacht hat.«

»Nun, er hat sich etwas rowdyhaft benommen, Mr Wells«, sagte ich etwas überrascht, aber deutlich erleichtert. »Ich denke, Sie wissen, dass er in einen ziemlich schweren Verkehrsunfall verwickelt war?«

»Ja, ich habe darüber schon mit der Polizei gesprochen«, entgegnete er. »Wie geht es dieser Frau, Sheryl? Ich glaube, er hat sie letzte Woche im Bingo-Saal kennengelernt. Scheint ein nettes Mädchen zu sein. Wie geht es ihr?«

»Nun, sie ist gerade im Operationssaal. Sie hat innere Verletzungen und Blutungen. Aber sie ist in guten Händen, und ich glaube, wir kriegen sie wieder hin«, antwortete ich.

»Elender Bengel! Ich habe ihm hundert Mal gesagt, dass er mit dem Trinken aufhören soll und vor allem nicht Auto fahren darf, wenn er getrunken hat. Aber er hört einfach nicht. Hat noch nie gehört und wird wohl auch in Zukunft nicht hören. Schon drei Verurteilungen wegen Trunkenheit am Steuer, und jetzt das. Ich weiß nicht, was ich noch mit ihm machen soll.«

Er machte eine Pause und schaute auf seine knorrigen Hände.

»Jedenfalls, Herr Doktor, ich wollte einfach vorbeikommen und mich für das Verhalten meines Sohnes entschuldigen. Ich hoffe, er hat niemanden verletzt.«

»Nein. Wir haben versucht, ihn zu untersuchen, weil wir feststellen wollten, ob er irgendwelche Verletzungen hat. Aber dann ist er weggelaufen. Ich glaube, ihm fehlt nichts, aber wenn er untersucht werden will, bringen Sie ihn her.«

»Danke, Herr Doktor, aber ich glaube, er will nicht mehr hierherkommen. Er sitzt im Wartezimmer mit der Polizei, und ich glaube, sie nehmen ihn mit. Dieses Mal hat er wirklich Probleme. Er hat keinen Führerschein, und er war auch schon ein paar Mal frech zu den Polizisten.«

Mr Wells schüttelte den Kopf. »Trotzdem glaube ich nicht,

dass er verletzt ist. Er klagt nicht über Schmerzen oder sonst etwas. Aber wenn er es sich anders überlegt, bringe ich ihn zurück.«

»Tun Sie das, Mr Wells«, sagte ich. »Wenn Sie Fragen wegen Jimmy haben, kommen Sie mit ihm her, oder rufen Sie an.«

Jetzt streckte er den Rücken durch und steckte die Hände in die Taschen.

»Danke. Aber wie gesagt, es tut mir wirklich leid, wie er sich aufgeführt hat.«

»Keine Sorge«, antwortete ich. »Und ich hoffe, Sie können diese Nacht gut schlafen.«

Ich beobachtete, wie er durch den Triage-Raum davonging.

Zwanzig Minuten später war Jeff mit mir in der Schwestern-station. Er stand links von mir, schrieb Sheryls Patientenakte und vergewisserte sich, dass alles ordnungsgemäß dokumentiert war, was wir getan hatten. Kurz zuvor hatte Tom Daniels durch die OP-Schwester ausrichten lassen, dass es Sheryl gut ging. Ihre Milz war tatsächlich gerissen und musste entfernt werden. Die Operation war gut verlaufen, und er war jetzt dabei, die Bauchdecke wieder zu verschließen. Vielleicht hatte Sheryl heute Abend etwas gelernt. Nicht unbedingt über das Kennen-lernen von Männern in einem Bingo-Saal, sondern über das Autofahren im betrunkenen Zustand. Es war eine teure Lektion.

Ich hörte Schritte hinter mir, vom Eingang des Triage-Raums her. »Herr Doktor.« Die Stimme kam mir bekannt vor, doch der Ton war anders. Ich drehte mich um und sah erneut Mr Wells vor mir stehen.

»Ja, Mr Wells. Womit kann ich Ihnen helfen?«, fragte ich ihn. »Möchte Jimmy jetzt untersucht werden?«

Jeff schrieb weiter in seiner Patientenakte und schaute nicht hoch.

»Nicht wirklich, Herr Doktor«, verkündete Mr Wells, und sei-ne Stimme klang leicht verärgert. »Ich möchte eine Minute mit Ihnen sprechen.«

»Sicher«, antwortete ich. »Wo liegt das Problem?«

»Nun, ich war draußen und habe mit Jimmy gesprochen. Die Polizisten haben ihn ins Revier mitgenommen. Aber bevor er weggegangen ist, hat er mir etwas ziemlich Beunruhigendes mitgeteilt.«

»Und was war das?« Ich fürchtete, die Antwort bereits zu kennen.

»Jimmy hat mir erzählt, als er hier war, ist ein Arzt auf ihn gesprungen und hat ihn verprügelt. Er hat ihn festgehalten und ihm mehrmals auf die Nase geschlagen.«

Mr Wells machte eine Pause und trat näher an mich heran. Sein Gesicht war nur noch wenige Zentimeter von meinem entfernt. Er war wütend.

»Ich weiß, dass Jimmy unausstehlich sein kann, wenn er betrunken ist, aber deswegen haben Sie nicht das Recht, meinen Sohn zusammenzuschlagen, Herr Doktor. Er war unter Alkoholeinfluss und konnte sich nicht wehren. Ein solches Verhalten ist nicht korrekt, und ich bin hier, um mich zu beschweren.«

Entrüstet stemmte er die Hände in die Hüften.

Jeff schaute nicht von seiner Arbeit auf. Er schrieb weiter.

»Mr Wells, ich muss Ihnen einiges sagen«, begann ich. »Erstens bin ich der einzige Arzt, der heute Nacht hier Bereitschaftsdienst hat. Und zweitens habe ich Ihren Sohn nicht festgehalten und ganz bestimmt nicht auf die Nase geschlagen.«

»Jemand hat es getan!«, stieß er hervor. »Ich habe die roten Flecken auf seiner Nase gesehen, und Jimmy hat gesagt, dass es ein Arzt war, und er lügt mich nicht an. Nun … im Allgemeinen nicht.«

»Ich sage es Ihnen noch einmal, Mr Wells. Ich verstehe, dass Sie aufgebracht sind. Aber ich bin der einzige Arzt hier, und ich habe Ihren Sohn nicht geschlagen.«

Ich versuchte, so überzeugend wie möglich zu klingen, aber er ließ nicht locker.

»Hören Sie, Herr Doktor …«, begann er wieder.

Ich unterbrach ihn: »Mr Wells, ich sage Ihnen, was hier geschehen ist. Wir haben versucht, Ihren Sohn zu untersuchen, um sicher zu sein, dass er unverletzt ist. Aber er wurde unausstehlich, um es mit Ihren Worten zu sagen. Er hat angefangen, zu fluchen und zu spucken, um sich zu schlagen und zu treten. Und schließlich musste sich eine Pflegekraft auf ihn setzen, damit er Ruhe gab.«

Ich beobachtete Jeff aus den Augenwinkeln. Er hatte aufgehört, zu schreiben, rührte sich jedoch nicht. Er schaute nur auf die Patientenakte auf der Theke.

Mr Wells wich einen Schritt zurück. Offensichtlich musste er diese Information erst verarbeiten. Dann streckte er seine Hände aus, die Handflächen nach oben gekehrt.

»Sie wollen sagen, dass eine Pflegekraft, eine Schwester, meinen Jungen vermöbelt hat?«, fragte er ungläubig.

»Ja, Mr Wells«, bekräftigte ich. »Eine Pflegekraft musste dafür sorgen, dass er sich benimmt.«

Jeff bewegte sich nicht.

»Sie sagen, eine Schwester …«, murmelte mein Gegenüber und sank sichtlich in sich zusammen.

»Ja, Mr Wells, eine Pflegekraft musste dafür sorgen, dass Ihr Sohn sich benimmt.«

Er starrte auf den Fußboden und war einen Augenblick lang still.

»Eine Schwester hat meinen Jungen vermöbelt. Ich glaube, mich trifft der Schlag.«

Er schaute nicht einmal in die Richtung von Jeff.

Dann richtete Mr Wells sich wieder auf, streckte mir die Hand hin und sagte: »Herr Doktor, danke, dass Sie versucht haben, meinem Jungen zu helfen. Und ich entschuldige mich für sein Verhalten. Ich weiß, dass Sie alles in Ihrer Macht Stehende für ihn getan haben.«

Ich schüttelte seine Hand. »Kein Problem, Mr Wells. Ich wünsche Ihnen und Ihrem Jungen alles Gute.«

Er nickte, wandte sich um und schlurfte zur Tür des Triage-Raums.

»Ich kann's nicht glauben«, murmelte er. »Eine Krankenschwester hat meinen Jungen vermöbelt.«

Er ging durch die Tür und war weg.

—/\/—

»Schnell! Ich brauche einen Intubationsschlauch Nummer 4!«

Ein acht Monate altes Kind würde sterben, wenn wir die Atemwege nicht offen hielten.

»Und schickt den Atemtherapeuten herunter, sofort!«

Vor kaum einer Minute war der Rettungsdienst mit diesem Kind in den Armen hereingestürmt. »Kopfverletzung«, rief Denton, einer der Rettungsassistenten, und eilte direkt in den großen Trauma-Raum. »Atmet kaum, sehr schwacher Puls!«

Lori und ich waren in den Raum geeilt, um nach dem Kind zu sehen. Denton hatte es auf die Liege gelegt und war dann einen Schritt zurückgetreten. Er atmete schwer und war offensichtlich bestürzt. Das Baby hatte keinen Muskeltonus, und sein Herz schlug schwach und langsam. Man konnte auf den ersten Blick keine Verletzung erkennen, aber ich bemerkte schnell, dass die Pupillen geweitet waren und sich nach rechts drehten. Das war kein gutes Zeichen.

Nach wenigen Minuten war das Kind intubiert, und ein Atemtherapeut leitete vorsichtig mit einem Beatmungsbeutel Luft in seine Lungen. Lori legte eine Infusion und stellte sicher, dass die Flüssigkeit nicht zu kalt war. Die Sauerstoffsättigung verbesserte sich mit der Beatmung, ebenso der Herzrhythmus und die Herzleistung.

Mit einem Seufzer der Erleichterung richtete ich mich auf und schaute nach dem Rettungsassistenten, der das Kind gebracht hatte. Im Augenblick schien alles stabil, aber ich musste erfahren, was vorgefallen war.

Ich sah ihn am Fußende des Bettes stehen und fragte ihn: »Denton, vorhin haben Sie etwas über eine Kopfverletzung gesagt? Wissen Sie, was geschehen ist?«

Denton machte Notizen auf seinem Klemmbrett. Er sah auf und berichtete: »Wir wurden in die Jones Avenue gerufen, wegen eines Kindes, das Probleme mit dem Atmen hat. Als wir ankamen, fanden wir das totale Chaos vor. Es waren zehn oder zwölf Personen in dem Haus, und alle haben geschrien und gekreischt. Jemand hat gesagt, es ist hingefallen und hat sich den Kopf angeschlagen. Aber ich habe von niemandem etwas Vernünftiges erfahren. Ich glaube, sie waren alle betrunken. Jedenfalls sind die Eltern hinter uns hergefahren und müssten jeden Augenblick eintreffen.«

Er hielt inne und schrieb an seinem Bericht weiter. Dann schaute er noch einmal hoch und fügte hinzu: »Noch was, die Eltern sind auch betrunken.«

Wir brauchten eine CT-Aufnahme des Kopfes. Lori wollte zur Schwesternstation, um das Erforderliche zu veranlassen. Als sie die Tür aufmachte, drängten drei Personen in den Raum und schoben sie zurück.

»Wo ist mein Baby? Wo ist JJ?«, schrie eine der beiden Frauen. Denton hatte recht. Sie war betrunken. Sie torkelte auf die Liege zu.

»Wie geht es meinem Baby?«, fragte sie und hatte offenbar Mühe, ihren verschwommenen Blick auf den kleinen Körper auf der Liege zu lenken. Sie war barfuß, ebenso wie ihre beiden Begleitpersonen. Wie diese trug sie abgeschnittene Jeans und ein schmutziges T-Shirt. »Wird er wieder gesund?«

Lori hatte von der geöffneten Tür aus die CT-Aufnahme angefordert und kam zur Liege zurück. Sie bemühte sich, die Besucher zu beruhigen und die Ordnung wiederherzustellen. Ich versuchte, ihnen die Situation und unsere nächsten Schritte mit Worten zu erklären, die sie verstehen konnten.

Die Mutter hieß Maylees, und es stellte sich heraus, dass die andere Frau Jenny hieß und Maylees' Schwester und die Tante von JJ war. Der Mann war Mitte zwanzig, hieß Bubba und war der Lebensgefährte von Maylees. Wir nahmen an, dass er der Vater des Babys war.

Jenny legte die Arme um ihre Schwester, aber das war keine große Hilfe. Sie schwankten auf eine Seite und mussten schnell einen Schritt auf die andere Seite machen, um das Gleichgewicht wiederzufinden. Bubba stand etwas abseits der Liege an die Wand gelehnt. Seine Augenlider waren halb geschlossen, und sein Kopf bewegte sich ruckartig. Auch er war offensichtlich betrunken. Ich fragte mich, wer das Auto gefahren hatte.

»Maylees, können Sie mir sagen, was mit Ihrem Sohn geschehen ist?«, fragte ich.

Sie warf einen Blick in Bubbas Richtung und sagte: »Ja, wir hatten am Nachmittag Besuch von Freunden, und JJ war in der Küche. Er muss hingefallen sein und sich den Kopf aufgeschlagen haben.«

»Ja, so war's«, bekräftigte Jenny mit verwaschener Aussprache.

Dann bemerkte ich eine Bewegung in der Ecke des Zimmers und schaute zu Bubba hinüber. Trotz seiner Alkoholisierung war er wirklich schnell. Eine Zigarette hing aus einem seiner Mundwinkel, und bevor ich etwas sagen konnte, hatte er schon sein Feuerzeug aus der Hosentasche gezogen. Eine kleine Flamme leuchtete auf, und er lehnte sich nach vorn, die Hände schützend um die Zigarette gelegt.

»Nein, Bubba«, rief ich. »Sie können hier nicht rauchen. Machen Sie das Feuerzeug aus!«

Als er seinen Namen hörte, schaute er hoch. »Huch? Ach so«, murmelte er schwerfällig. Er machte das Feuerzeug aus, nahm die Zigarette aus dem Mund und steckte sie sorgfältig hinter sein Ohr.

Also was hatte mir Maylees gerade gesagt? Sie hatte erzählt, wie JJ sich den Kopf verletzt hatte.

»Er ist also in der Küche gestolpert und hingefallen?«, fragte ich.

Lori schaute mich mit einem zweifelnden Gesichtsausdruck an. Warum schaute sie so? *Moment mal …* JJ war siebeneinhalb Monate alt, also noch ein Baby. Falls er kein Wunderkind war, konnte er wahrscheinlich noch nicht laufen. Diese Antwort war sinnlos. Hier war etwas anderes vorgefallen. Ich nickte Lori zu.

Bevor ich eine weitere Frage stellen konnte, kamen zwei Röntgenassistenten herein.

»Wir sind bereit für sein CT«, berichtete einer.

»Sie können hier warten, wenn Sie wollen«, sagte ich zu den dreien. »Es dauert nicht lange, und sobald wir etwas wissen, sage ich Ihnen Bescheid.«

Maylees und Jenny traten einen Schritt zurück und machten Platz für die Assistenten. »Passt gut auf ihn auf«, mahnte Maylees.

»Ja, passt gut auf ihn«, wiederholte Jenny.

Vierzig Minuten später hatten wir die Antwort. Ich war in die Röntgenabteilung gegangen und betrachtete mit dem Radiologen die CT-Aufnahmen des Schädels.

»Hier ist ein Schädelbruch«, erklärte er und zeigte auf ein strahlenförmiges Muster auf JJs Schädel. Das wies eindeutig auf einen starken, direkten Schlag hin. »Und hier ist ziemlich viel Blut im Kopf. Siehst du, wie das alles verschoben ist?«

Der Befund war klar. »Ja, aber das kann man doch absaugen.«

»Möglich, aber das ist nicht das Hauptproblem«, fuhr der Radiologe fort. »Schau mal hier.«

Er zeigte auf die Schädelbasis und den Atlas, den obersten Halswirbel. Der Atlas war gut zweieinhalb Zentimeter nach hinten verschoben. Das Rückenmark war durchtrennt.

»Das Kind ist tot oder stirbt demnächst«, bemerkte er sachlich.

Natürlich hatte er recht. Für JJ konnte man nichts mehr tun. Ich stand ein paar Minuten vor den Aufnahmen.

Als ich in meine Abteilung zurückkam, dachte ich über die verschiedenen Möglichkeiten nach, mit den Eltern des Kindes umzugehen. Sie mussten das volle Ausmaß seiner Verletzungen und die unausweichliche Folge erfahren. Doch zuerst musste ich wissen, was wirklich mit JJ passiert war.

Als ich bei der Schwesternstation ankam, bat ich Lori, mit mir in den großen Trauma-Raum zu kommen. JJ würde in ein paar Minuten nachkommen.

Ich öffnete die Tür und sah, dass Maylees und Jenny auf der Liege saßen und die Beine herunterbaumeln ließen. Bubba saß in der Ecke des Zimmers auf dem Boden. Seine Beine waren gespreizt, und sein Kopf fiel ihm auf die Brust.

»Wie geht es JJ?«, fragte Jenny.

»Unverändert«, antwortete ich. »Sie kommen bald mit ihm zurück. Aber auf der Aufnahme ist etwas, das unerklärlich ist.«

Maylees und Jenny schauten einander und dann mich an.

»Sie haben gesagt, er ist in der Küche gestolpert und hinge-fallen«, fuhr ich fort. »Darum ist es unerklärlich, dass der Kopf hauptsächlich hinten verletzt ist. Wenn Kinder stolpern, fallen sie normalerweise nach vorne.«

Ich machte eine Pause, betrachtete aufmerksam ihre Gesich-ter und wartete auf eine Antwort. Sie schauten wieder einander und dann mich an. Bubba starrte einfach auf den Boden.

»Sagen Sie mir, was passiert ist. Kann JJ wirklich schon lau-fen? Und wenn er nicht laufen kann, dann sagen Sie uns, was wirklich geschehen ist.«

Die beiden Frauen schwiegen einen Augenblick lang, dann ergriff Jenny das Wort. »Nein, JJ kann nicht laufen. Und er ist nicht gestolpert oder so etwas. Bubba ...« Sie hielt inne und nickte in Richtung der zusammengesunkenen Gestalt in der Ecke. »Bubba war mit ihm auf der betonierten Terrasse und hat ihn in die Luft geworfen und wieder aufgefangen. Da hat JJ geschrien und war zu Tode erschrocken. Und alle haben ge-lacht. Deshalb hat Bubba ihn immer wieder hochgeworfen, und dann … und dann … dann hat er ihn fallen lassen. Und der Kopf ist auf den Betonboden aufgeschlagen. Und dann ist JJ einfach dagelegen. Das ist passiert.«

Maylees nickte.

Lori schloss die Augen, als sie das hörte. Meine Knie wurden einen Augenblick lang weich, als ich an meine Kinder dachte. Dann wurde ich wütend.

Ich hörte, wie die Tür geöffnet wurde, und sah Lori zur Schwesternstation hinübergehen. Sie würde die Polizei rufen.

Wein ruft in der Tat Spott hervor. Und allzu oft ist er auch ein Mörder.

Kapitel 8

Es muss ein Wunder sein

Du bist der Gott der Zeichen und Wunder!
Du hast den Völkern deine Macht gezeigt.

PSALM 77,15

»Ja, Herr Doktor. Vor einem Jahr hatte ich einen Schatten auf der Lunge, und jetzt ist er weg. Das ist ein Wunder, glauben Sie nicht auch?«

Ein Wunder. Persönlich habe ich noch nichts erlebt, was ich als Wunderheilung bezeichnen würde, und meine Kollegen auch nicht – oder zumindest haben sie mir nichts davon erzählt. Das bedeutet nicht, dass nicht jeden Tag wundersame Dinge auf dem Gebiet der Medizin geschehen. Ich finde, es ist ziemlich erstaunlich, dass ein gebrochenes Handgelenk in drei oder vier Wochen zusammenwächst, wenn es nur entsprechend ruhig gestellt wird. Oder dass eine Stirnwunde nach angemessener Versorgung in ein paar Tagen von allein heilt. Was Herzchirurgen zuwege bringen, grenzt wirklich an Wunder: ein schlagendes Herz zum Stillstand bringen, geschädigte Blutgefäße umleiten, die Blutversorgung wiederherstellen und das Herz wieder zum Schlagen bringen.

Zwar habe ich persönlich kein nachgewiesenes Heilungswunder erlebt, bin aber weiterhin von den alltäglichen Erlebnissen beeindruckt, die einem Wunder sehr nahekommen.

Ein beeindruckendes klinisches Beispiel ist die Behandlung eines Diabetikers, der zu viel Insulin gespritzt hat. Der Blutzuckerspiegel sinkt auf einen gefährlich niedrigen Stand, der Patient wird bewusstlos. Die meisten Diabetiker erkennen die Symptome rechtzeitig und wissen, wie sie wieder genug Zucker in ihren Körper bekommen. Jemand, der erst seit Kurzem Diabetes hat oder nicht auf sich achtet, wird womöglich bewusstlos oder komatös in die Notaufnahme gebracht. Die Vorgeschichte führt normalerweise schnell zur richtigen Diagnose. Eine sofortige Infusion mit einer Glukoselösung behebt das Problem schnell.

Der komatöse Patient setzt sich dann auf und fragt: »Was ist los?« Es ist, als würde man das Licht einschalten. Zwar nicht wirklich ein Wunder, aber doch etwas Besonderes.

Heiligabend. Ich hatte das Pech, in der Nachtschicht Dienst zu haben. Man könnte annehmen, an diesem Abend sei in der Notaufnahme nichts los. Das Gegenteil ist der Fall: An den Feiertagen haben wir meist das größte Arbeitsaufkommen. Alle Praxen in der Stadt sind geschlossen, im Allgemeinen fließt reichlich Alkohol, und manche Menschen fühlen sich einsam.

Es war 22:30 Uhr, ich stand gerade in der Schwesternstation und sprach mit Marcella James, unserer Sekretärin.

»Große Pläne für morgen?«, fragte ich sie. Sie war eine junge Frau, Anfang zwanzig, und ich wusste, dass sie zwei kleine Kinder hatte.

»Nein, ich werde hier arbeiten«, antwortete sie. »Das Krankenhaus zahlt eine beachtliche Zulage, und das kann ich mir nicht entgehen lassen. Aber ich habe die Möglichkeit, morgens zu Hause bei den Kindern zu sein. Das ist gut.«

Die für die Ersteinschätzung zuständige Schwester legte die Akte eines neuen Patienten auf den Tisch. Ich sah, wie sie ein Mädchen im Teenageralter und ihre Mutter über den Flur führte. Sie begleitete die beiden in den Gynäkologie-Raum und schloss dann die Tür.

»Hm, was das wohl ist?«, grübelte ich.

»Heute Nacht ist alles möglich«, meinte Marcella.

Ich nahm die neue Patientenakte in die Hand und begann, zu lesen.

Samantha Towers
15 Jahre alt, weiblich
Hauptbeschwerde: Unterleibsschmerzen und Übelkeit

Ich schaute auf die aufgezeichneten Vitalfunktionen. Blutdruck und Puls waren normal. Kein Fieber. All das war gut.

»Nun, ich schaue mal, was ich finde.«

Ich klopfte an die Tür des Untersuchungszimmers und trat ein.

»Samantha Towers? Hallo, ich bin Dr. Lesslie«, sagte ich und schaute auf das junge Mädchen, das auf dem Untersuchungstisch saß. Sie hatte die Knie bis zum Kinn hochgezogen und sich mit einem Krankenhauslaken bedeckt. Ihre Zehen lugten hervor, und ich bemerkte, dass die Nägel offensichtlich erst vor Kurzem leuchtend rot lackiert worden waren. Ich schloss die Tür hinter mir und wandte mich an die Frau, die auf einem Hocker in der Ecke saß. »Und Sie sind …?«.

»Ich bin Sarah Stroud, Samanthas Mutter«, erklärte sie.

Zwei verschiedene Familiennamen. Ich blickte auf die Patientenakte und sah, dass das Kreuzchen bei »ledig« gemacht war.

Mrs Stroud besaß ein gutes Wahrnehmungsvermögen. Sie hatte meinen flüchtigen Blick auf das Klemmbrett bemerkt. »Ich wurde geschieden, als Sam – Samantha – zehn Jahre alt war. Sie wollte ihren Familiennamen behalten.« Dann zuckte sie mit den Schultern. »Mir ist das egal.«

»Gut«, sagte ich, zog den anderen Hocker hervor und setzte mich hin. Ich legte die Patientenakte auf meinen Schoß und beide Hände auf die Knie. Dann lehnte ich mit etwas vor und fragte: »Samantha? Was ist Ihnen lieber? Soll ich Sie Sam oder Samantha nennen?«

»Sam«, flüsterte sie.

»Sprich lauter, Sam«, befahl die Mutter. »Er muss dich hören können.«

»Sam«, wiederholte sie etwas lauter und warf ihrer Mutter einen genervten Seitenblick zu.

»Also Sam. Was ist das Problem heute Abend? Was bringt Sie in die Notaufnahme?«

Sie schaute ihre Mutter an.

»Los, erzähl's ihm, Sam«, sagte Mrs Stroud. »Sag ihm, warum wir hier sind.«

Sam schaute mich wieder an. »Es ist der Magen. Er tut weh.«

»Wann hat es angefangen?« Ich versuchte, etwas aus ihr herauszulocken.

Das hier würde längere Zeit in Anspruch nehmen. Ich hätte fast auf meine Armbanduhr geschaut, doch dann erinnerte ich mich an Mrs Stroud. Sie hätte mich wahrscheinlich ertappt. Ich rutschte auf dem Hocker hin und her.

Es stellte sich heraus, dass Sam seit etwa drei Wochen leichte Unterleibsschmerzen hatte. In den letzten Tagen waren sie etwas stärker geworden, doch das Hauptproblem war jetzt Übelkeit. Jeden Morgen beim Aufwachen war ihr schlecht, und bis Mittag hatte sie sich ein halbes Dutzend Mal erbrochen. Sie hatte kein Fieber, keine Blutungen und kein Trauma. Sie hatte auch früher nie wesentliche gesundheitliche Probleme gehabt.

Hmm. Eine junge Frau mit Unterleibskrämpfen und morgendlicher Übelkeit. So langsam ging mir ein Licht auf.

»Sam, wann war Ihre letzte Periode?«, fragte ich.

Augenblicklich schaute sie ihre Mutter an.

Sarah Stroud ergriff sofort das Wort. »Sie hat immer ihre Periode bekommen, pünktlich wie die Eisenbahn. Die letzte war … wann? Vor zwei Wochen?«, fragte sie ihre Tochter.

»Ja, stimmt«, meinte Sam und nickte energisch. »Heute vor zwei Wochen.«

»Okay«, antwortete ich und machte ein Fragezeichen in das

Kästchen »Letzte Menstruation«. Etwas schien hier nicht zusammenzupassen.

»Nun, Sam. Ich muss Ihnen ein paar persönliche Fragen stellen.« Ich blickte zu ihrer Mutter hinüber, die mich aufmerksam und mit gespitzten Lippen betrachtete.

Dann schaute ich Samantha wieder an. »Waren Sie jemals sexuell aktiv? Hatten Sie schon einmal mit jemandem Geschlechtsverkehr?«, fragte ich so taktvoll wie möglich.

»Du meine Güte, nein!«, antwortete die Mutter an ihrer Stelle. »Dieses Kind ist Jungfrau! Na so was, natürlich nicht! Sag's ihm selber, Sam.«

Bei diesem Wortwechsel ließ ich Sam nicht aus den Augen. Sie hatte ihre Mutter beobachtet und nicht mit den Wimpern gezuckt. Sie blieb völlig passiv.

Dann schaute sie mich an und sagte gelassen: »Nein, Herr Doktor. Ich hatte noch nie Sex.«

»Sind Sie …«, versuchte ich, weiter nachzuhaken.

»Sie haben es doch gehört. Sie hatte noch nie Sex«, unterbrach mich ihre Mutter. »Jetzt sagen Sie uns bitte, was Ihrer Meinung nach mit Sam los ist. Was ist die Ursache für ihre Bauchschmerzen und diese Übelkeit?«

Ich scharrte mit den Füßen, betrachtete die Patientenakte und wog die verschiedenen Möglichkeiten ab. Es lag auf der Hand, dass direkte Fragen zu nichts führten. Das Ergebnis wäre, dass beide die Notaufnahme verließen.

Ich stand auf und sagte: »Ich würde gerne Ihren Bauch untersuchen und schauen, wo der Schmerz genau liegt.«

Ich trat auf die Seite des Untersuchungstisches.

»Samantha, bitte legen Sie sich zurück. Machen Sie es sich bequem.«

Als ich das sagte, stand die Mutter auf und stellte sich hinter mich.

Sie beobachtete alles über meine Schulter.

Samantha befolgte gehorsam meine Anweisungen und legte

sich auf den Rücken. Sie faltete die Hände hinter dem Kopf und schaute die Decke an; sie schien recht entspannt zu sein.

»Gut«, sagte ich und zog das Laken gerade so weit zurück, dass ich ihren Unterleib sah. »Können Sie mir zeigen, wo es am meisten wehtut?«

Sie war schlank, und ich bemerkte sofort eine runde Erhebung direkt unter dem Nabel. Ich schaute über meine Schulter auf Mrs Stroud. Falls sie etwas bemerkt hatte, verriet es ihr Gesichtsausdruck nicht.

Dann blickte ich wieder zu Sam und forderte sie auf: »Zeigen Sie mir, wo es wehtut.«

Mit dem Zeigefinger der rechten Hand machte sie eine ausladende Kreisbewegung über den gesamten unteren Bereich des Bauches. Nicht sehr hilfreich.

»Gut«, sagte ich und legte meine linke Hand mitten auf den Bauch, die rechte Hand obendrauf. »Sagen Sie mir, wenn es wehtut.«

Bei der Untersuchung des Bauches konnte kein bedeutsamer Schmerz ausgelöst werden, und sie war nicht in der Lage, die Stelle zu bezeichnen, an der es ihr am meisten wehtat. Die ganze Zeit über beobachtete ich ihr Gesicht. Doch sie blieb passiv und anscheinend ruhig.

Was ich gefunden hatte, war eine feste, nicht schmerzhafte Masse direkt unter dem Nabel, die sich bis ins Becken erstreckte. Etwa die zwanzigste Woche, tippte ich.

Nachdem ich Herz und Lunge abgehört und die Untersuchung beendet hatte, zog ich das Laken wieder hoch und deckte sie zu. Sie griff nach den Enden und zog es wieder bis zum Kinn.

»Nun, Sam, ich muss Sie noch einmal fragen. Sind Sie sicher, dass Ihre Periode immer regelmäßig gekommen ist und dass Sie sexuell nie aktiv waren?«

»Ich dachte, das hätten wir bereits geklärt, Herr Doktor«, antwortete die Mutter offensichtlich erregt. »Wenn Sie sie weiterhin mit solchen Fragen belästigen, gehen wir. Sie haben gehört, was sie gesagt hat. Sie hat noch nie Sex mit einem Mann gehabt.«

Sam starrte nur die Decke an.

Ich machte einen Rückzieher. »Gut, wir werden noch ein paar Sachen überprüfen. Wir machen ein vollständiges Blutbild und untersuchen den Urin. Wenn wir die Ergebnisse haben, komme ich wieder.«

Mrs Stroud tätschelte den Arm ihrer Tochter.

»Wie lange dauert das?«, fragte sie ungeduldig.

»Nicht lange«, antwortete ich. »Zwanzig bis dreißig Minuten. Und dann sprechen wir noch einmal miteinander.«

Auf dem Weg zur Schwesternstation durchdachte ich die Möglichkeiten. Wir würden einen Schwangerschaftstest machen, und ich wusste, dass er positiv ausfallen würde. Aber wie sollte ich diese Nachricht Samantha und ihrer Mutter überbringen? Beide schienen davon überzeugt zu sein, dass sie Jungfrau war.

In der Schwesternstation legte ich die Patientenakte auf die Theke und begann, zu schreiben. Nachdem ich ein paar Notizen gemacht hatte, schaute ich unsere Sekretärin an.

»Marcella, könnten Sie ein vollständiges Blutbild und eine Urinprobe im Gynäkologie-Raum veranlassen? Und auch einen Schwangerschaftstest?«

»Natürlich.« Sofort griff sie nach den entsprechenden Laborzetteln.

Jeff stand in der Nähe und kam zu uns.

»Was ist los? Ich habe den Eindruck, irgendetwas treibt Sie um«, bemerkte er.

Ich erzählte ihm Sams Geschichte und mein Dilemma.

»Man kann nie wissen. Vielleicht sagen sie die Wahrheit. Vielleicht ist sie tatsächlich Jungfrau und schwanger.« Er lächelte. »Ist ja nicht das erste Mal, dass so etwas vorgekommen ist.«

Ich schaute ihn über den Brillenrand hinweg an. »Das wäre ja ein Ding«, seufzte ich keineswegs belustigt.

Nach vierzig Minuten hatten wir die Antwort. Samanthas Blutbild war völlig in Ordnung, ebenso die Urinuntersuchung. Aber der Schwangerschaftstest war positiv. Der Laborant hatte die Ergebnisse gebracht, und als er mir die Papiere aushändigte, meinte er: »Ist positiv geworden, fast bevor der Urintropfen auf den Teststreifen gefallen ist.«

»Danke«, murmelte ich.

Ich packte die Patientenakte, heftete die Laborergebnisse daran und machte mich auf den Weg in den Gynäkologie-Raum. Das würde interessant werden.

Jeff schob einen Rollstuhl mit einem Achtzehnjährigen, der sich beim Basketball den Knöchel verstaucht hatte, aus der Röntgenabteilung zurück. Als unsere Wege sich kreuzten, fragte er: »Haben Sie Ihr Wunder bekommen?«

Ich erwiderte sein freches Grinsen mit missbilligendem Stirnrunzeln.

Mrs Stroud wich nicht von Samanthas Seite, als ich die Tür des Untersuchungszimmers hinter mir schloss. Sie schaute mich fragend an, während Sam die Decke anstarrte.

»Sam, Mrs Stroud«, begann ich. »Ich glaube, wir haben die Antwort.« Ich hielt die Patientenakte in der linken Hand. Dann legte ich die rechte Hand darauf, um die daraus resultierende Diagnose zu bekräftigen.

»Und was ist es, Herr Doktor?«, fragte Mrs Stroud.

»Wir haben die Ergebnisse vom Labor, und sie …«, begann ich, hielt dann aber inne und beschloss, anders vorzugehen. »Sam, sind Sie sicher, dass Ihre Periode immer …«

»Jetzt reicht es, Dr. Lesslie!«, unterbrach mich Mrs Stroud und drückte leicht, aber unmissverständlich ihr Kreuz durch.

Ich gab auf. »Okay, okay. Befassen wir uns mit den Laborbefunden.«

Ich näherte mich Mrs Stroud und dem Untersuchungstisch, öffnete die Patientenakte und überflog die angehefteten Laborberichte.

»Hier ist das Blutbild, kein Hinweis auf eine Infektion oder Anämie. Das ist gut.« Ich zeigte auf einen anderen Zettel: »Die Urinuntersuchung: Kein Problem, kein Blut im Urin, keine Infektion. Alles bestens.«

Dann atmete ich tief durch, bevor ich zum nächsten Zettel überging. »Das hier ist der Schwangerschaftstest. Wir haben das überprüft, um ganz sicher zu sein. Und wie Sie sehen, ist er positiv.«

Jetzt hatte ich es gesagt.

»Was?«, rief die Mutter und riss mir das Blatt aus der Hand. »Das ist unmöglich!«

»Schauen Sie selbst«, forderte ich sie auf und zeigte auf das Kästchen mit dem großen Pluszeichen. »Das Labor macht in solchen Dingen keine Fehler.«

»Was geht mich das Labor an!«, schrie sie. »Das muss ein Versehen sein. Es muss der Befund einer anderen Person sein.« Dabei schaute sie auf ihre Tochter. Sam starrte weiterhin die Decke an. Vielleicht lag es am Licht im Untersuchungszimmer, aber sie kam mir jetzt etwas blasser vor.

Ich trat zwischen Mrs Stroud und Samantha und strich über den Bauch des jungen Mädchens. Dann sagte ich: »Mrs Stroud, kommen Sie her, ich möchte, dass Sie etwas fühlen.«

Ich zog das Laken so weit herunter, dass Samanthas Unterleib sichtbar wurde, und führte Mrs Strouds widerwillige Hand über den jetzt diagnostizierten graviden Uterus.

»Können Sie es fühlen?«, fragte ich und half ihren Fingern, die Rundung, die etwa die Größe einer Pampelmuse hatte, abzugrenzen. »Das ist ihr Uterus, ihre Gebärmutter. Ich denke, sie ist etwa in der zwanzigsten Woche.«

Mrs Stroud fühlte die feste, gewölbte Masse und zog dann ihre Hand zurück.

»Es muss ein Versehen sein«, erklärte sie und schüttelte energisch den Kopf. »Sam ist Jungfrau, und irgendwo muss da ein Fehler passiert sein.«

Samantha starrte weiterhin die Decke an und zog das Krankenhauslaken wieder bis zum Kinn hoch.

»Herr Doktor, das ist unmöglich, und ich ... wir ...«, stammelte Mrs Stroud.

Sie rang mit sich. Ich unterbrach sie, um ihr zu helfen. »Wissen Sie was? Sprechen Sie doch einfach ein paar Minuten lang in Ruhe miteinander. Ich habe noch etwas anderes zu erledigen und komme später zurück. Einverstanden?«

Es erfolgte keine Reaktion, und ich verließ schweigend das Zimmer.

An der Schwesternstation wartete Jeff.

»Und wie lautet das Urteil?«, fragte er schmunzelnd.

»Nun, Jeff, die Chancen verringern sich. Aber es besteht immer noch eine geringe Aussicht, dass wir unser Weihnachtswunder bekommen.«

»Ha, ich würde sagen, dass die Chancen eher nach null tendieren«, feixte er.

Nach zwanzig Minuten überreichte ich der Sekretärin die Patientenakte eines älteren Herrn aus Zimmer 3. »Wir brauchen eine Blutuntersuchung und eine Thorax-Aufnahme.« Fieber, Husten, Atemnot – der Mann hatte wahrscheinlich eine Lungenentzündung.

In diesem Augenblick legte die für die Ersteinschätzung zuständige Schwester eine weitere Patientenakte auf die Theke. Das bedeutete, dass insgesamt acht neue Patienten da waren, die ich untersuchen musste.

Es reichte. Es war Zeit, mit Mrs Stroud und ihrer Tochter zu sprechen. Ich musste, verflixt noch mal, herausfinden, ob ein Wunder geschehen war oder nicht.

Als ich die Tür des Gynäkologie-Raums hinter mir schloss, hatte ich den Eindruck, in einer anderen Welt zu sein. Die Atmosphäre hatte sich grundlegend verändert. Ich sah nicht mehr eine kämpferische Mutter mit einer gleichgültigen Tochter. Die beiden standen nebeneinander, lächelten und hielten sich in den Armen. Samantha war inzwischen angezogen, und Mrs Stroud hatte ihre Handtasche über die Schulter gehängt.

Die Tür fiel hinter mir zu, und ich wartete darauf, dass eine der beiden etwas sagte. Es war Mrs Stroud.

»Herr Dr. Lesslie, ich glaube, wir wissen jetzt, was Sache ist. Und wir glauben, dass Sie recht haben. Sam ist schwanger«, erklärte sie lächelnd. Ich stand angespannt vor ihnen und wartete. Dann fuhr sie fast triumphierend fort: »Und sie ist keine Jungfrau.«

Ich war etwas enttäuscht und versuchte, nicht das Gleichgewicht zu verlieren und umzukippen.

»Sie ist also keine Jungfrau?«, wiederholte ich, legte ihre Patientenakte auf den Untersuchungstisch und vergrub die Hände in den Taschen meines Kittels. Ich war etwas aus dem Konzept gebracht.

»Nein, und wir haben herausgefunden, was geschehen ist«, sagte Mrs Stroud. Während ich ihrer Mutter zuhörte, schaute Sam mich zum ersten Mal an. Dabei lächelte sie fast unmerklich.

Mrs Stroud erzählte ganz nüchtern weiter: »Im Herbst, vielleicht Ende August, hatten wir ein Familientreffen auf dem Landsitz unserer Familie, etwa eine Stunde von hier. Wir waren achtzig oder neunzig Personen und ein Haufen junger Leute. Auch Teenager. Die meiste Zeit sind wir herumgesessen und haben gegessen, und die Kinder waren oft an dem alten Teich, sind geschwommen und haben geangelt.«

Sie machte eine Pause und schaute Sam an. »Sam und ein paar ihrer Cousins und Cusinen sind hinter den Damm am Teich gegangen und hatten heimlich etwas Wein mitgenommen. Es hat nicht lange gedauert, bis sie alle ziemlich blau waren. Stimmt's, Sam?«

Samantha nickte nur und schaute mich an.

»Nun, Sam hat gesagt, in diesem Moment ist Onkel Freddy heruntergekommen und ... nun, er hat es geschafft, allein mit ihr zu sein, und hat's mit ihr getrieben.«

Ich war fassungslos. Nicht so sehr über das, was sie gerade erzählte – ich hatte schon Schlimmeres gehört. Aber ich war erstaunt darüber, *wie* sie es erzählte. Hier stand eine Frau, die mir nur kurze Zeit zuvor zornig vorgeworfen hatte, dass ich die Keuschheit ihrer Tochter infrage stellte, und jetzt berichtete sie ruhig und gelassen über einen Inzest.

Dann fuhr sie fort: »Dieser Freddy ist ein Tunichtgut. Er stammt aus der Verwandtschaft aus Tennessee. Das ist nicht meine Familie! Er gehört zur Familie meines Mannes, oder besser gesagt Exmannes. Jedenfalls ist er ein Taugenichts, und es wundert mich nicht. Ich werde ein Wörtchen mit ihm reden, da können Sie sicher sein.« Bei den letzten Worten tätschelte sie Samanthas Schulter.

Um irgendetwas zu tun, nahm ich das Klemmbrett mit der Akte in die Hand. Ich wusste nicht, was ich sagen sollte.

Mrs Stroud kam mir zu Hilfe. Sie fragte: »Herr Doktor, was machen wir jetzt? Sie meinen, dass Sam im vierten oder fünften Monat ist?«

Wir redeten ein paar Minuten, und ich versprach ihnen, dass sie den Namen und die Telefonnummer eines Frauenarztes bekommen würden. »Sie können nächste Woche einen Termin bei ihm vereinbaren.«

Beide dankten mir und verließen die Notaufnahme. Ich stand einen Augenblick lang im Flur und beobachtete sie beim Hinausgehen. *Arme Sam und armer Onkel Freddy.*

Und was war nun mit dem Wunder? Ich musste wohl noch auf eines warten.

Und das Warten würde nicht lange dauern – nur ein paar Monate.

—ᴧᴧ—

»Doktor Lesslie, wir brauchen Sie hier, sofort.« Jeffs Stimme war ruhig, doch seinem Tonfall entnahm ich, dass es ernst war.

Ich eilte in den Kardiologie-Raum. Ich war gerade auf dem Flur gewesen und hatte mit einem unserer Chirurgen über einen Jungen mit Blinddarmentzündung gesprochen, der in Zimmer 5 lag.

»Was gibt's?«, fragte ich beim Eintreten und richtete automatisch meine Augen auf den älteren Mann auf der Liege. Ich hatte die Ankunft dieses Patienten nicht bemerkt und wusste nichts über ihn.

Er war blass und sah verängstigt aus. Er schaute von einer Seite auf die andere und umklammerte die Hand einer Dame, die ich für seine Ehefrau hielt.

»Achtundsiebzig Jahre alt, mit einer Herzkrankheit als Vorgeschichte«, berichtete mir Jeff, während er eine Infusion legte. »Er ist von einer Arztpraxis in der Stadt hierhergekommen, mit dem eigenen Auto. Blutdruck 60/0 mmHg systolisch.«

Ich trat näher an die Liege und legte meine Hand auf die unbedeckte Schulter des Patienten. Seine Haut war feuchtkalt. Ich schaute auf den Herzmonitor und sah verschiedene EKG-Veränderungen, die auf einen akuten Herzanfall hinwiesen. Der Herzrhythmus war regelmäßig, etwa siebzig Schläge pro Minute, und dann …

»Jeff, den Defibrillator!« Ich wandte mich an die Frau, die neben der Liege stand. »Würden Sie bitte einen Augenblick zurücktreten?«

Sofort ließ sie die Hand ihres Mannes los, wich zurück und stieß gegen die Gerätewagen, die an einer der Wände standen.

Jeff reagierte schnell. Er hatte das Gleiche gesehen wie ich. Der regelmäßige Rhythmus auf dem Monitor hatte sich plötzlich verschlechtert und zeigte die zackigen, abgehackten Kurven einer ventrikulären Tachykardie, einer lebensbedrohlichen Herzrhythmusstörung. Wie zur Bestätigung dieser Veränderung glitt unser Patient in einen Dämmerzustand und starrte die Decke an; seine Gesichtsmuskeln entspannten sich. Sein Blutdruck sank noch mehr. Genauso schnell verschlechterte sich die ventrikuläre Tachykardie. Den Kurven am Monitor entnahmen wir, dass ein Kammerflimmern eingetreten war. Wir sahen eine völlig unkoordinierte Aktivität seines Herzens, es zitterte nur noch in seiner Brust, ein versagendes und zuckendes Etwas. Der Mann lag im Sterben.

Es war sein Glück, dass es hier in der Notaufnahme, in unserer Gegenwart geschah und dass die erforderlichen Geräte griffbereit standen. Wäre es bei ihm zu Hause oder in seinem Auto geschehen, wäre sein Schicksal besiegelt gewesen.

Sofort legte ich die Kontaktplatten auf seine Brust und versetzte ihm einen Schock. Nichts. Der Monitor zeigte nur die chaotischen Wellen des ventrikulären Flimmerns. Ich versetzte ihm einen zweiten Schock, dann einen dritten. Jetzt vernahmen wir ein schwaches *Piep, Piep, Piep* vom Monitor.

»Sieht so aus, als sei er wieder im Sinusrhythmus«, berichtete Jeff. Er drückte zwei Finger an die linke Halsschlagader und sagte: »Hier kann ich einen schwachen Puls fühlen. Sechzig pro Minute, jetzt siebzig. Regelmäßig.«

Unser Patient reagierte. Wir beobachteten, wie er mehrmals tief durchatmete und sich im Zimmer umschaute, obwohl er offensichtlich noch verwirrt war. Seine Gesichtsfarbe besserte sich, sein Puls wurde kräftiger.

Eine Krankenschwester schaute herein und führte die Frau unseres Patienten in den Flur, wo ihre Tochter und ihr Schwiegersohn warteten.

»Ich komme auch gleich«, sagte ich zu der Frau. »Dann informiere ich Sie über alles Weitere. Fürs Erste sieht alles gut aus.« Ich schaute auf die Uhr. Es war 17:35 Uhr. Die nächsten ein bis zwei Stunden waren kritisch.

Wir kamen schnell zu dem Schluss, dass unser Patient, Wylie Stanfield, tatsächlich einen Herzanfall gehabt hatte, seinen dritten. Während wir alles taten, um seinen Zustand stabil zu halten, traf die Sekretärin Vorkehrungen für seine Einweisung in die kardiologische Station des Krankenhauses.

Ich erfuhr, dass Wylie im Verlauf des Vormittags Schmerzen im Brustbereich bekommen hatte. Verständlicherweise machte sich seine Frau Margaret Sorgen. Sie fuhren zu ihrem Hausarzt und saßen dort eineinhalb Stunden im Wartezimmer, bevor sie in ein Untersuchungszimmer geführt wurden. Ihr Arzt war ebenfalls besorgt und empfahl ihnen, die Viertelstunde in die Notaufnahme zu fahren. Unserer für die Ersteinschätzung zuständigen Schwester waren sein niedriger Blutdruck und seine feuchtkalte Haut aufgefallen. Wylie kam sofort in den Kardiologie-Raum, wo Jeff ihn in Empfang nahm. Und dann traten wir in Aktion.

»Jeff, kommen Sie so weit zurecht?«, fragte ich. »Ich muss kurz raus und mit den Angehörigen sprechen.«

»Klar, sieht jetzt ganz gut aus«, antwortete er.

Im Flur wartete Margaret Stanfield unruhig mit ihrer Tochter und ihrem Schwiegersohn.

»Mrs Stanfield, ich bin Dr. Lesslie«, stellte ich mich vor, da ich das in dem Chaos im Kardiologie-Raum noch nicht hatte tun können. Dann informierte ich sie über unsere Diagnose, unseren Plan und die Ernsthaftigkeit der Lage.

Die Tochter, Theresa Streeter, und ihr Mann Mac standen rechts und links von Margaret, hatten den Arm um sie gelegt und stützten sie.

Wir sprachen ein paar Minuten, bis ich sicher war, dass sie verstanden hatten, was vor sich ging.

»Können meine Mutter und ich zu ihm reinkommen?«, fragte Theresa.

Ich ging davon aus, dass Jeff genug Zeit gehabt hatte, um alles in Ordnung zu bringen. Deshalb sagte ich: »Sicher, aber er darf sich keinesfalls aufregen.« Das sagte ich mit einem Blick auf Mrs Stanfield. Sie schien beherrscht zu sein und nickte zustimmend. Das Letzte, was wir brauchten, war ein Gefühlsausbruch, der eine weitere ventrikuläre Tachykardie oder Schlimmeres auslösen könnte.

Die zwei Frauen betraten den Raum, und ich blieb allein mit Mac Streeter im Flur zurück.

»Was meinen Sie, Herr Doktor?«, fragte er. »Glauben Sie, dass er es schafft?«

»Die Chancen stehen gut«, versicherte ich ihm ehrlich. »Aber er ist achtundsiebzig Jahre alt und hat ein schlechtes Herz. Wir müssen abwarten. Im Moment sieht es ganz gut aus.«

Das schien ihm zu genügen, und ich wollte zur Schwesternstation gehen.

»Herr Doktor, haben Sie noch einen Augenblick Zeit für mich?«, fragte er zögernd. Offensichtlich machte er sich über irgendetwas Sorgen.

Ich blieb stehen. »Natürlich. Worum geht es denn?«

»Können wir irgendwo unter vier Augen sprechen?«, flüsterte er und warf einen flüchtigen Blick auf die geschlossene Tür des Kardiologie-Raums.

Komisch, dachte ich und schaute den Flur entlang. Der HNO-Raum war gerade nicht besetzt und daher dunkel.

»Gehen wir da rüber«, schlug ich vor und führte ihn vom Kardiologie-Raum weg.

Ich knipste das Licht im HNO-Raum an und schloss die Tür hinter uns.

Ich zeigte auf einen Stuhl in der Ecke. »Setzen Sie sich, bitte. Was haben Sie auf dem Herzen?«

Ohne zu zögern, begann Mac Streeter, über die Familie Stanfield zu sprechen. »Meine Hauptsorge gilt Wylie«, betonte er und schaute mir in die Augen. »Ich will keinesfalls, dass etwas geschieht, das ihn aufregt und zu Schwierigkeiten führt. Ich weiß, dass sein Zustand nicht sehr stabil ist.«

Dann sprach er über Phil, den Sohn der Stanfields. Er war zwei Jahre älter als Theresa und lebte mit seiner Frau und drei Kindern in einer kleinen Stadt, etwa eine Stunde von hier. Theresa hatte Phil angerufen und ihm vom Zustand ihres Vaters berichtet. Er hatte sich auf den Weg gemacht, während seine

Frau zu Hause bei den Kindern blieb. In Kürze würde er im Krankenhaus eintreffen.

»Das Problem, Herr Doktor, ist die Beziehung zwischen Phil und seiner Mutter. Sie kommen nicht miteinander aus.« Bald erfuhr ich, dass das sachte ausgedrückt war.

Mac erklärte, dass fünf Jahre zuvor bei einem Familientreffen etwas vorgefallen war. Dort war etwas gesagt worden, das zu Missverständnissen geführt hatte, und bald war aus einer Mücke ein Elefant geworden. Phil und seine Mutter waren zerstritten und sprachen nicht mehr miteinander. Es ging um eine Kleinigkeit, die aber bald zu einer offenen, schwärenden Wunde geworden war. Verschiedene Vermittlungsversuche waren gescheitert.

»Verstehen Sie, Herr Doktor, Margaret ist eine gute Frau, aber sie ist stur. Das ist ein Charakterzug von ihr. Sie hegt seither einen Groll gegen ihren Sohn. Sie spricht nicht mit Phil und reagiert nicht auf seine Anrufe und Briefe. Und sie hat Wylie da mit hineingezogen.«

»Was meinen Sie damit, dass sie Wylie mit hineingezogen hat?«, fragte ich.

»Sie lässt Phil nicht mit seinem Vater sprechen. Und wenn er es doch tut, dann spricht sie nicht mehr mit Wylie und macht ihm das Leben zur Hölle. Es ist wirklich eine verfahrene Situation«, erklärte er.

Mac und Theresa hatten mehrmals versucht, zu vermitteln, aber erfolglos. Margaret war unversöhnlich. Die Situation hatte sich im Lauf der Jahre verschlimmert und von allen ihren Tribut gefordert. Wylie konnte seinen Sohn und seine drei Enkel nicht sehen, obwohl sie nur eine Stunde von ihm entfernt wohnten.

»Ich habe wirklich Angst, dass wir Schwierigkeiten bekommen, wenn Phil eintrifft.« Mac schüttelte den Kopf. »Phil hat seinen Vater fünf Jahre lang nicht mehr gesehen. Seine Mutter auch nicht. Er ist ein guter Kerl, und ich kann nicht glauben, dass er eine Szene macht. Aber mit Margaret ist das eine andere

Sache … Ich weiß es nicht. Wir müssen irgendwie dafür sorgen, dass sie voneinander getrennt bleiben.«

Eine schöne Bescherung! Wylie kämpfte mit dem Tod, und seine gestörten Familienverhältnisse würden ganz sicher alles noch komplizierter machen. Mac hatte gut daran getan, mir von dem dunklen Punkt im Leben dieser Familie zu berichten. Bei allen Familien gibt es solche dunklen Punkte. Bei manchen größere oder schlimmere als bei anderen, aber meistens werden diese Probleme unter den Teppich gekehrt und sind unter der Oberfläche verborgen. Wenn eine Familie denkt, dass sie darüber erhaben ist, dann hat nur noch niemand den richtigen Teppich angehoben.

Wir kamen auf den geistlichen Aspekt dieser Situation zu sprechen. Ich begann mit einer einfachen Frage: »Haben Sie und Theresa schon mit einem Pfarrer darüber gesprochen?«

Mac schaute mich an und schien erleichtert, dass ich ihm diese Frage stellte.

Dann erzählte er mir, dass er und seine Frau jeden Tag für die Situation beteten. Sie beteten für Versöhnung und dass sich Margarets Herz erweichen ließ.

»Wir haben auch mit Margaret darüber gesprochen, und sie sagt, dass sie die ganze Zeit dafür betet und nur darauf wartet, dass Phil sich entschuldigt. Aber immer, wenn Phil versucht, sich zu entschuldigen und die Dinge wieder ins Lot zu bringen, will sie nichts davon wissen. Das ist wirklich frustrierend. Sie sagt, dass er es nicht ehrlich meint.«

Mac machte eine Pause und starrte auf den Fußboden.

»Wissen Sie, Herr Doktor, ich glaube an die Macht des Gebets. Wirklich, und ich habe auch schon Gebetserhörungen erlebt. Und ich weiß, dass bei Gott nichts unmöglich ist. Aber wenn Theresa und ich dafür beten und es in Gottes Hand legen, dann … irgendwie … irgendwie … Ich weiß, dass er es in Ordnung bringen kann, aber ich kann mir eigentlich nicht vorstellen, dass es wirklich geschieht. Es ist alles so verzwickt.

Theresa und ich, wir haben alles versucht. Und Phil auch. Es ist … einfach eine verfahrene Situation. Und jetzt ist das mit Wylie passiert. Ich habe einfach Angst, dass etwas Schlimmes geschieht.«

Ich versicherte ihm, dass wir alles in unserer Macht Stehende tun würden, damit Margaret und Phil sich nicht begegneten, und dass wir Wylie vor einer eventuellen Eskalation der Lage schützen würden.

Aber es sollte nicht sein. Als wir in den Flur traten, hörte ich Mac hinter mir stöhnen: »O Gott, es ist zu spät!«

Ich blickte zur Tür des Kardiologie-Raums und sah den Rücken eines Mannes mittleren Alters, der den Raum betrat. Mac brauchte mir nichts zu sagen. Ich wusste Bescheid.

»Es ist Phil«, stieß er hervor. »Schnell, ich muss auch rüber.«

Phil wollte die Tür hinter sich schließen, aber ich hielt sie mit meiner Hand zurück. Ich drückte sie wieder auf und trat hinter ihm ein, gemeinsam mit Mac.

Phil drehte sich nicht einmal um. Er stellte sich an das Fußende der Liege und schaute auf seinen Vater herunter. Wylie lag still mit geschlossenen Augen da. Jeff stand am Kopfende des Bettes und regelte die Tropfgeschwindigkeit der Infusion.

Nichts ahnend schaute er auf den neuen Besucher. Margaret und Theresa standen rechts und links vom Bett, jede streichelte sanft einen von Wylies Unterarmen. Sie schauten auf, als Phil eintrat. Theresa erstarrte. Sie riss die Augen auf, ihre Lippen öffneten sich lautlos.

Margaret stand bewegungslos da und starrte auf ihren Sohn. Dann tätschelte sie noch einmal Wylies Arm und ging in Richtung Tür. Mac und ich standen direkt hinter Phil. Ich stand Margaret im Weg, also trat ich auf die Seite, damit sie aus dem Zimmer gehen konnte.

Doch am Fußende der Liege blieb sie vor Phil stehen. Dann streckte sie die Arme aus und zog ihren Sohn an sich. Er schlang seine kräftigen Arme um sie und drückte sie.

»Es tut mir so leid«, schluchzte sie.

Seine Brust hob sich, und mit Mühe brachte er ein Flüstern hervor: »Es tut mir auch leid.«

Dann herrschte Stille, abgesehen von dem gleichmäßigen Piepsen des Herzmonitors. Aber schließlich weinten alle. Mac und Theresa hatten erstaunt die Szene beobachtet. Jetzt schmiegten sie sich an Margaret und Phil, umarmten einander und schluchzten.

Jeff verstand nicht, was vor sich ging, und schaute mich verwirrt an. Er hatte keine Ahnung, was dieser Augenblick bedeutete. Später würde ich es ihm erklären.

Hier war es – mein Wunder. Wylie lag still und bewegungslos auf der Liege. Doch jetzt waren seine Augen offen, und er strahlte.

Ich verließ das Zimmer, wischte mir heimlich ein paar Tränen ab und dachte an etwas, das Mac vorhin gesagt hatte. Er hatte alles in Gottes Hand gelegt. Doch er war wegen der Größe des Problems verzagt gewesen und hatte sich keine Lösung vorstellen können.

»Bei Gott ist nichts unmöglich, aber … dieses Problem … ich weiß nicht.«

Jetzt wussten wir beide, dass die Macht Gottes größer ist als alles andere. Keine Mauer ist so hoch, dass er sie nicht einreißen kann, keine Situation ist so verzwickt, dass er sie nicht in Ordnung bringen kann. Er ist bereit, zu helfen, er kann die härtesten Herzen erweichen und die kompliziertesten Probleme lösen.

Das also war mein Wunder. Gibt es ein größeres Wunder als die Veränderung im Herzen eines Menschen?

Kapitel 9

Lasst die Kinder zu mir kommen

Dann nahm er die Kinder in die Arme, legte
ihnen die Hände auf den Kopf und segnete sie.

MARKUS 10,6

Im Herbst 1972 begann ich mein Medizinstudium. In den vergangenen dreißig oder vierzig Jahren haben weitreichende Veränderungen auf dem Gebiet der Medizin stattgefunden, sowohl hinsichtlich unseres theoretischen Wissens als auch hinsichtlich seiner praktischen Umsetzung. Zum Beispiel stehen einige der damals weitverbreiteten Medikamente nicht mehr zur Verfügung, und von einigen der Medikamente, die wir heute für selbstverständlich halten, wagte zu jener Zeit noch niemand zu träumen.

Damals wurden einige Dinge in der medizinischen Fakultät kaum vertieft; sie wurden höchstens nebenbei erwähnt, aber man beschäftigte sich nicht ernsthaft mit ihnen. Sie wurden als etwas behandelt, von dessen Existenz man wissen sollte, für das man aber nicht allzu viel Zeit aufwendete. Es handelte sich dabei keineswegs um unwichtige Themen, aber man wusste einfach noch nicht genug über sie. Zu diesen Themenbereichen, denen mit der Zeit mehr Aufmerksamkeit gewidmet wurde, gehörte Misshandlung. Zunächst Kindesmisshandlung, dann Ehegattenmisshandlung und seit Neuestem auch Misshandlung älterer Menschen.

Mitte der Siebzigerjahre bekam man allmählich ein Gespür für Kindesmisshandlung. In der Tat wussten wir nicht, wie weitverbreitet dieses Problem in Wirklichkeit war, und kannten nicht das Ausmaß dessen, was ungehört und ungesehen in unserem Umfeld geschah. Zunächst herrschte etwas Verwirrung über die Art des Problems, zumindest in den Köpfen einiger Leute. War Kindesmisshandlung eine Krankheit oder das Symptom einer umfassenderen Störung? Oder handelte es sich um ein Verbrechen gegen kleine, hilflose Menschen? Wir in der Notaufnahme neigen zu Schwarz-Weiß-Malerei. Ein sechs Monate altes Baby mit zwei gebrochenen Oberschenkeln, weil es gegen die Wand geschleudert wurde. Eine Einjährige mit zahlreichen Brandwunden von Zigaretten auf dem Po, »weil sie nicht auf den Topf wollte«. Eine Dreijährige, die von einem Onkel sexuell missbraucht worden war. Diese Dinge waren schwarz-weiß.

Als die Größe des Problems mehr und mehr zutage trat und die verheerenden Folgen von Kindesmisshandlung deutlicher erkennbar wurden, glich sich die öffentliche Meinung der Einstellung des Personals in der Notaufnahme an. Man bemühte sich verstärkt darum, Misshandlungen zu entdecken, die betroffenen Kinder zu schützen und die Täter strafrechtlich zu verfolgen. Die Taten und Reaktionen von Menschen sind zwar komplex und werden durch das Zusammenwirken mehrerer Ursachen ausgelöst, aber wir sind in erster Linie für den Schutz unserer Kinder verantwortlich. Die Mitarbeiter der Notaufnahme verstehen sich als Verteidiger und unter Umständen als letzte und größte Hoffnung für diese kleinen Wesen. Die Sachverhalte, mit denen wir zu tun haben, mögen zwar hin und wieder grau sein, allzu oft sind sie jedoch schwarz-weiß.

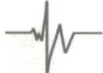

Es war gegen 22:30 Uhr an einem Freitagabend im Sommer. Der Tag war außergewöhnlich heiß gewesen. In den vergangenen Stunden hatten wir die üblichen saisonbedingten Beschwerden behandelt: ein paar schlimme Sonnenbrände, einen Quad-Unfall mit einem gebrochenen Knöchel und ein paar kleinere Verletzungen nach Bootsunfällen. Ich hatte gerade den

Finger einer Siebzehnjährigen vernäht, die sich beim Zwiebel-
schneiden bei einer Grillparty an einem See eine tiefe Schnittwunde zugezogen hatte.

Ich stand an der Schwesternstation, unterschrieb die Patientenakte des Mädchens und reichte sie Jeff. Er war der diensthabende Pfleger an diesem Abend und musste mit mir bis sieben
Uhr morgens arbeiten.

»Jeff, würden Sie bitte die Hand der jungen Dame verbinden
und ihr einschärfen, dass sie in zehn Tagen wiederkommen soll,
damit wir die Fäden ziehen? Ich habe ihr schon erklärt, worauf
sie achten muss, falls es eine Infektion gibt, aber es kann nicht
schaden, wenn sie es ein zweites Mal hört. Danke.«

Er nahm die Patientenakte und wollte gerade etwas sagen,
als die Tür des Haupteingangs aufsprang. Eine junge Frau mit
einem schlaffen, blassen Baby im Arm kam hereingestürzt. Es
war wahrscheinlich sechs Monate alt. Die Gliedmaßen des Kindes schlenkerten kraftlos hin und her, während sie auf uns zu-
rannte.

»Hilfe!«, schrie die junge Mutter und blieb ein paar Schritte
vor mir stehen. »Mit meinem Baby stimmt etwas nicht! Bitte
tun Sie was!«

Ich schätzte sie auf kaum älter als sechzehn Jahre. Sie stand
barfuß vor uns, in einem schmutzigen weißen schulterfreien
Oberteil und roten Mini-Shorts. Jeff stand ihr am nächsten. Sie
hielt ihm das Kind hin.

»Da, tun Sie was!«

Jeff legte die Patientenakte hin, nahm das Baby in die Arme
und eilte sofort in den großen Trauma-Raum. Ich folgte ihm
unverzüglich.

Er legte das Baby auf die Liege und überprüfte mit seiner
Hand die Herztätigkeit des Kindes. Das Baby war nicht bei Bewusstsein und atmete nicht. Sofort griff ich nach unserem pädi-
atrischen Beatmungsbeutel. Ich bemerkte, dass die junge Frau
uns gefolgt war. Sie stand neben der Tür, hatte die Arme fest

vor der Brust verschränkt und biss auf ihren Lippen herum. Ihr liefen die Tränen übers Gesicht. Hinter ihr stand ein hochgewachsener, schlanker junger Mann, höchstens Anfang zwanzig. Er wagte es nicht, den Raum zu betreten. Er trug Sandalen, eine alte Bluejeans und ein T-Shirt mit der Aufschrift »Der Mann«. Er lehnte teilnahmslos am Türrahmen und kaute langsam an einem Trinkhalm.

Ich machte mich an die Arbeit, drehte den Kopf des Babys so, dass wir Zugang zur Luftröhre bekamen, und begann, mit dem Beatmungsbeutel Luft in seine Lungen zu leiten. Schnell überprüfte ich, ob sich seine Brust hob und senkte, um sicher zu sein, dass der Luftaustausch stattfand.

Als ich Kopf und Gesicht des Kindes berührte, schaute ich sofort zu Jeff hinüber. Seine riesige Hand bedeckte die Brust des Babys zur Hälfte, während er mit seinen Fingern mühelos eine Herzdruckmassage durchführte. Jeff erwiderte meinen Blick, und seine Augenbrauen hoben sich leicht. Ich nickte. Der kleine Körper war kalt – das Baby war schon seit einiger Zeit tot. Wir konnten es nicht retten.

Eine Pflegehelferin kam herein, und ich bat sie, bei dem Baby die Elektroden für den Herzmonitor anzubringen und die Rektaltemperatur zu messen. Es war vergebliche Mühe, aber ich wollte der Mutter zeigen, dass wir alles in unserer Macht Stehende taten. Wie grausam es auch klingen mag, ich wollte ihr die Nulllinie auf dem Herzmonitor zeigen, damit sie verstand, dass das Baby tot war.

Die Pflegehelferin brachte die Elektroden an und zog dem Kind die Windel aus, um die Temperatur zu messen. Ich sah kurz den Po und bemerkte ein paar heftige Blutergüsse auf beiden Gesäßbacken. Sie waren unterschiedlich groß und stammten nicht vom selben Tag.

»34,4«, erklärte die Pflegehelferin und legte die Beine des Kindes auf das Bett zurück. Als sie den Herzmonitor einschaltete, flimmerte der Bildschirm zunächst, dann zeigte er das Bild einwandfrei an. Eine horizontale grüne Linie erschien. Flach. Keine elektrische Aktivität. Ich vergewisserte mich, dass die Elektroden richtig auf der Brust des Babys angebracht waren, und schaute wieder auf den Monitor. Nichts.

»23:14 Uhr«, sagte Jeff leise.

Ich nickte und legte den Beatmungsbeutel auf das Bett, neben das Baby. Jeff nahm seine Hand von der Brust des Kindes. Ich schaute in Richtung Tür.

Dann wandte ich mich an die junge Frau. Ich wusste nicht einmal ihren Namen. »Ihr Baby ist leider tot. Wir können nichts machen. Es tut mir leid.«

Sie wurde blass und sank auf den Boden. Der junge Mann blieb am Türrahmen stehen und kaute energischer auf dem Halm in seinem Mund. In diesem Moment verrieten ihn seine Augen. Es war nur ein flüchtiger Blick, aber er schaute über den Flur, als wolle er den besten Fluchtweg ausfindig machen.

Jetzt begann die Mutter, zu schluchzen. Sie bedeckte das Gesicht mit den Händen. Unsere Pflegehelferin half ihr wieder auf die Beine. Sie schaute mich an und fragte: »Soll ich sie ins Familienzimmer führen, Herr Doktor?«

»Ja, bitte«, antwortete ich. »Ich komme gleich nach.«

Sie führte die beiden in den Flur, und als sie sich zur Seite wandten, um wegzugehen, bedeckte die Mutter ihren Mund mit einer Hand. Die andere streckte sie schwach in Richtung Liege aus. Sie wollte wieder ins Zimmer zurück, doch der junge Mann packte sie am Arm und zog sie wieder in den Flur. Dann waren sie weg.

Ich schloss die Tür des Trauma-Raumes und trat zum Bett. Jeff säuberte die benutzten Geräte und räumte sie auf.

»Sieht nicht nach plötzlichem Kindstod aus, oder?«, stellte er fest.

»Nein.«

Während Jeff arbeitete, begann ich mit der Untersuchung des Kindes. Ich überprüfte die langen Knochen der Arme und

141

Beine auf Hinweise alter oder neuer Brüche. Ich fand nichts. Wir müssten röntgen lassen, um sicher zu sein. Dann untersuchte ich die Blutergüsse auf den Gesäßbacken, die wir vorhin bemerkt hatten. Es war schwierig, zu bestimmen, wie alt sie waren – wahrscheinlich stammten sie teils aus der letzten Woche, teils waren sie etwa drei Wochen alt.

Doch auf der rechten Gesäßbacke war ein verhältnismäßig frischer Abdruck. Man konnte sogar den Abdruck der Finger eines Erwachsenen erkennen.

Jeff stand hinter mir, als ich diese Beobachtungen machte.

»Dieser Sch…«, murmelte er.

»Wer?«, fragte ich und schaute ihn an.

»Der Kerl am Türrahmen. Er muss der Vater sein. Und ich wette, dass er es war. Haben Sie ihn beobachtet? Er stand einfach da. Hat nicht mal mit der Wimper gezuckt.«

Ich wusste, dass Jeff wahrscheinlich recht hatte. Doch das müsste jemand anderes feststellen.

»Rufen Sie den amtlichen Leichenbeschauer«, forderte ich ihn auf. »Und verständigen Sie auch das Jugendamt. Sie müssen von Anfang an einbezogen werden.«

Ich wandte mich wieder dem leblosen Kind zu, und dann fiel mir etwas ein: »Wir müssen herausfinden, ob noch andere Kinder in diesem Haus leben.«

»Ich sage es Amy«, erklärte er.

Während wir sprachen, hatte ich den Augenspiegel von der Wand genommen. Ich richtete den Lichtstrahl auf die Pupille des rechten Auges des Babys und stellte die Entfernung ein, bis die Netzhaut deutlich sichtbar wurde.

Jeff war schon auf dem halben Weg zur Tür.

»Kommen Sie schnell her«, sagte ich. »Schauen Sie sich das an.«

Er kam zurück zum Bett, beugte sich herunter und schaute durch den Augenspiegel.

»Sehen Sie die Netzhaut, eine Art perlweißen Hintergrund?«

Er stellte das Gerät so ein, bis er die Netzhaut sah. »Ja, ich sehe sie. Und ein paar Blutgefäße durchqueren sie.«

»Genau, die sollten auch dort sein und sind normal. Aber schauen Sie auf die Drei-Uhr-Position«, wies ich ihn an. »Was sehen Sie da?«

Er bewegte den Kopf und beugte ihn etwas zur Seite.

Dann hielt er inne. »Hm, ich bin nicht sicher, aber die Netzhaut ist seitlich etwas fleckig. Sieht aus wie Blutklumpen oder so etwas.«

»So ist es. Blut auf der Netzhaut. Netzhautblutungen.«

Jeff richtete sich auf und schaute mich an.

»Was bedeutet das?«, fragte er.

Ich untersuchte das andere Auge des Kindes, um zu sehen, ob dieser Befund auf beiden Seiten vorhanden war. Auch hier befanden sich Blutungen.

»Das bedeutet höchstwahrscheinlich, dass jemand dieses Baby geschüttelt hat. So sehr geschüttelt, dass die Blutgefäße in den Augen gerissen sind. Und wenn das geschieht, wird fast immer auch das Gehirn geschädigt. Dieses Kind ist auf keinen Fall am plötzlichen Kindstod gestorben. Es sieht aus, als sei es ermordet worden.«

Amy hatte den amtlichen Leichenbeschauer angerufen, der sich gleich auf den Weg machte; auch ein Vertreter des Jugendamts war unterwegs. Sie hatte auch die Polizei verständigt. Ich machte mich auf den Weg zum Familienzimmer. Ich würde wohl versuchen müssen, die Fragen der Mutter zu beantworten, und ihr gegebenenfalls helfen, Angehörige oder Freunde zu verständigen. Und ich wollte auch kurz mit beiden sprechen.

Vor der Tür des Familienzimmers blieb ich stehen und schaute auf die Patientenakte des Kindes. Ich suchte den Namen der Mutter. Sie hieß »Angel«. Der Name des Babys war »Zack«. Ich klopfte leise an die Tür, öffnete sie und trat ein. Angel saß an einem Ende des Sofas, die Ellbogen auf die Knie gestützt, den Kopf in den Händen. Das Haar fiel ihr wirr übers Gesicht und verdeckte es, und ihre Schultern hoben sich und senkten sich, während sie schluchzte. Der junge Mann saß mit überkreuzten Knöcheln am anderen Ende des Sofas. Seine Knie zuckten nervös auf und ab. Er lümmelte lässig in den Polstern, ein Arm lag auf der Sofalehne.

Mit der anderen Hand drehte er an dem Trinkhalm, der immer noch aus seinem Mundwinkel hing. Er schaute auf, als ich eintrat, und erwiderte meinen Blick.

Ich schloss die Tür hinter mir und setzte mich auf den nächsten Stuhl. Dann schaute ich zu Angel hinüber.

»Angel«, begann ich. »Ich bin Dr. Lesslie. Ich bin nicht sicher, ob ich mich vorhin vorstellen konnte.«

Sie setzte sich auf und strich sich das Haar aus dem Gesicht. Ihre Augen waren rot, ihr Gesicht verschwollen. Sie sagte nichts.

Dann schaute ich ihren Partner an. »Und Sie sind ...?«

Er starrte mich weiterhin an, und durch seinen zerkauten Trinkhalm hindurch konnte ich »Timmy« hören. Seine Beine bewegten sich jetzt etwas schneller, und er kaute heftiger.

Ich wandte mich wieder der Mutter zu. »Angel, können Sie mir sagen, was heute Abend mit Ihrem Baby geschehen ist? Berichten Sie mir etwas über seinen allgemeinen Gesundheitszustand und über die Probleme, die es hatte. Und wann haben Sie bemerkt, dass etwas mit ihm nicht in Ordnung ist?«

Angel wischte sich mit dem Handrücken über die Nase und sagte: »Den ganzen Tag über war alles in Ordnung. Er war ein braves Baby, wirklich. Hat nie Probleme gemacht. Nur heute Nachmittag war er ein bisschen quengelig.«

Dann schaute sie Timmy an. Er sah nicht mehr mich an, sondern starrte geistesabwesend schräg nach oben. Jetzt saß er völlig unbeweglich da.

»Ich glaube, er hat einen Virus oder so etwas eingefangen«, berichtete sie weiter. »Ich hatte den Eindruck, er hat ein bisschen Fieber, und er hatte auch etwas Durchfall. Ich hatte kein fiebersenkendes Medikament im Haus. Deshalb bin ich in den Laden gegangen, als Timmy gekommen ist.«

»Sind Sie verheiratet?«, fragte ich.

»Nein. Aber wir wollen demnächst heiraten. Ich wohne bei meiner Mutter, und Timmy hilft mit Zack, sooft er kann.«

»Ist Timmy Zacks Vater?«, fragte ich und richtete meinen Blick auf ihn.

»Ja«, lautete ihre einfache Antwort. Seine Beine bewegten sich wieder.

»War Ihre Mutter heute Abend zu Hause?«, fragte ich Angel.

»Nein, sie hat Nachtschicht. Ich habe sie vor ein paar Minuten angerufen. Sie kommt gleich.«

Angel begann wieder, zu weinen, und ich reichte ihr die Schachtel Kleenex-Tücher, die auf dem kleinen Tisch stand.

Timmy stand auf, steckte die Hände in die Taschen und begann, in dem kleinen Zimmer auf und ab zu gehen.

»Und was war dann?«, fragte ich sie.

»Ich war nicht lange weg, vielleicht eine halbe Stunde. Bis zum Laden ist es nicht weit. Zack hat geschrien, als ich wegging, aber ich hatte den Eindruck, dass es ihm ansonsten gut ging. Und dann, als ich nach Hause gekommen bin ... Er ... er, ...« Sie bedeckte das Gesicht mit den Händen und begann wieder zu schluchzen.

»Dann haben Sie bemerkt, dass er sich seltsam benahm? Dass er nicht richtig atmete?«, fragte ich.

Sie nickte wortlos.

Ich lehnte mich zurück und schwieg einen Augenblick lang. Timmy war jetzt stehen geblieben und betrachtete den Flucht- und Rettungsplan, der vor ihm an der Wand hing.

Jetzt verstand ich, was mit Zack geschehen war. Timmy war allein mit einem quengelnden, weinenden Baby gewesen und war ausgerastet.

Es war vielleicht keine Absicht gewesen, aber das Ergebnis war das Gleiche. Er hatte das Baby hochgenommen und geschüttelt, damit es aufhörte, zu schreien. Es hatte nichts genützt, und er hatte es noch mehr geschüttelt. Und zwar so lange, bis es endlich still war. Und jetzt würde sich bald die Polizei um diese Sache kümmern.

Doch ich wollte den beiden noch eine weitere Frage stellen. Irgendwie wollte ich sehen, wie sie reagierten.

»Angel.« Ich sprach die junge Frau an, beobachtete aber Timmy. »Zack hat ein paar blaue Flecken auf dem Gesäß. Es sieht so aus, als sei ihm der Hintern versohlt worden, und zwar heftig. Und nicht nur einmal. Ist Ihnen das aufgefallen?«

Sie setzte sich auf und starrte Timmy an. »Nein. Ich, äh, ich habe gesehen … Er fällt oft hin, und, äh, ich glaube, äh, er zerschrammt sich dann, und …« Timmy stand jetzt völlig bewegungslos da.

»Angel, er ist sechs Monate alt«, mahnte ich. »Wollen Sie mir sagen, dass er laufen kann?« Ich geriet allmählich aus der Fassung und wusste, dass ich bald gehen sollte. Sie senkte den Kopf und schwieg. Das war alles, was ich wissen musste.

Ich stand auf und öffnete die Tür. Dann wandte ich mich den beiden zu und sagte: »Bleiben Sie hier. In ein paar Minuten kommt jemand zu Ihnen.«

Ich schloss die Tür und blieb einen Augenblick im Flur stehen. Ich war wütend, und mir war danach zumute, wieder in das Zimmer zurückzukehren und Timmy an der Gurgel zu packen …

Doch ich wusste, dass ich das nicht tun konnte. Meine Aufgabe war es, als Arzt in der Notaufnahme zu arbeiten. Ein anderer hatte die Aufgabe, diesem unschuldigen toten Baby Gerechtigkeit widerfahren zu lassen.

Ich hörte, wie sich Schritte näherten. Ich schaute hoch und sah zwei Polizeibeamte auf mich zukommen.

Ihren Blick werde ich nie vergessen. Es ist zwar schon über fünfundzwanzig Jahre her, aber dieser Blick bleibt mir immer im Gedächtnis.

Es war an einem Donnerstag Mitte Dezember. Es war kalt und um sechs Uhr abends bereits dunkel. In einer Stunde war meine Schicht zu Ende, und ich versuchte, für meinen Nachfolger die Abteilung in Ordnung zu bringen. Es schien mir zu gelingen.

»Irgendwelche besonderen Pläne für Weihnachten?«, fragte mich Virginia Granger. Wir standen vor der Schwesternstation, gerade vor ihrem Büro. Sie erstellte den Arbeitsplan der Pflegekräfte für die Feiertage, und ich schrieb an der Patientenakte eines Gastes im Beobachtungsraum. Er hatte schon das jahreszeitlich bedingte Trinken für das bevorstehende Fest geübt.

»Nein«, antwortete ich. »Ich habe nur vor, mit der Familie zu Hause zu bleiben. Anscheinend haben Sie mit Ihrem Arbeitsplan mehr Glück als ich mit dem der Ärzte«, scherzte ich und zeigte auf das Klemmbrett in ihrer Hand. Bis auf zwei offene Stellen war ihr Plan schon ausgefüllt. »Ich muss wohl einen Teil der Feiertage hier verbringen«, fügte ich hinzu.

»Ich hoffe nicht. Sie haben doch letztes Jahr an Weihnachten gearbeitet, oder?«, fragte sie. Ich dachte kurz nach, konnte mich aber nicht erinnern. Ich wollte gerade antworten, als ich eine Bewegung am Eingang zum Triage-Raum bemerkte. Als Virginia sah, dass ich in diese Richtung schaute, drehte auch sie den Kopf.

Lori trat in die Abteilung und führte eine junge Frau herein, die einen großen Picknick-Korb vor sich hertrug. Sie hielt den Korb mit beiden Händen, war leicht nach vorne gebeugt und trug schwer an ihrer Last. Lori drehte sich um, hielt ihr die Hand hin und wollte helfen, doch die Frau schüttelte den Kopf und lehnte jede Hilfe ab. Lori warf mir einen Blick zu und nickte leicht, um mir zu verstehen zu geben, dass sie mich brauchte. Ich beobachtete, wie sie ihre Patientin auf die andere Seite der

Schwesternstation in Zimmer 3 führte und die Tür hinter sich schloss.

Virginia hatte alles beobachtet und meinte: »Schauen Sie mal, was Lori braucht, Dr. Lesslie. Wir reden später weiter.« Sie drehte sich um und ging in ihr Büro.

Ich ließ die Patientenakte auf der Theke liegen und ging zu Zimmer 3. Irgendetwas stimmte hier nicht, doch wenn es ein akuter Notfall gewesen wäre, hätte Lori dringender um Hilfe gebeten. Außerdem war ich neugierig auf den Inhalt des Picknick-Korbs.

Als ich die Tür von Zimmer 3 aufstieß, sah ich Lori in der hinteren Ecke neben Bett B stehen. Der Korb stand auf der Liege, und sie beugte sich gerade darüber und holte vorsichtig ein kleines Baby heraus, das in ein schmutziges Stück einer Armeedecke gewickelt war.

»Und wann wurden sie das letzte Mal gefüttert, Hope?«, fragte Lori die Mutter, als ich die Tür hinter mir schloss.

Sie? Ich trat zu der Liege und schaute herunter. Auf dem Boden des Korbes lag noch ein Bündel, in ein Stück derselben schmutzigen Decke gewickelt.

»Vielleicht vor einer Stunde oder vielleicht vor zwei, glaube ich …«, antwortete Hope mit schwacher Stimme und fast entschuldigend.

Jetzt schaute ich die junge Mutter zum ersten Mal aufmerksam an. Sie war hochgewachsen, vermutlich fast 1,75 Meter groß und schlank. Nein – sie war mager. Ihr langes braunes Haar war verfilzt und schmutzig und hing ihr strähnig ins Gesicht. Sie stand gebeugt da und starrte auf ihre Babys herunter. Die Arme waren über der Brust gekreuzt, und mit den Händen umklammerte sie die jeweils gegenüberliegende Schulter. Sie schwankte von einer Seite auf die andere. Ihre Jeans waren abgetragen und an den Knien zerrissen. Ihr fleckiges Sweatshirt bot bestimmt nicht viel Schutz vor der kalten Dezemberluft. Sie hatte keinen Mantel.

Ich schaute an ihr hinunter und bemerkte, dass sie Sandalen trug, aber keine Socken, und dass ihre Zehen von der Kälte bleich und farblos waren. Lori unterbrach mich. »Herr Doktor.« Mit dem Kopf zeigte sie zur Tür. Sie hielt das in die Decke gewickelte Baby in den Armen.

»Hope, bleiben Sie eine Minute bei Ihrem Baby, ja?«, wies sie die Mutter an und nickte in Richtung Korb.

»Okay«, war die schwache Antwort. Hope näherte sich der Liege, die Arme immer noch über der Brust verschränkt.

Lori und ich traten zur Tür und standen mit dem Rücken zum Bett. Sie beugte sich zu mir herüber und flüsterte mir ins Ohr: »Als ich Hope aus dem Wartezimmer in den Triage-Raum rief, stand eine andere Patientin auf und kam auf mich zu. Sie zog mich beiseite und fragte, ob ich etwas über Hope wisse. Ich verneinte, und sie informierte mich. Anscheinend kennt sie Hope, oder zumindest wusste sie etwas über sie. Hope lebt seit längerer Zeit auf der Straße. Sie war eine Einser-Schülerin im Gymnasium. Dann hat sie einen Typ kennengelernt, ist schwanger geworden, und ihre Eltern haben sie aus dem Haus geworfen. Sie wollen nichts mehr mit ihr zu tun haben. Sie hat zunächst bei Freundinnen gewohnt, aber das ging nicht lange gut. Sie war auch schon in verschiedenen Obdachlosenheimen, aber sie zieht immer wieder davon. Es ist seltsam, aber ich glaube, sie war noch nie bei uns.«

»Und wo liegt das Problem heute?«, fragte ich Lori.

»Schwierig, zu sagen«, antwortete sie und schaute auf das Bündel in ihren Armen. »Man kann nicht viel Vernünftiges aus ihr herausbringen. Ich glaube, ihre Hauptsorge ist, dass die Babys nicht trinken. Ich habe sie direkt hier hereingebracht, deshalb weiß ich es noch nicht. Ich habe sie noch gar nicht richtig angeschaut.«

»Also schauen wir, was los ist«, sagte ich und trat wieder auf die Liege zu. »Hat sie gesagt, wie alt die Zwillinge sind? Es sind doch Zwillinge, oder?«

»Ja, Zwillingsmädchen. Und sie hat gesagt, dass sie acht Monate alt sind«, antwortete Lori.

Acht Monate? Das war nicht möglich. Das Baby in Loris Armen war winzig.

Sie legte das erste Baby auf die Liege und hob vorsichtig das andere aus dem Korb. Ich packte das Kind auf der Liege aus und war bestürzt. Das Mädchen hatte die Länge eines acht Monate alten Kindes, konnte aber kaum mehr als viereinhalb Kilo wiegen. Später, als wir die Kinder wogen, erfuhren wir, dass dieses Baby nicht einmal vier Kilo wog, zwei Kilo weniger als sein Schwesterchen. Es war ausgemergelt und rollte die Augen apathisch in meine Richtung. Die Windel war ein schmutziges Stück Stoff, das mit Klebeband an den Ecken zusammengehalten wurde.

Lori schaute mir über die Schulter und schnappte nach Luft. Dann legte sie ihr Bündel auf die Liege und packte schnell das zweite winzige Mädchen aus. Es war nackt, schmutzig und atmete kaum. Sofort drückte sie den Notrufknopf an der Wand und forderte Hilfe an. Ihre Stimme zitterte.

Wir mussten einen anderen Gang einlegen. Das zweite Baby kämpfte mit dem Tod. Zwei weitere Schwestern kamen ins Zimmer, und wir begannen unverzüglich mit der Reanimation. Bald hatten wir einen Beatmungsschlauch eingeführt, eine Infusion gelegt und die Kleine unter eine wärmende Decke gepackt. Zumindest im Moment war ihr Zustand stabil.

Einer der angestellten Kinderärzte war im Krankenhaus und kam zu uns, um bei diesem Notfall zu helfen. Er wies das Kind in die Kinder-Intensivstation ein und rief einen seiner Kollegen, damit er sich um das erste Baby kümmerte. Obwohl sein Zustand nicht unmittelbar lebensbedrohlich war, hatte es doch jede Menge Probleme. Als die Dinge unter Kontrolle waren, konnte ich Zimmer 3 verlassen und zurück zur Schwesternstation gehen.

Lori stand an der Theke und schrieb etwas in die Patientenakte des ersten Zwillingsmädchens. Sie schaute hoch, als ich vorbeiging, und war offensichtlich erschüttert und aufgewühlt.

»Was meinen Sie?«, fragte sie mich. »Wird es überleben? Und das zweite? Ich habe noch nie ein Baby gesehen, das so mager und so ausgezehrt ist. Einfach schrecklich.«

Lori hatte selbst drei Kinder, einen Jungen und zwei Mädchen. Kurz zuvor noch hatte sie sich auf die Arbeit konzentriert, die zu tun war, war die erfahrene und leistungsfähige Notfallschwester gewesen. Jetzt sprach sie als Mutter.

»So winzig«, flüsterte sie vor sich hin.

Ich ließ mich erschöpft auf einen Stuhl fallen. Eine einstündige Adrenalindusche macht jeden fertig.

»Ich bin nicht sicher«, antwortete ich. »Die Kleine hat keine Reserven, keinerlei Körperfett. Und wie war ihre Temperatur? 35,5 haben Sie gesagt, oder?«

»Ja«, antwortete Lori. »35,6. Sie war ganz kalt.«

»Ja, sie war kalt. Das heißt, dass sie entweder zu lange in der Kälte war oder eine Infektion hat. Keines von beiden wirkt sich gut aus. Wo ist die Mutter? Und was ist mit dem anderen Baby?«, fragte ich.

»Hope ist mit der Polizei im Familienzimmer, und das andere Kind ist auch in die Kinder-Intensivstation gekommen. Es ist etwas aufgelebt, nachdem es aufgewärmt worden ist, und wir haben ihm ein kleines Fläschchen gegeben.« Nach einer kurzen Pause fuhr sie fort: »Ich glaube, jemand vom Jugendamt ist unterwegs, um mit Hope zu sprechen, wenn die Polizei mit ihr fertig ist.«

»Hm, es würde mich wundern, wenn sie diese Kinder wiedersieht, vorausgesetzt, dass sie überleben«, bemerkte ich.

»Da haben Sie recht«, stimmte Lori zu. »Aber wissen Sie, Hope ist zu bedauern. Ich glaube, sie ist wegen dieser Sache am Boden zerstört. Aber irgendwie kann ich nicht an sie herankommen. Ihr Blick ist richtig unheimlich. Es ist, als wäre sie in einer anderen Welt.«

»Ich weiß, was Sie meinen. Kommt jemand von der Psychiatrie herunter, um mit ihr zu sprechen?«

»Ja, in der nächsten Stunde oder so«, antwortete Lori.

Einen Augenblick saßen wir still da und ließen uns die Ereignisse dieses Abends durch den Kopf gehen. Dann brach Lori das Schweigen. »Ich habe kurz mit Hope gesprochen, als ich sie ins Familienzimmer geführt habe, kurz bevor die Polizei gekommen ist. Ich habe sie gefragt, wie lange ihre Kinder schon nicht mehr getrunken haben, und sie hat mich einfach angestarrt. Dann hat sie mir erzählt, dass ihre Milch vor zwei oder drei Monaten weggeblieben ist und dass sie begonnen hat, ihnen Vollmilch zu geben. Sie meinte, dass sie das gern getrunken hätten, aber sie wären irgendwie nicht so richtig gewachsen. Und dann hat sie mich ratlos angeschaut und gemeint: ›Ich wusste nicht, was ich machen soll.‹«

Wir schwiegen wieder.

Das erste Zwillingsmädchen blieb drei Monate lang im Krankenhaus und kam dann in eine Pflegefamilie. Es muss sich erst noch zeigen, ob es sich normal entwickelt. Das zweite Zwillingsmädchen starb nach zwei Tagen in der Intensivstation.

Was aus Hope geworden ist, weiß ich nicht.

Dann stellte er ein kleines Kind in ihre Mitte,
nahm es in die Arme und sagte zu ihnen:
»Wer solch ein kleines Kind um meinetwillen
aufnimmt, nimmt mich auf, und wer mich aufnimmt,
nimmt meinen Vater auf, der mich gesandt hat.«

MARKUS 9,36-37

Kapitel 10

Die leise, feine Stimme

Und nach dem Erdbeben kam ein Feuer,
doch der Herr war nicht im Feuer.
Und nach dem Feuer ertönte ein leises Säuseln.

1. Könige 19,12

Sie stand auf und begann, unruhig auf und ab zu gehen. Es war etwa neun Uhr morgens, und bisher hatte sie still dagelegen. Sie ging ständig hin und her, und ihr aufgedunsener Bauch wies darauf hin, dass der Geburtstermin erreicht und vielleicht sogar schon ein paar Tage überschritten war.

Ich beobachtete sie genau, aus angemessener Entfernung, um sie nicht zu stören. Von Zeit zu Zeit schaute sie mich mit ihren dunklen Augen ängstlich und doch vertrauensvoll an.

Irgendetwas stimmte nicht. Ich war Notarzt und hatte schon Dutzenden von Babys auf die Welt geholfen. Und obwohl ich kein Geburtshelfer war, wusste ich, dass etwas nicht in Ordnung war.

Sie trippelte erneut an mir vorbei, und als sie sich drehte, konnte ich sehen, wie ein kleiner Fuß zum Vorschein kam. Dann legte sie sich auf die Seite und hechelte. Über ihr und hinter ihr drückten sich meine vier Kinder die Nase an den Scheiben der großen Glastür platt, die auf die überdachte Veranda führte. Scooter, unsere Zwergdackel-Hündin, hatte beschlossen, hier ihre ersten Jungen auf die Welt zu bringen.

Die Kinder waren ganz aufgeregt und gespannt. Barbara stand über ihnen, nach vorne gebeugt, die Hände auf die Knie gestützt. Auch sie war aufgeregt, aber auch ein wenig besorgt. Sie machte sich Sorgen um Scooter, musste aber gleichzeitig ihren eigenen Nachwuchs schützen. Es war das schwierigste und wichtigste Publikum, das ich je gehabt hatte.

Früher am Vormittag hatte ich unsere Tierärztin angerufen und ihr mitgeteilt, dass ich mir Sorgen machte, weil es mit Scooter so langsam vorwärtsging.

»Keine Angst«, versuchte sie, mich zu beruhigen. »Bekanntermaßen haben Dackel schwere Geburten. Das liegt vermutlich an ihrem langen, niedrigen Rücken. Und seien Sie nicht überrascht, wenn ein oder zwei Welpen tot zur Welt kommen. Oft überlebt nicht einmal die Hälfte der Jungen.«

»Was?«, fragte ich ungläubig. »Und was soll ich da tun?«

»Nichts«, lautete ihre Antwort. »Tun Sie gar nichts. Lassen Sie der Natur ihren Lauf.«

Ich schwieg und dachte über das nach, was sie mir gesagt hatte. Alles in mir sträubte sich dagegen, einfach dazustehen und zuzuschauen.

»Rufen Sie mich an, wenn es ein Problem gibt«, fügte sie hinzu. »Aber normalerweise müsste alles glattgehen.«

Dann hatte sie aufgelegt.

Scooter lag nun mit dem Rücken in Richtung Glastür, nur wenige Zentimeter von der Scheibe entfernt. Wir hatten versucht, es ihr so bequem wie möglich zu machen, und ihr ein paar gefaltete Handtücher hingelegt. Ich streichelte ihren Kopf und Nacken, versuchte, sie zu ermutigen, und bedauerte, dass ich die Dackelsprache nicht spreche.

Der winzige Fuß streckte sich etwas weiter heraus, und dann kam ein zweiter. Aber irgendetwas stimmte nicht. Die Füßchen bewegten sich nicht. Vielleicht war das normal, aber … Und dann war das Hündchen da. Es war winzig, nass und mit einer schimmernden Membran überzogen, die Scooter sofort benagte und öffnete. Ich beobachtete erstaunt, wie sie ihr Erstgeborenes stupste und umschmeichelte, seinen Kreislauf anregte und versuchte, die Eihülle wegzureißen. Woher wusste sie das? Natürlich war es ihr Instinkt, aber ich fand es trotzdem erstaunlich.

Ich sah zu den Kindern hoch, die mit weit aufgerissenen Augen dastanden. Sie zeigten mit dem Finger auf Scooter, kicherten und hüpften auf und ab.

Dann schaute ich die kleine Hündin an. Sie hatte sich zurückgelegt, sah erschöpft aus und hechelte wieder. Ein weiterer Fuß schob sich aus dem Geburtskanal.

Dann schaute ich auf den ersten Welpen. Er lag auf dem Handtuch, völlig still, er bewegte sich nicht und atmete nicht. Ich rieb ihn ab, versuchte, den Kreislauf des Kerlchens anzuregen und es zum Atmen zu bringen. Doch nichts geschah. Es war tot.

Ich sah zu Barbara hoch und sah ihren besorgten Gesichtsausdruck. Dann schaute ich die Kinder an. Sie waren wie erstarrt, lachten und sprangen nicht mehr. Sie wussten, dass etwas nicht in Ordnung war.

Ich nahm den Welpen und brachte ihn außer Sichtweite.

Inzwischen hatte Scooter das zweite Hündchen geboren. Wieder kaute sie an der Fruchtblase und versuchte, den Kreislauf des kleinen Hundemädchens anzuregen. Nichts. Es war wie zuvor.

Zum Kuckuck!

Dann sagte ich ruhig: »Gut, Scooter, ich schaue mal, was ich hier tun kann.«

Ich war nicht sicher, wie sie reagieren würde, aber sie sah mich nur mit ihren großen dunklen Augen an und legte den Kopf auf die Seite. Als ich nach dem Welpen griff, winselte sie nicht und machte auch keine Schutzbewegung. Sie lag einfach da und beobachtete mich.

Das Hündchen lag leblos in meiner Hand – es war so winzig, dass es nicht einmal die Handfläche richtig ausfüllte. Kurz schaute ich auf die Kinder, die ihre Nasen an die Glasscheibe pressten. Sie rissen die Augen weit auf und waren verwirrt.

Die Lippen meiner ältesten Tochter begannen, zu zittern. Das reichte mir.

Mit den Fingern zog ich die glitschige, nasse Membran vom Kopf des Welpen. Dann – und ich kann es immer noch nicht glauben – hielt ich meinen Mund über die Nase und den Mund des Hündchens und saugte so viel Schleim ab, wie ich aus der Luftröhre bekommen konnte. Ich rieb es mit den Händen und versuchte, eine Reaktion zu bekommen, aber nichts geschah. Daraufhin hielt ich wieder meinen Mund auf seine Schnauze und blies Luft in die winzigen Lungen. Vier oder fünf Atemzüge. Und mit dem Daumen der rechten Hand begann ich eine Herzmassage. Ich hatte keine Ahnung, in welchem Rhythmus die Kompressionen aufeinanderfolgen mussten, aber ich tat einfach, was ich für richtig hielt. Nach etwa dreißig Sekunden hörte ich auf und schaute nach dem Ergebnis. Nichts. Doch dann … der winzige Kopf bewegte sich fast unmerklich. Der Mund öffnete sich, und das Hündchen schnappte nach Luft. Ich fuhr fort, das kleine Wesen abzureiben. Noch einmal rollte es den Kopf hin und her. Nach einem weiteren Atemzug hörte ich ein schwaches Jaulen. Scooter hörte es auch und schaute mich und ihr Hündchen an. Dann legte sie sich auf das Handtuch zurück. Sie hatte noch mehr Arbeit vor sich.

Jetzt drehte und wand sich das Hündchen auf meiner Hand. Es schien ihm gut zu gehen. Ich legte es auf das Handtuch neben Scooter und beobachtete, wie es tapfer versuchte, sich auf den Beinen zu halten.

Von der anderen Seite der Glastür hörte ich Klatschen und Jubelrufe. Die Kinder sprangen auf und nieder und schrien. Und dann sah ich, dass meine Frau weinte. Ohne Worte dankte sie mir und zeigte, wie stolz sie auf mich war.

Scooter brachte noch fünf weitere Welpen zur Welt. Nur zwei reagierten auf die Fürsorge ihrer Mutter. Die drei anderen benötigten die gleichen Wiederbelebungsmaßnahmen. An jenem Morgen haben wir nur ein einziges Hündchen verloren, das erste. Das letzte kleine Hundemädchen, Ivey, war das schwächlichste Tier des ganzen Wurfes. Fast dreizehn Jahre lang gehörte es zu unserer Familie.

Es war ein fröhliches Erlebnis für mich, das ich nie vergessen werde. Doch die Erfahrung, die ich dabei machte, stellte sich als folgenreich heraus.

2:00 Uhr. Zwei Wochen später.

Sheila Rice war eben aus der Röntgenabteilung zurückgekommen. Sie hatte zwei Patienten, die einen Verkehrsunfall gehabt hatten, zum Röntgen gebracht. Nichts Ernsthaftes, nur ein paar Beulen und Prellungen. Es waren unsere einzigen Patienten.

Sie kam zur Schwesternstation herüber und setzte sich neben mich. »Herr Doktor, ich brauche bald eine Tasse Kaffee. Und Sie?«

»Danke, Sheila«, antwortete ich, ohne von der Zeitung aufzusehen, die ich durchblätterte. »Vielleicht später.«

Sheila gehörte zu den Krankenschwestern, die nur in der Nachtschicht arbeiteten. Aus irgendeinem Grund ließ sich das problemlos mit ihrem Privatleben vereinbaren.

Und vor allem hatte sie die Möglichkeit, tagsüber ausgiebig zu schlafen. Sie war schon seit mindestens zehn oder zwölf Jahren Nachtschwester.

Ich freute mich immer, wenn ich mit ihr arbeiten konnte. Sie hatte viel Erfahrung in der Notaufnahme und blieb bei Notfällen ruhig und besonnen. Aber was vielleicht noch wichtiger war: Sie war eine tolle Spice-Partnerin. Wenn nichts los war – meist so um drei oder vier Uhr morgens –, kamen zwei Laboranten herüber, und wir spielten ein paar Partien gegeneinander. Das Ergebnis war jedes Mal dasselbe, und sie trotteten wie begossene Pudel davon.

»Also, ich gehe mal in den Personalraum«, sagte Sheila. »Falls Sie es sich anders überlegen …«

Sie konnte ihren Satz nicht zu Ende sprechen. Die Tür des Triage-Raums sprang auf, und eine der Krankenhaussekretärinnen eilte mit einer jungen Asiatin im Rollstuhl herein.

»Kümmert euch mal um sie!«, rief sie. »Ich glaube, sie bekommt ein Baby!«

Sheila sprang sofort auf. »Madeline, fahr sie in Zimmer 1.«

Madeline schob den Rollstuhl noch schneller voran. Sie wollte mit der Sache nichts zu tun haben und alles so schnell wie möglich hinter sich bringen.

Erst jetzt bemerkte ich, dass auch ein junger asiatischer Mann eingetreten war. Er sprach schnell, aber ruhig mit der jungen Frau in einer Sprache, die ich nicht verstand. Sie sagte nichts, nickte nur mit dem Kopf.

Madeline und Sheila hoben unsere Patientin aus dem Rollstuhl und legten sie auf die Liege, dann begleitete Madeline den Mann zum Ausgang.

»Kommen Sie mit mir«, forderte sie ihn auf. »Wir müssen noch ein paar Formulare ausfüllen.«

Ich war sitzen geblieben. Sheila würde mich rufen, wenn ich gebraucht wurde. Falls ich überhaupt gebraucht wurde. Wenn schwangere Frauen so in die Notaufnahme kamen, konnte die Krankenschwester normalerweise feststellen, dass sie entweder keine Wehen hatte oder dass diese noch im Anfangsstadium waren. In beiden Fällen schickten wir die Patientin unverzüglich zur Entbindungsstation, damit sie dort untersucht wurde. Nur sehr selten, vielleicht einmal oder zweimal im Jahr, entbanden wir ein Baby in der Notaufnahme oder auf dem Parkplatz. Für mich war das kein Problem. Hin und wieder machten wir das ganz gern, aber wir waren nicht wirklich für Entbindungen eingerichtet, und es war immer ein bisschen stressig.

»Herr Doktor, kommen Sie!«

Es war Sheila, und sofort sprang ich auf.

Ich griff nach dem Vorhang, doch Sheila zog ihn schon für mich auf, packte mich am Arm und zog mich ins Zimmer.

»Hier, tun Sie Ihre Arbeit. Der Kopf des Babys tritt schon aus. Ich hole das Entbindungsbesteck.«

»Sind Sie sicher?«, fragte ich und hoffte, dass wir die Dame noch nach oben schicken konnten.

»Schauen Sie selbst«, antwortete sie, trat auf die Seite der Liege und spreizte sanft die Beine der Frau. Der Kopf des Babys war schon sichtbar. Er war mit dichtem schwarzem Haar bedeckt. Was ich sehen konnte, hatte die Größe einer 50-Cent-Münze.

Im nächsten Moment war es schon so groß wie ein Tennisball!

»Sheila, schnell das Entbindungsbesteck!«

Ich griff mir Handschuhe aus der Schachtel auf der Ablage und zog sie über. Dann schaute ich die Patientin an. Mir fiel plötzlich auf, dass sie bisher keinen Ton von sich gegeben hatte, kein Stöhnen, nichts. Und ich kannte nicht einmal ihren Namen.

»Keine Sorge, alles wird gut werden, okay?«

Sie schaute mich an, ihr Gesichtsausdruck verriet keinen Schmerz, kein Ton kam über ihre Lippen. Offensichtlich verstand sie nicht, was ich sagte. Also schaute ich sie nur an und nickte. Sie lächelte und nickte zurück.

Jetzt stand Sheila hinter mir. Sie riss das blaue Papier vom Entbindungsbesteck. Mit dem Fuß zog sie einen Instrumentenwagen aus der Ecke heran. Sie warf das Papier auf den Boden, öffnete den Deckel und legte die Instrumente bereit.

Der Besteckkasten enthielt nur das Nötigste: eine Nabelschnurklemme, eine Schere, sterile Tupfer, ein paar kleine blaue Handtücher, eine Pinzette und einen Absauger für die Nase und den Mund des Babys. Falls wir etwas anderes brauchten, konnten wir es schnell aus der Materialkammer holen.

Dann gab die junge Frau den ersten Laut von sich. Es war ein schwaches Ächzen, aber Sheila und ich reagierten darauf. Ich stellte mich an die Seite der Liege, und Sheila ging näher zum Kopfende. Dann spreizte sie wieder vorsichtig die Beine der Frau und sprach freundlich und ermutigend auf sie ein.

»Alles okay, bald haben Sie's geschafft«, versicherte sie ihr. »Noch nicht pressen.«

Es war zu spät. Ich konnte ein Ohr sehen. Es war Zeit, das Baby zu entbinden.

Ich fasste eine Schulter und entband sie problemlos. Die zweite Schulter folgte schnell. Und einen Augenblick später lag ein glitschiges kleines Mädchen auf der Liege zwischen den Beinen seiner Mutter.

Ich atmete erleichtert auf. Als ich nach dem Absauger griff, um die Luftwege des Babys frei zu machen, warf ich schnell einen Blick auf die junge Mutter. Ihre Stirn war schweißnass, aber sie strahlte. Sie schaute mich an und nickte, sagte aber immer noch kein Wort.

»Was in aller Welt ist das?«

Sheilas besorgter Ausruf galt dem Baby.

»Was …« Ich hielt mitten im Satz inne und starrte auf das Neugeborene. Inmitten dieser überstürzten Entbindung hatte ich es nicht bemerkt.

»Was ist denn das?«, fragte Sheila wieder und zeigte auf etwas, das das Baby völlig einhüllte.

Mein Puls begann, zu rasen. Die Erleichterung, die ich noch vor einer Sekunde verspürt hatte, war verschwunden.

Dann blitzte vor meinen inneren Augen ein Bild auf: Scooter.

Das neugeborene Mädchen war völlig von einer durchsichtigen, glitzernden Hülle umgeben. Sie war noch nass und glitschig und hinderte das Baby am Atmen. »Intakte Fruchtblase« lautet der medizinische Ausdruck. Ich hatte davon gehört und gelesen, doch bei unseren modernen Entbindungstechniken geschieht so etwas selten. Ein Notarzt wird noch seltener damit konfrontiert.

Ich ließ den grünen Absauger auf die Liege fallen und befahl Sheila: »Klinge Nummer 15«. Die Ruhe, mit der ich das sagte, erstaunte mich. Doch ich war tatsächlich vollkommen ruhig. Ich wusste, was zu tun war, und ich wusste, wie ich es tun musste.

Fast ohne hinzuschauen, fasste Sheila hinter sich in ein Regal an der Wand und holte das erforderliche Skalpell. Sie zog die sterile Umhüllung ab und hielt mir den Griff hin.

Mit der Klinge durchschnitt ich vorsichtig die Fruchtblase und zog die glitzernde Hülle vom Kopf des Mädchens. Dann griff ich nach dem Absauger und saugte Nase und Mund frei. Zum Glück hörten wir drei den ersten lauten, starken Schrei. Die Kleine war so zäh und unverwüstlich wie ihre Mutter.

Sheila nahm das Baby und rieb es mit einem Hadtuch trocken. Dann wurde die Nabelschnur abgeklemmt und durchtrennt, und Sheila legte das Mädchen in die Arme der Mutter.

Ich fiel auf den Stuhl neben der Liege und freute mich an dem Anblick, während die letzten Ausläufer des Adrenalinstoßes durch meinen Körper strömten.

»Haben Sie schon einmal so etwas gesehen?«, fragte Sheila, während sie die junge Mutter und das Kind betrachtete.

»Nein«, antwortete ich. Und dann dachte ich wieder an Scooter auf der Veranda. »Oder vielleicht doch …«

Sie ließ nicht locker: »Wie haben Sie gewusst, was zu tun war? Ich habe so etwas noch nie gesehen.«

Ich dachte gerade nach, wo ich mit den Erklärungen beginnen sollte, als uns die Stimme unserer Sekretärin unterbrach. »Sheila, hier ist ein neuer Patient«, rief sie von der Schwesternstation aus.

Sheila seufzte: »Ich schaue mal, was los ist. Dann rufe ich die Entbindungsabteilung an, damit sie die Frau nach oben holen. Ich glaube, wir sollten auch den Kinderarzt verständigen.«

Sie verließ das Zimmer und zog den Vorhang hinter sich zu.

Später, wenn es wieder etwas ruhiger wäre, würde ich es ihr erzählen. Und Sheila würde es verstehen. Es war kein glücklicher Zufall. Ich glaube, Einstein hatte unrecht, als er sagte: »Zufall ist die Form, die Gott annimmt, um nicht erkannt zu werden.« Unser Schöpfer will nicht unbekannt oder im Hintergrund bleiben. Er will, dass wir ihn kennen, mit ihm leben und mit ihm sprechen. Und wenn wir bereit sind, ihm zuzuhören, will er mit uns reden.

Dafür war ich ihm in dieser Nacht dankbar.

Der Kopf von Willis Stephens zitterte. Nicht stark, aber ich saß in der Kirchenbank hinter ihm und sah es deutlich.

Ich beobachtete den Hinterkopf von Willis etwa eine Minute lang, und ein komischer Gedanke durchfuhr mich: *Was passiert, wenn Willis zusammenbricht? Wenn er in diesem Augenblick in der Kirchenbank umfällt?*

Wir waren im Gottesdienst an einer Stelle angekommen, wo solche Gedanken nicht zu sehr störten oder ablenkten. Der Organist spielte ein ruhiges Musikstück, und meine Überlegungen hielten mich nicht vom Gebet oder von der Predigt ab.

Ich weiß nicht, warum ich diese Möglichkeit ins Auge fasste. Als meine Frau und ich in diese Bank geglitten waren, hatte Willis sich umgedreht und mir die Hand gegeben. Er hatte einen festen Händedruck. Er war fast neunzig Jahre alt und immer noch in guter Verfassung. In all den Jahren, in denen wir Mitglied dieser Kirche waren, gehörte Willis Stephens sozusagen zum Inventar, er war aus der Gemeinde nicht wegzudenken. Er war für seinen Humor, seine Großzügigkeit und seine Freundlichkeit gegenüber Kindern bekannt.

Was sollte ich tun?

Ich schielte zu meinem Freund Francis Wood hin, der neben mir saß. Er war etwa so alt wie ich, kräftig und gelenkig. Aber wie könnten wir Willis helfen?

Es wäre logisch, ihn in den Vorraum rechts von der Chorempore zu bringen. Da war genug Platz, und es gab auch ein Telefon, um den Krankenwagen zu rufen. Und wir konnten die Tür hinter uns schließen, um ihn von der Gemeinde abzuschirmen. Aber wie würden wir ihn dorthin bringen? Mit dieser Frage hatte ich mich früher schon einmal beschäftigt. Es ist nämlich extrem schwierig, einen völlig bewusstlosen Menschen ohne Muskeltonus hochzuheben und zu tragen.

Bevor ich gelernt hatte, in solchen Fällen nach einem kräftigen Pfleger oder Rettungsassistenten zu rufen, war ich einmal auf den Parkplatz gerannt, um zu helfen, einen Patienten aus einem Auto zu holen. Offensichtlich hatte er einen Herzanfall erlitten und war im Auto zusammengebrochen. Eine junge Krankenschwester und ich waren am Auto angekommen, eine andere Schwester schob eine Fahrtrage. Was dann folgte, möchte ich nie mehr erleben. Wir versuchten, einen Mann mittleren Alters mit einem Gewicht von über neunzig Kilo aus dem Auto zu holen und auf die Fahrtrage zu hieven. Überall waren Arme und Beine im Weg. Ich hatte mich immer für fit und durchtrainiert gehalten, aber es war extrem schwierig, den Mann auf die Fahrtrage zu bringen. Irgendwie gelang es uns schließlich, und wir konnten ihn in die Notaufnahme rollen. Aber wir waren alle erledigt.

Und nun saß Willis vor mir. Er wog wahrscheinlich über hundert Kilo. Was sollten Francis und ich tun?

Und dann kam mir der Gedanke wie ein Blitz: der »Feuerwehrgriff«. Das würde funktionieren. Ich versuchte, mich zu erinnern … Ich würde mit einer Hand einen meiner Ellbogen umfassen, mit der andern Hand einen Ellbogen von Francis. Er würde das Gleiche machen, und so würden wir mit unseren Unterarmen eine Art Sitz bilden. Wir würden das unter Willis' zusammengesunkenem Körper machen und ihn so relativ leicht hochheben können. Dann konnten wir ihn in den Vorraum bringen und dort vorsichtig auf den Boden legen.

Da ich eine Lösung gefunden hatte, entspannte ich mich, gerade als der Pfarrer aufstand und sich der Kanzel näherte. Ich achtete nicht mehr auf das Zittern des Kopfes vor mir.

Da nahm ich hinter mir ein Rascheln wahr. Jemand stupste mich an der Schulter.

Als ich mich nach links umdrehte, sah ich einen der jungen Männer der Gemeinde, der mir von der Bank hinter uns zuflüsterte: »Wir brauchen Sie hinten. Mit John Stanford ist etwas passiert.«

Sofort stand ich auf und schaute nach hinten. Ein paar Reihen vor der hinteren Wand beugten sich mehrere Menschen über den zusammengesunkenen John Stanford. Ich vernahm gedämpftes Stimmengewirr, und im Unterbewusstsein registrierte ich, dass der Pfarrer aufgehört hatte, zu sprechen.

Ich wandte mich an Francis und forderte ihn auf: »Komm mit, ich brauche deine Hilfe.« John Stanford war Mitte siebzig und musste wie Willis über hundert Kilo wiegen.

Meine Gedanken überschlugen sich, als wir den Gang entlangeilten.

Was war mit ihm geschehen? Atmete er? Hatte jemand den Krankenwagen gerufen? Als wir näher kamen, sah ich, wie drei oder vier Männer versuchten, ihn aus der Kirchenbank herauszubringen. Das war nicht leicht, und ich fragte mich, wie wir ihn in den rückwärtigen Teil der Kirche bringen konnten. Wir brauchten Platz, und als Erstes mussten wir ihn aus der engen Kirchenbank herausholen. Dann fiel es mir wieder ein: der »Feuerwehrgriff«.

Als wir bei seiner Bank ankamen, zeigte ich auf Francis und sagte: »Geh du in diese Reihe, neben ihn.« Ich ging in die Reihe hinter John und trat ein paar Leuten auf die Zehen, während ich mich durchdrängte.

Obwohl John bewusstlos schien, stellte ich schnell fest, dass der Puls spürbar war und dass er atmete. Ich sagte zu den Männern, die um ihn herumstanden: »Machen Sie uns etwas Platz.« Dann erklärte ich Francis den Griff. Wir fingerten eine Zeit lang ungeschickt an unseren Ellbogen herum, doch dann klappte es. Es war nicht leicht, aber wir konnten John hochheben, ihn aus der Kirchenbank herausholen und in den Eingangsbereich bringen.

Sachte legten wir ihn auf den Teppich, und ich überprüfte noch einmal den Puls. Er war spürbar, aber schwach. John war blass, und seine Haut war feucht. Während ich seine Krawatte lockerte und sein Hemd aufknöpfte, bat ich Francis, seine Beine hochzuheben, um das Blut aus den Beinen zum Herz und zum Kopf umzuverteilen.

»Hat jemand den Krankenwagen gerufen?«, fragte ich die Gruppe, die sich im Eingangsbereich versammelt hatte.

»Er ist unterwegs«, kam als Antwort. »Sie müssten in fünf Minuten hier sein.«

John begann, sich zu bewegen. Er öffnete die Augen, schaute um sich und dann auf mich. Er war verwirrt und wirkte ängstlich.

»Es wird alles gut, John«, beruhigte ich ihn. »Entspannen Sie sich, und atmen Sie langsam und tief durch.«

Seine Gesichtsfarbe verbesserte sich, und sein Puls wurde stärker. Bis die Rettungsassistenten ankamen, konnte John sprechen und fragte: »Was ist passiert?«

Innerhalb weniger Minuten schlossen ihn die Rettungsassistenten an einen Herzmonitor an, legten eine Infusion an seinen rechten Arm und eine Sauerstoffsonde in seine Nase. Sein Zustand war stabil, und bald befand er sich auf dem Weg ins Krankenhaus. Später berichtete er mir, dass er seinen Besuchern im Krankenhaus erzählte: »Das Schlimmste an der ganzen Sache war, als ich auf dem Boden aufgewacht bin und gesehen habe, dass Robert Lesslie mich auszieht.«

Als das Martinshorn des Krankenwagens nicht mehr zu hören war, wandte ich mich an Francis und legte ihm die Hand auf die Schulter: »Danke für deine Hilfe. Das war nicht einfach, stimmt's?«

Er schwitzte, und ich bemerkte, dass auch mein Hemd durchgeschwitzt war.

»Mann, Robert, ich hätte nicht gewusst, wie wir ihn aus dieser Kirchenbank herausbringen sollen. Bin ich froh, dass du an das Ding da gedacht hast, das wir gemacht haben, wie immer es auch heißt.«

Da wusste ich, dass die Gedanken, die ich mir über Willis gemacht hatte, mir von jemand anderem eingegeben worden waren. Ich hatte noch niemals zuvor den Feuerwehrgriff ausgeführt. Das war nie nötig gewesen – und bis heute habe ich ihn nie wieder gebraucht. An jenem Tag jedoch brauchte John Stanford Hilfe, und ich durfte zum Werkzeug werden. Der Gedanke machte mich demütig

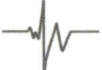

14:30 Uhr. Mittwochnachmittag.

Auf der Akte meines nächsten Patienten stand:

Brad Jenkins
42 Jahre alt, männlich
Halsentzündung, Husten und Verschleimung

Die für die Ersteinschätzung zuständige Schwester hatte ihn in unseren HNO-Raum gebracht.

Das müsste unkompliziert sein, dachte ich. *Kein Fieber. Blutdruck normal.*

Mit der Patientenakte in der Hand ging ich den Flur entlang.

»Vielleicht möchten Sie sich das anschauen«, schlug mir Amy Conners vor. Sie raffte ein paar ärztliche Dokumente zusammen. Es waren neuere Aufzeichnungen, die die Untersuchungen dokumentierten, die wir in der Abteilung durchgeführt hatten. Die Aktenschublade hatte einen Ordner für jeden der vorhergehenden 31 Tage, damit wir die Aufzeichnungen für jeden Patienten des vorhergehenden Monats schnell finden konnten. Wir hatten ein paar »Stammkunden«, und mit diesem System konnten wir diese Patienten und ihre zahlreichen Besuche bei uns besser im Auge behalten.

»Anscheinend war er in den letzten zwei Wochen ein halbes Dutzend Mal hier«, fügte Amy hinzu und schob den Stapel Aufzeichnungen über die Theke.

Das war ungewöhnlich, und bevor ich in den HNO-Raum ging, musste ich einen Blick darauf werfen.

Wenn Patienten häufig bei uns auftauchten, war das möglicherweise ein Alarmzeichen. Eine der Hauptregeln in der Notaufnahme bezog sich auf solche wiederholte Besuche. Dabei ging es auch um unsere innere Einstellung. Unerfahrene Mitarbeiter der Notaufnahme dachten nämlich oft, dass ein erneuter Besuch ohne Terminvereinbarung überflüssig war und die Beschwerden simuliert waren. Das ist eine gefährliche Einstellung, denn sie führt zu einer oberflächlichen Untersuchung, was manchmal katastrophale Folgen haben kann. Ein Patient, der zum wiederholten Mal kommt, könnte in der Tat etwas Schwerwiegendes haben, das beim ersten Besuch übersehen wurde.

Manchmal ist Disziplin erforderlich, man muss sich zwingen, objektiv und sachlich zu bleiben. Bei diesen Patienten muss man als Arzt besonders aufmerksam und mit viel Einfühlungsvermögen vorgehen.

Amy hatte recht. Es war das sechste Mal innerhalb von zwei Wochen, dass Mr Jenkins zu uns kam.

Bei seinem ersten Besuch hatte ich selbst ihn untersucht. Er hatte über Druck im Kopf, Erschöpfung und leichten Husten geklagt. Meine Diagnose lautete »Infekt der oberen Atemwege«, und er bekam einen Schleimlöser und ein Hustenmedikament. Ich überprüfte diese Eintragungen sorgfältig und überzeugte mich davon, dass seine Vitalfunktionen normal gewesen waren und ich nicht irgendeine Kleinigkeit übersehen hatte. Alles wies auf einen Routinefall hin.

Beim nächsten Besuch, zwei Tage später gegen Mitternacht,

hatte einer meiner Kollegen Dienst gehabt. Der Patient klagte über hartnäckigen Husten und Schlafstörungen. Seine Vitalfunktionen waren völlig normal, in der Anamnese gab es keine Hinweise auf irgendeinen Verdacht. Bei diesem Besuch wurde er gründlich untersucht, unter anderem wurde ein Blutbild gemacht und der Brustkorb geröntgt. Alles war ohne Befund. Mein Kollege diagnostizierte eine Bronchitis und gab ihm ein Antibiotikum, für den Fall, dass eine bakterielle Infektion vorlag. Wieder schien alles fachgerecht verlaufen zu sein. Weiterhin wurde dem Patienten geraten, zu seinem Hausarzt zu gehen, falls sich sein Zustand nicht bessern sollte.

Drei Tage nach diesem Besuch war Mr Jenkins in die Notaufnahme zurückgekommen und hatte erklärt, dass sich sein Zustand nicht gebessert habe. Seine Beschwerden waren »Husten, Verschleimung und Erschöpfungszustand«. Beim folgenden Besuch klagte er über »Übelkeit«, und auf dem Blatt von gestern stand einfach »keine Besserung«. Jedes Mal war die Untersuchung normal verlaufen, ohne Befund, und ihm wurde nahegelegt, zu einer Nachuntersuchung zu seinem Hausarzt zu gehen.

Vielleicht hatte er keinen Hausarzt. Vielleicht hatte er keine Krankenversicherung und konnte sich eine Nachuntersuchung in einer Arztpraxis nicht leisten. Ich schaute die Angaben zur Person auf dem Blatt von heute an und sah, dass Mr Jenkins in einem der größten Unternehmen der Stadt angestellt war. Als Beruf hatte er »Bezirksleiter« angegeben.

Das war ungewöhnlich. Ich dankte der Sekretärin und heftete diese Aufzeichnungen an das Klemmbrett, unter das Blatt für heute.

Ich schloss die Tür des HNO-Raums hinter mir und stand am Fußende der Untersuchungsliege. Brad Jenkins saß auf dem Bett, war nach vorne gelehnt, hatte die Arme ausgestreckt, und seine Hände umklammerten die Kante der dünnen Matratze, die ein Minimum an Komfort bot. Seine Beine baumelten vor und zurück. Als ich eintrat, schaute er mich an.

Es schien ihm nicht schlecht zu gehen, zumindest sah er nicht akut krank aus. Er trug eine kakifarbene Hose, ein hellblaues Hemd und eine rote Krawatte. Mir fiel nichts Außergewöhnliches auf.

»Mr Jenkins, ich bin Dr. Lesslie«, stellte ich mich kurz vor. »Was kann ich heute für Sie tun?«

Er hörte auf, mit den Beinen zu schaukeln, änderte aber seine Haltung nicht, blieb nach vorne gelehnt und hielt sich am Bett fest.

»Sicher haben Sie bemerkt, dass ich in letzter Zeit öfter hier war«, begann er und machte eine Geste in Richtung des Klemmbretts in meiner Hand. »Es geht mir einfach nicht besser. Ich fühle mich immer noch hundeelend, bin verschleimt und habe gelegentlich etwas Husten.« Nach dem letzten Satz räusperte er sich. »Soweit ich weiß, sind Sie der ärztliche Leiter hier. Deshalb möchte ich Ihnen sagen, dass die Ärzte und Schwestern jedes Mal, wenn ich hier war, sehr professionell gearbeitet haben. Was meine Behandlung betrifft, habe ich über nichts zu klagen, außer dass es mir einfach nicht besser geht.«

Sechs Besuche in zwei Wochen – und er saß völlig ruhig vor mir und machte uns Komplimente. Ich schaute wieder auf die Patientenakte und stellte fest, dass er auch kein leichtes Fieber und keine leicht erhöhte Herzschlagfrequenz hatte. Es gab keinerlei Hinweis auf ein eventuell vorliegendes ernsthaftes Grundleiden.

»Danke«, antwortete ich. »Aber unser Ziel hier ist, sicherzustellen, dass es Ihnen gut geht, und wir versuchen, herauszufinden, wo die Ursache für Ihre Symptome liegt. Hatten Sie in letzter Zeit Gewichtsverlust oder Nachtschweiß? Hat sich Ihr Appetit auffällig verändert oder Ihr normaler Tagesablauf? Hatten Sie irgendwelche Blutungen?«

All diese Fragen verneinte er. Ich forschte weiter nach irgendeinem Anhaltspunkt, nach kleinsten Hinweisen, die mich zu einer richtigen Diagnose führen könnten. Ich wäre froh über irgendetwas gewesen, das mir eine Richtung wies, die ich weiterverfolgen konnte.

Nichts. Alles schien völlig normal zu sein, abgesehen von dem leichten Husten und der Halsentzündung. Doch auch diese Symptome waren bei näherer Betrachtung vage und unspezifisch.

Seine Untersuchung ergab wieder keinen Befund. Ohren, Nase, Hals, Herz, Brustraum – alles war normal. Auch sein Muskeltonus und die neurologischen Untersuchungen waren unauffällig.

Ich rieb mich am Kinn und betrachtete die Aufzeichnungen der früheren Untersuchungen. Ein großes Blutbild war gemacht worden, und es war völlig normal. Kein Hinweis auf eine Infektion oder Anämie oder irgendwelche Probleme mit den Blutplättchen.

Als ich alle Möglichkeiten ausgeschöpft hatte und mit meinem Latein am Ende war, erklärte ich ihm: »Mr Jenkins, ich kann heute nichts Beunruhigendes entdecken. Es tut mir leid, dass ich Ihnen keine genaue Diagnose für die Ursache Ihrer Probleme geben kann. Manchmal erfordert es einfach etwas Zeit, um klarer zu sehen. Ich glaube, das Beste ist, Sie gehen zu einem der HNO-Ärzte in der Stadt, wenn möglich in den nächsten ein oder zwei Wochen. Wir können Ihnen bei der Suche gern behilflich sein.«

Ich wartete auf seine Reaktion. Er sagte nichts, schaute mich nur an.

»Ist das in Ordnung für Sie?«, fragte ich.

Er senkte den Kopf, starrte den Fußboden an und nickte.

»Ja, ich denke schon«, murmelte er. Seine Stimme klang resigniert, aber nicht frustriert und in keiner Weise verärgert.

»Gut«, antwortete ich. »Ich bereite ein paar Unterlagen für Sie vor und komme gleich zurück. Wir helfen Ihnen, einen Termin bei einem unserer Fachärzte zu bekommen.«

Er antwortete nicht, und ich verließ das Zimmer.

Als ich den Flur entlangging, wurde mir bewusst, dass ich nicht das Gefühl hatte, mit Brad Jenkins abgeschlossen zu haben. Ich war zwar etwas beruhigt, weil ich seine vollständige Anamnese erstellt und gründliche Untersuchungen durchgeführt hatte. Ich hatte meine Arbeit getan. Doch es fehlte der Abschluss. Manchmal ist das in der Notaufnahme einfach so, und man muss sich um den nächsten Patienten kümmern. Aber hier war es anders. Hier ging irgendetwas vor sich, das ich nicht benennen konnte.

Ich ging in die Schwesternstation und schrieb die Dokumentation zu Brad Jenkins. Amy holte den Überweisungsordner und suchte die Seite mit den Namen, Adressen und Telefonnummern unserer HNO-Ärzte.

»Was ist mit ihm los?«, fragte sie. »Er sieht aus, als sei er glaubwürdig, meinen Sie nicht auch? Aber all diese Besuche hier …«

»Ja, er wirkt glaubwürdig«, stimmte ich ihr zu. »Ich weiß nicht auch nicht, warum er dauernd zurückkommt. Alles scheint in Ordnung zu sein.«

Ich legte meinen Stift hin und wusste nicht, was ich in das Feld »Diagnose« schreiben sollte. Was war eigentlich meine Diagnose?

Irgendetwas trieb mich um und ließ mich nicht zur Ruhe kommen. Ich versuchte, dieses unangenehme Gefühl abzuschütteln, und nahm den Stift wieder in die Hand. Ich hielt ihn über der Patientenakte von Mr Jenkins, stockte wieder, und dann kam mir langsam ein Gedanke. Ich weiß nicht, woher er kam, doch als er sich verfestigte, wusste ich, was ich zu tun hatte.

Ich steckte den Stift in die Tasche meines Arztkittels und kehrte in den HNO-Raum zurück. Brad Jenkins saß immer noch auf der Untersuchungsliege, aber jetzt hatte er sich zurückgelehnt und hielt die Hände im Schoß gefaltet. Ich schloss die Tür und ging zu dem Stuhl in der Ecke des Zimmers. Dann setzte ich mich, und wir schauten einander in die Augen.

171

»Mr Jenkins«, begann ich etwas unsicher, denn ich wusste nicht, wohin das führen würde, war jedoch fest entschlossen, diesen Weg einzuschlagen. »Ich muss Ihnen noch ein paar Fragen stellen.«

»Ja, Herr Doktor. Was möchten Sie wissen?«, fragte er mit matter Stimme.

Ich erkundigte mich: »Bei einem Ihrer Besuche haben Sie angegeben, dass Sie Schlafstörungen haben. Sie haben mir gesagt, dass das am Husten und an der Verschleimung liegt. Seit wann haben Sie diese Probleme mit dem Schlafen?«

»Ach, schon seit ein paar Monaten, glaube ich«, antwortete er. »Warum?«

»Erzählen Sie mir etwas über Ihren Tagesablauf. Was machen Sie in Ihrer Freizeit, einfach so zum Vergnügen?«, bohrte ich weiter.

Er schaute mich etwas verdutzt an und hatte offensichtlich Mühe, eine Antwort zu finden. »Ich, äh, ich … ich weiß nicht«, antwortete er schließlich.

Nachdem ich noch ein paar andere Fragen gestellt hatte, kam ich zur Sache. »Brad, hatten Sie schon einmal Probleme mit Depressionen? Hatten Sie schon einmal den Eindruck, irgendwie in einem Loch zu stecken oder nicht mehr weiterzuwissen?«

Er starrte mich einen Augenblick lang an, dann wandte er den Blick ab und senkte den Kopf.

Als keine Antwort kam, fragte ich: »Haben Sie schon einmal daran gedacht, sich etwas anzutun?«

Bei dieser Frage seufzte er tief und flüsterte: »Ja.«

Es war schmerzlich für ihn, aber ich musste weitermachen.

»Haben Sie auch daran gedacht, wie Sie das tun könnten?«

Er atmete tief durch und schaute mich an. »Ja. In meinem Auto liegt ein Revolver, und ich habe mir vorgenommen, wenn ich hier weggehe, fahre ich zum See. Ich kann so nicht mehr weiterleben.«

Brad Jenkins berichtete mir über seine zerrüttete Ehe, seinen Sohn im Teenageralter, der ihm fremd geworden war, und den immer größer werdenden Stress in seinem anspruchsvollen Beruf. Sein Leben geriet aus den Fugen, und er wusste nicht, wohin er sich wenden konnte.

»Wir werden Ihnen helfen, Brad.«

Wir wiesen ihn in die psychiatrische Abteilung des Krankenhauses ein. Während Amy die Vorkehrungen hierfür traf, nahm ich Mr Jenkins die Autoschlüssel ab und ging mit einem Wachmann zum Parkplatz. Wir fanden sein Auto und öffneten es. Ich langte unter den Sitz und fühlte das kalte Metall einer Handfeuerwaffe.

Aber Gott redet doch auf die eine
und andere Weise, wir merken es nur nicht.

HIOB 33,14

Kapitel 11

Finstere Mächte

Einmal, als er in der Synagoge war,
fing ein Mann, der von einem Dämon besessen war,
an zu schreien.

LUKAS 4,33

Es war zwei Uhr morgens, Mitte April. Seltsamerweise hatten wir keinen einzigen Patienten in der Notaufnahme. Gerade hatten wir unseren letzten Besucher entlassen, einen alkoholisierten Studenten, der mit dem Gehsteig auf Tuchfühlung gegangen war. Er hatte eine Platzwunde an der Augenbraue, eine dick geschwollene Lippe und drei abgebrochene Zähne. Er hatte vermutlich keinen leichten Tag vor sich.

Ich saß mit den Füßen auf dem Schreibtisch in der Schwesternstation, als das Telefon klingelte.

»Herr Dr. Lesslie, es ist für sie«, sagte Lynne, die Sekretärin der Nachtschicht, und reichte mir den Hörer. »Einer der Notärzte von York.«

York ist eine kleine Stadt, etwa 25 Kilometer von uns entfernt. Dort gab es eine kleine, mittelmäßig ausgelastete Notaufnahme. Ein Anruf von dort, besonders mitten in der Nacht, ließ nichts Gutes ahnen. Und dieser Anruf war keine Ausnahme.

»Dr. Lesslie«, stellte ich mich am Telefon vor.

»Hallo, Dr. Lesslie, ich bin Dr. Frost aus York. Ich habe heute Nacht hier Dienst und brauche etwas Hilfe.« Er klang jung und ein wenig ratlos.

»Worum geht es denn?«, fragte ich, stellte die Füße auf den Boden und richtete mich auf.

»Ich habe eine Dame hier, 35 oder 36 Jahre alt, und, äh, sie

175

muss versorgt werden, und es ist … äh, es übersteigt unsere Möglichkeiten«, erklärte er.

»Wie muss sie versorgt werden?«, fragte ich und wurde neugierig. Gleichzeitig schwante mir nichts Gutes. »Was hat sie denn?«

Er schwieg einen Moment lang.

»Zunächst einmal ist sie verrückt. Da bin ich mir sicher. Aber das ist nicht ihr Hauptproblem«, sagte er und klang wieder sicherer. Aber in seiner Stimme schwang eine unterschwellige Bestürzung mit. Jetzt hatte ich das Gefühl, dass er etwas zurückhielt.

Als er »verrückt« sagte, dachte ich sofort an eine familiäre Veranlagung. Die psychiatrische Versorgung in unserem Bezirk war gut, und man konnte den Menschen die psychologische Hilfe bieten, die sie brauchten. Aber das hätte er wissen müssen. Die Notaufnahme in York hatte immer wieder mit psychiatrischen Notfällen zu tun.

»Sie, äh, hat auch ein medizinisches Problem, das behandelt werden muss«, fuhr Dr. Frost fort.

Er wartete auf meine Reaktion.

»Und worin besteht das?«, fragte ich und wurde etwas ungeduldig.

»Sie hat ihre Zunge verschluckt«, meinte er kurzerhand. »Nein, warten Sie. Sie hat sie zunächst herausgerissen und dann verschluckt.«

Ich saß da und wartete auf mehr Informationen, bekam aber keine.

»Sie hat was?«, fragte ich und verlangte nach näheren Erläuterungen. »Die Zunge verschlucken« erinnert an jemanden, der einen Anfall bekommt und die Kontrolle über seine Muskeln verliert, mit dem Risiko, dass die Zunge schlaff nach hinten in die Luftröhre fällt, was dann ein wirkliches Problem verursacht. Aber natürlich »verschluckt« niemand seine Zunge. Und niemand »reißt sich die Zunge heraus«. Das wäre zu schmerzhaft und blutig. Dieser Dr. Frost am Telefon musste auch etwas wirr im Kopf sein.

»Wie schlimm ist die Verletzung, und wie steht es um ihre Luftröhre?« Ich versuchte, ihm einen Vertrauensvorschuss zu geben.

»Die Luftröhre ist in Ordnung«, erklärte Dr. Frost und wirkte nun wieder etwas sicherer, da er sich auf medizinische Fakten konzentrieren konnte. »Die Zunge ist ziemlich kaputt, oder vielmehr das, was davon übrig ist. Aber sie blutet nicht viel. Sie, äh, sie lässt mich nicht richtig in ihren Mund schauen. Aber sie atmet normal.«

Ich dachte einen Augenblick nach: »Meiner Meinung nach müsste sie einem HNO-Arzt oder vielleicht einem Facharzt für Oralchirurgie vorgestellt werden. Haben Sie schon jemanden angerufen?«

Die Auswahl an Ärzten in York war begrenzt, es gab fast nur Ärzte für Allgemeinmedizin. Vor allem mangelte es an Fachärzten, und Patienten, die eine Facharztbehandlung benötigten, wurden, meistens nach Rock Hill geschickt.

»Ich habe es bei einigen in Ihrer Gegend versucht, zum Beispiel bei Dr. Woods und Dr. Smith. Aber sie waren nicht interessiert«, berichtete Dr. Frost. »Sie wollen diese Patientin nicht übernehmen. Da hatte ich kein Glück. Sie haben beide gemeint, sie muss zuerst einem Psychiater vorgestellt werden, und dann könnte eine Entscheidung getroffen werden.«

Damit hätte er sich eigentlich zufriedengeben können. Ich hatte jedoch das Gefühl, dass er sein Problem auf mich abwälzen wollte, und war fest entschlossen, mich heftig dagegen zu wehren.

Ich würde ihm raten, die letztere Möglichkeit zu ergreifen, also die Überweisung an einen Facharzt für Psychiatrie. Er musste schon selbst eine Lösung für dieses Dilemma finden.

Aber bevor ich etwas sagen konnte, fuhr er fort: »Ich habe in der Psychiatrie angerufen. Doch dort wurde mir gesagt, man muss das medizinische Problem in den Griff kriegen, bevor sie etwas tun können. Sehen Sie, in welcher Zwickmühle ich bin?« Er versuchte, *mir* diesen Fall aufzuhalsen, doch auf diesem Ohr war ich taub.

»Nun, sieht schwierig aus. Haben Sie es schon bei jemandem in Columbia oder Charlotte versucht? Vielleicht könnte da jemand aushelfen. Oder vielleicht hat die Patientin einen Hausarzt, den Sie anrufen können?«

»Nein, das habe ich alles schon probiert«, antwortete er. Und dann kam es: »Ich habe gehofft, dass …«

Ich unterbrach ihn. »Wenn ich Ihnen einen Rat geben darf, dann probieren Sie es einfach weiter. Oder stabilisieren Sie die Patientin bis zum Morgen, und warten Sie ab, wie sich die Dinge entwickeln. Meistens ist es leichter, schwierige Maßnahmen bei Tageslicht zu treffen«, empfahl ich. »Aber ich glaube nicht, dass wir Ihnen hier helfen können. Nach dem, was Sie gesagt haben, haben Sie alles getan, was wir tun würden. Ich würde es einfach weiter versuchen und … viel Glück.«

Ich hatte nicht die geringsten Gewissensbisse, weil ich ihm nicht aus der Patsche half. Schließlich war er Notarzt und musste mit dieser Situation klarkommen. Außerdem gab es ein unausgesprochenes Gesetz unter Notärzten: »Du sollst deine Fälle nicht auf einen Kollegen abwälzen.« Und genau das versuchte er anscheinend.

Am anderen Ende der Leitung herrschte Schweigen. Dann kam ein resigniertes »Okay, ich versuche es weiter und sehe, was ich tun kann. Danke«. Er war sichtlich enttäuscht, als er auflegte.

Lynne schaute mich an. »Was ist denn dort los?«, fragte sie.

»Der Kollege von der Notaufnahme in York steckt in der Bredouille. Er hat einen psychiatrischen Fall und weiß nicht, wie er damit umgehen soll. Ich glaube, er hat gehofft, dass wir ihm aus der Patsche helfen. Aber er wird schon selber damit fertigwerden. Hoffentlich.«

»Hmm«, brummelte Lynne vage, bevor sie sich wieder an ihr Kreuzworträtsel setzte.

Ich ging ins Büro, um mir eine Tasse Kaffee zuzubereiten, und wollte mich an den Arbeitsplan für den folgenden Monat machen. Es sah so aus, als würde die Nacht ruhig werden. Diese Gelegenheit wollte ich nutzen, um endlich etwas Papierkram zu erledigen.

Eine halbe Stunde später ging ich den Flur entlang Richtung Schwesternstation. Kathy Neal, die erst vor Kurzem die Krankenpflegeprüfung abgelegt hatte, füllte gerade das Material im kleinen Trauma-Raum auf.

»Immer noch ruhig«, sagte sie offensichtlich erleichtert und hoffte bestimmt, dass es so blieb. Sie arbeitete erst seit drei Wochen in der Notaufnahme und war noch sehr unerfahren. Sie war möglicherweise etwas zu sensibel, aber alle waren sich einig, dass sie eine gute Notaufnahme-Schwester werden würde. Was ihr fehlte, war Erfahrung, aber in der Notaufnahme im Allgemeinen Krankenhaus Rock Hill würde sie diese schnell bekommen.

»Ja«, antwortete ich. »Bis jetzt ist die Nacht gut verlaufen.« Ich schaute auf die Uhr. Zwanzig vor drei.

In der Schwesternstation hatte Lynne ihr Rätselheft beiseitegelegt. Sie ordnete ihren Arbeitsbereich und vergewisserte sich, dass für die nächste Schicht genügend Formulare und Berichtsblätter zur Verfügung standen.

Plötzlich öffneten sich die Automatiktüren des Haupteingangs. Reflexartig schaute ich hin.

»Erwarten wir etwas?«, fragte ich Lynne.

»Nicht, dass ich wüsste«, antwortete sie und schaute zum Eingang. »Es hat niemand angerufen.«

Zwei Rettungsassistenten schoben eine Fahrtrage durch die Tür. Sofort erkannte ich die beiden jungen Männer und ihre Uniformen. Sie gehörten zum Rettungsdienst von York.

Auf der Bahre saß rittlings eine junge Frau, auf jeder Seite baumelte ein Bein herunter. Sie sah verärgert aus, ihre Unterlippe war noch vorne geschoben, und sie starrte geradeaus vor sich hin. Sie schien ihre neue Umgebung überhaupt nicht wahrzunehmen. Die Hände hielt sie im Schoß gefaltet, und auf ihrem Kopf lag ein zerrissener, schmutziger blauer Stofffetzen, der ihr fast in die Augen fiel. Es schien eine Art kleines Handtuch zu sein.

»Was gibt's?«, frage ich Danny, einen der Rettungsassistenten. Doch ich wusste bereits die Antwort auf diese obligatorische Frage. *Dr. Frost.*

Lori hatte gehört, dass die Tür aufgegangen war, und kam aus dem Triage-Raum. Sie bat den anderen Rettungsassistenten, die Patientin in Zimmer 5 zu fahren.

Danny blieb an der Schwesternstation stehen und überließ die Fahrtrage seinem Kollegen. Er hatte ein Klemmbrett unter dem Arm und legte es auf die Theke. Dann öffnete er die Metallklammer und machte ein paar Notizen.

»Herr Doktor«, begann er. »Die Notaufnahme von York hat mich angerufen, damit ich die Dame hierherbringe. Dr. Frost hat gesagt, er hat mit Ihnen gesprochen, und Sie erwarten diese Patientin.«

Ich spürte, wie mir die Röte ins Gesicht stieg, sagte aber nichts, sondern handelte nach dem Motto: »Mach den Boten nicht für die schlechte Nachricht verantwortlich.« Danny konnte nichts dafür. Er tat nur seine Arbeit. Mein erster Gedanke war, das Telefon zu nehmen und diesen jungen Dr. Frost zur Schnecke zu machen. Doch was würde das nützen? Nichts, zumindest nicht im Augenblick.

Ich konnte den Rettungsassistenten nicht sagen, sie sollten die Frau zurück nach York fahren. Sie war jetzt meine Patientin. Doch in nicht allzu ferner Zukunft würde ich mit Dr. Frost ein Hühnchen zu rupfen haben.

Danny erzählte mir die Geschichte und wiederholte zum größten Teil die Informationen, die ich bereits hatte. Doch dann berichtete er mir Dinge, die er von den Hilfssheriffs erfahren hatte, die mit dieser Frau in der Notaufnahme von York gewesen waren.

»Anscheinend ist diese Frau seit Langem geistesgestört. Sie und ihre beiden Schwestern haben in den vergangenen Tagen in der Stadt Unruhe gestiftet. Sie haben die Leute auf der Straße angesprochen und sie mit Voodoo-Zeug und dergleichen bedroht. Sie sind in ein Kaufhaus gegangen und haben gesungen und irgendwelche komischen Sachen rezitiert. Die Patientin hier, Ethel, ist wohl die Schlimmste von ihnen. Schließlich haben die Hilfssheriffs alle drei eingesperrt. Das war gestern, glaube ich. Und dann sind diese komischen Dinge passiert.«

Er hielt inne und schielte zu Zimmer 5 hinüber. Lori und der andere Rettungsassistent hatten Ethel von der Liege des Rettungsdienstes auf unser Bett gehoben. Sie machte jetzt einen recht friedlichen Eindruck, saß ruhig mit verschränkten Armen da und hatte immer noch das blaue Handtuch auf dem Kopf. Kathy Neal war in das Zimmer getreten und beobachtete alles aus sicherer Entfernung.

Bevor Danny weitersprechen konnte, wandte ich mich an Lynne. »Rufen Sie bitte den Sicherheitsdienst. Wir brauchen jemanden, der bei ihr bleibt, bis wir wissen, was wir mit ihr anfangen sollen.«

Danny berichtete weiter: »Einer meiner Freunde im Gefängnis hat mir erzählt, dass er die drei Schwestern in dieselbe Zelle gesperrt hat und dass sie sich in eine Ecke gekauert haben, die ganze Zeit vor und zurück geschaukelt sind und dabei vor sich hin gemurmelt haben. Dann ist es still geworden, und er hat nachgeschaut, ob alles in Ordnung ist. Dann muss es angefangen haben. Ethel hatte ihre Finger im Mund, als ob sie etwas aus dem Mund holen wollte. Und das hat sie getan. Sie hat sich ihre Zunge herausgerissen, mit den Fingern, Stück um Stück. Die ganze Zunge, stellen Sie sich das mal vor!«

Er schüttelte den Kopf.

»Sie hat was?«, fragte ich. Das war nun doch etwas weit her-geholt. In all den Jahren in der Notaufnahme hatte ich viele Zungenverletzungen gesehen. Kinder, die hingefallen und auf dem Kinn gelandet waren und sich die Zunge vorn oder seitlich aufgebissen hatten. Ich hatte sogar einmal einen Achtzehnjäh-rigen behandelt, der mitten in der Nacht kam und mir erzählte, dass seine Freundin böse auf ihn gewesen war und dann so getan hatte, als ob sie sich versöhnen wollte, und ihn geküsst hatte. Bei diesem Kuss hatte sie seine Zungenspitze abgebissen und verschluckt. Aber es war nur die Spitze gewesen, nur ein kleines Stück, und wenige Stiche hatten genügt, um die Wunde zu vernähen. Aber die eigene Zunge mit den Fingern herausrei-ßen? Unmöglich.

»Doch«, beharrte Danny. »Stück für Stück. Alles weg. Und komischerweise hat es nicht einmal sehr geblutet. Ich hätte ge-dacht, sie würde bluten wie eine abgestochene Sau. Aber nein. Es muss sich ein Blutgerinnsel gebildet haben oder so etwas.«

»Warum in aller Welt würde jemand so etwas machen?«, fragte ich und beobachtete Ethel von Weitem. Sie hatte begon-nen, langsam und rhythmisch vor und zurück zu schaukeln.

»Ihre Schwester hat dem Hilfssheriff gesagt, dass sie es satt-hat, dass die bösen Geister durch sie sprechen, und dass sie dem ein Ende setzen will. Und deshalb hat sie auch dieses ek-lige Handtuch auf dem Kopf – damit die Geister nicht in sie hineinfahren. Versuchen Sie nur, ihr das Ding wegzunehmen. Dann packt sie blitzschnell Ihre Hand.«

»Hm«, überlegte ich. Das klang ja recht interessant, obwohl ich immer noch nicht an die Ernsthaftigkeit der Zungenverlet-zung glaubte. Niemand ist in der Lage, sich die eigene Zunge herauszureißen. Aber ich musste das klären und eine Lösung für Ethel finden.

»Danke, Danny. Und falls Sie heute Abend zufällig noch ein-mal in die Notaufnahme von York kommen, dann danken Sie Dr. Frost von mir.«

»Okay, Herr Doktor«, antwortete er. Bei dieser letzten Bemerkung schaute er etwas verständnislos drein.

Ein Sicherheitsbediensteter kam den Flur entlang, als ich auf Zimmer 5 zuging. In diesem Fall war der Begriff vielleicht ein bisschen unpassend. Dieser über siebzig Jahre alte Herr war vielleicht ein Bediensteter, sah aber nicht sehr selbstsicher aus und vermittelte auch kaum ein Gefühl der Sicherheit. Hier unterschied sich unser Krankenhaus nicht von vielen anderen. Um die Ausgaben niedrig zu halten, hatten sie den billigsten Sicherheitsdienst angeheuert, den sie finden konnten. Das bedeutete, dass unsere Sicherheitsleute im Allgemeinen unbewaffnete, unausgebildete Rentner waren. Doch sie trugen schicke Uniformen. Ed machte regelmäßig Nachtdienst bei uns. Er war ruhig und angenehm. Doch falls ein wirkliches Problem auftauchte, gelang es ihm normalerweise, spurlos zu verschwinden. Hoffentlich war er mit Ethel nicht überfordert!

»Ed, holen Sie sich einen Stuhl, setzen Sie sich in die Ecke da, und behalten Sie diese Dame im Auge«, wies ich ihn an, als ich mit ihm Zimmer 5 betrat.

Lori maß gerade Ethels Blutdruck.

»Ms …« Ich machte eine Pause und schaute auf das Klemmbrett neben ihr. »Ms Jones. Ich bin Dr. Lesslie. Wir sind heute Abend hier, um Ihnen zu helfen, und wollen sehen, was wir für Sie tun können.«

Sie reagierte nicht, schaukelte weiter vor und zurück und starrte geradeaus vor sich hin. Ich warf Lori einen Blick zu; sie schüttelte den Kopf.

Ich musste es versuchen. »Nun, Ethel, ich würde gerne in Ihren Mund schauen.«

Zu meiner Überraschung hörte sie mit dem Schaukeln auf, wandte mir den Kopf zu und machte den Mund auf. Sie riss ihn wirklich weit auf. Diese Gelegenheit wollte ich mir keinesfalls entgehen lassen, also griff ich nach der Stableuchte, die an der Wand hing, und schaute in Ethels Mund.

Ich war schockiert! Mich bringt so schnell nichts aus der Fassung, aber ich war wirklich wie vor den Kopf geschlagen.

»Heiliger …«, begann ich, riss mich aber zusammen. Schließlich war ich der Arzt hier und musste zumindest ruhig aussehen und so tun, als sei ich der Situation gewachsen.

Heiliger Strohsack!, vollendete ich den überraschten Ausruf in Gedanken. Die Zunge war wirklich weg! Ich lehnte mich über die Frau und schaute genauer hin. Die Zunge war bis zur Wurzel herausgerissen. Bis auf eine höckerartige Erhebung im Rachen war nichts mehr von ihr übrig. Erstaunlicherweise blutete die Wunde nicht, nur ein paar Gerinnsel bedeckten den Stummel.

Lori spähte mir über die Schulter, und ich höre ein schwaches Japsen. Wir schauten einander an, sagten aber kein Wort.

Ich stand auf und hängte die Stableuchte in ihre Halterung zurück.

Ethel machte den Mund zu und setzte sich wieder aufrecht hin, starrte geradeaus, schaukelte aber jetzt nicht mehr vor und zurück, sondern von einer Seite auf die andere.

Lori und ich verließen das Zimmer. Ed blieb mit übereinandergeschlagenen Beinen und verschränkten Armen in der Ecke sitzen. Er bot einen komischen Anblick. Seine leuchtend rote Baseballmütze saß schief, der Schild der Mütze zeigte auf seine linke Schulter. Die schmale marineblaue Krawatte war verschoben und hing auf der rechten Seite seiner Brust. Doch er nahm seine Aufgabe todernst und wandte den Blick nicht von seinem Schützling.

»Du meine Güte«, sagte Lori. »So etwas habe ich noch nie gesehen.«

»Ich auch nicht«, stimmte ich ihr bei, strich mir über den Bart und fragte mich, was ich mit dieser Frau tun sollte.

In der nächsten Stunde verringerten sich die Aussichten auf eine vernünftige Lösung immer mehr.

Ich rief mehrere Kollegen vor Ort an, um zu sehen, ob einer

der HNO-Ärzte diese Frau anschauen könnte. Der Arzt im Bereitschaftsdienst war schon von Dr. Frost angerufen worden und sagte mir das Gleiche wie ihm: »Robert, ich habe den Eindruck, diese Dame muss zu einem Psychiater. Ich bin der Meinung, dass man an diesem Punkt ansetzen sollte.«

Man kann sich die Antwort des Psychiaters vorstellen: »Robert, das ist in erster Linie ein medizinisches Problem. Wenn das auf die Reihe gebracht ist, schauen wir die Patientin gerne an. Und viel Glück.«

Ja. Viel Glück.

Ich berichtete dies alles Lori und bat sie, sich zu überlegen, was wir sonst noch tun konnten. Im Augenblick wusste ich nicht mehr weiter. Wenigstens verhielt Ethel sich ruhig, und ihr Zustand war stabil. Sie blutete auch nicht aus dem Mund.

Ed hatte Ethel einen kleinen Notizblock und einen Kugelschreiber hingelegt. »Ich glaube, sie kann nichts sagen, und wenn sie etwas braucht, kann sie es aufschreiben.« Er zeigte auf den Block am Fußende der Liege, den die Patientin jedoch offensichtlich unbeachtet ließ.

Doch genau in diesem Moment geriet Ethel in Bewegung. Ich stand an der Schwesternstation und schaute geistesabwesend in ihre Richtung. Langsam hob sie ihren rechten Arm und wandte Ed ihren Oberkörper zu. Mit ihrem langen, gekrümmten Zeigefinger zeichnete sie langsam Kreise in die Luft. Plötzlich zeigte sie direkt auf Ed und begann, mit dem Kopf heftig hin und her zu schütteln. Ihre Augen waren weit aufgerissen, und sie schien etwas völlig Unverständliches zu murmeln. Jetzt befürchtete ich, dass unser Sicherheitsbediensteter zu Boden stürzen würde. Eine unbändige, lähmende Angst stand ihm ins Gesicht geschrieben. Er war mit seinem Stuhl so weit nach hinten gegen die Wand gerückt, wie es möglich war. Doch es war nicht weit genug. Langsam stand er auf und schlich seitlich aus dem Zimmer. Dabei wandte er den Blick nicht von Ethel ab. Und sie wandte den Blick nicht von ihm ab. Mit ihrem Finger verfolgte sie ihn, ihr Kopf wackelte hin und her, ihre stummen Lippen bewegten sich fieberhaft.

»Sie verhext mich mit so einem Voodoo-Zeug, Herr Doktor. Nein, das mache ich nicht mit«, stammelte er und trat in den Flur. Dann zog er an seiner Hose und erklärte: »Ich bleibe hier stehen, wenn es Ihnen nichts ausmacht.« Schnell trippelte er um die Ecke, aus Ethels Blickfeld, und lehnte sich an die Wand.

Lori hatte das Zimmer 5 betreten und versuchte, unsere Patientin zu beruhigen. Sie streichelte sanft ihre Schulter, und bald war alles wieder in Ordnung. Ed blieb sicherheitshalber im Flur stehen.

Kurz darauf nahm Ethel den Notizblock und begann, zu schreiben. Ich war versucht, Ed zu bitten, nachzuschauen, was sie schrieb, verwarf aber diesen Gedanken.

Ich ging zu ihr hinüber und warf einen Blick auf den Block. »Klo.«

»Lori«, rief ich. Das war etwas, womit ich der Patientin nicht helfen konnte.

Kurz darauf führte Lori Ethel den Flur entlang. Die beiden boten einen beeindruckenden Anblick. Lori hielt sie am Ellenbogen – jedenfalls glaube ich, es war der Ellenbogen. Ethel war ein vorwärtsschreitender Berg von Tüchern, die unordentlich um sie herumdrapiert waren. Sie war barfuß, schlurfte langsam vorwärts und schaute von einer Seite auf die andere. Auf ihrem Kopf lag das blaue Handtuch.

Ich beobachtete, wie sie an Ed vorbeigingen, der sich an die Wand drückte und das Kinn in die Brust bohrte. Ich musste innerlich kichern, doch dann wurde ich von einem gellenden Schrei und dem lauten Klirren von Metallgegenständen aufgeschreckt, die scheppernd auf dem Boden aufschlugen. Ich konnte sehen, wie glänzende Bettschüsseln und Urinflaschen aus Edelstahl aus dem HNO-Raum purzelten.

Anscheinend hatte Kathy, unsere junge Krankenschwester, in

diesem Raum gearbeitet, Material aufgefüllt und Ordnung geschaffen. Sie trug einen Armvoll Bettpfannen und Urinflaschen und wollte gerade den Raum verlassen. Als sie hochschaute, stand Ethel vor ihr. Und schon war es geschehen. Sie hatte alles fallen lassen und rannte schreiend den Flur entlang. Später gestand sie uns, dass sie sogar in die Hose gemacht hat.

Um 5:45 Uhr kam Lori auf den rettenden Gedanken. »Wie wäre es, wenn Sie ein Krankenhaus in Columbia anrufen und sich erkundigen, welcher HNO-Arzt dort Bereitschaftsdienst hat, und ihn fragen, ob er Ethel übernehmen würde? Vielleicht hat dieser Arzt aus York nur gesagt, er hätte dort angerufen, und es stimmt überhaupt nicht«

»Hm, das ist eine gute Idee«, antwortete ich und war froh über jeden Strohhalm, nach dem ich greifen konnte. Dr. Frost hatte gesagt, dass er ein paar Ärzte in Columbia angerufen hätte, aber wenn man bedachte, wie verantwortungslos er gehandelt hatte, bestanden gute Chancen, dass das gar nicht stimmte. Jetzt hoffte ich inständig, dass er niemanden in Columbia angerufen hatte.

»Lynne, rufen Sie doch bitte im Allgemeinen Krankenhaus Columbia an, und fragen Sie die Sekretärin der Notaufnahme, welcher HNO-Arzt dort Bereitschaftsdienst hat, und versuchen Sie, ihn ans Telefon zu bekommen.«

Eine Viertelstunde später klingelte das Telefon. »Dr. Lesslie, es ist für Sie. Ein Dr. Bissel aus Columbia.«

Ich hatte noch nie von einem Dr. Bissel gehört. Aber das war mir egal.

Ich nahm den Hörer. Dr. Bissel war der HNO-Arzt im Bereitschaftsdienst, und ich erklärte ihm Ethels Zustand. Ich berichtete ihm klar und deutlich, dass sie ein psychisches Problem hatte, dass aber zunächst die Zungenverletzung im Vordergrund stand. Ich bin nicht sicher, ob er völlig wach war, weil er mich nicht abwimmelte. Er bat mich, sie in die Notaufnahme des

Allgemeinen Krankenhauses Columbia zu schicken, und wollte von dort aus die Dinge in die Hand nehmen.

»Vielen Dank, Herr Dr. Bissel«, sagte ich. »Wir veranlassen den Transport.«

Ich legte den Hörer auf und schaute Lynne und Lori an. »Gleichgültig, was geschieht, nehmen Sie auf keinen Fall das Telefon ab, wenn jemand anruft. Wenn Dr. Bissel aufwacht und seine Meinung ändert, will ich es auf keinen Fall erfahren. Wir bringen Ethel auf dem schnellsten Weg von hier weg.«

»Ich habe schon den Krankenwagen gerufen«, antwortete Lori.

Zwanzig Minuten später hatten zwei unserer Rettungsassistenten Ethel auf die Krankenwagenliege gehoben und rollten sie aus der Notaufnahme. Sie kamen an der Schwesternstation vorbei, wo ich bei Lori stand, die die erforderlichen Transportpapiere ausfüllte.

Ich schaute auf die bedauernswerte Gestalt auf der Liege. Welche Umstände hatten Ethel so weit gebracht? Lag es nur an ein paar defekten Nervenverbindungen in ihrem Gehirn? Oder hatten sie und ihre Schwestern recht, wenn sie von Dämonen sprachen?

Worin auch immer der Grund lag, das Ergebnis war ein zerstörtes Leben. Ich spürte, dass sie von einer Finsternis umgeben war, die stärker war als jede medizinische Behandlung, die wir ihr bieten konnten.

Lori faltete die ausgefüllten Unterlagen, steckte sie in einen großen Umschlag und überreichte sie dem Rettungsassistenten, der am Kopfende der Fahrtrage stand. Dann sagte sie: »Gute Nacht, Ms Jones. Ich wünsche Ihnen alles Gute.«

Ethel reagierte nicht. Sie starrte einfach vor sich hin. Sie war in ein Krankenhauslaken gehüllt und hatte immer noch das blaue Handtuch auf dem Kopf. Dann öffnete sie die Hand und zeigte uns ein zerknittertes, schweißnasses Stück Papier. Ich starrte darauf. Zunächst bewegte ich mich nicht. Sie nickte und streckte mir die Hand hin. Ich musste wohl oder übel den Zettel nehmen.

Die Fahrtrage wurde auf den Ausgang zugeschoben. Ethel drehte sich um und starrte mich ununterbrochen mit großen Augen an.

Ich faltete das Papier auseinander und las: »Es wird grün werden und abfallen.«

Ich wusste nicht wirklich, was sie damit meinte.

Dann sah ich, wie sich die Türen hinter Ethel und ihren Begleitern schlossen.

Jeder in der Notaufnahme ging wieder seiner Arbeit nach. Ich sagte zu niemandem etwas und warf den Papierfetzen in den nächsten Mülleimer.

Voodoo? Schwarze Magie? Besessenheit? Geisteskrankheit? Blödsinn?

Ziehen Sie selbst Ihre Schlüsse aus der Geschichte, die ich Ihnen erzählt habe.

Doch ich weiß, was ich von der Sache halte.

Kapitel 12

Wenn es kein Morgen mehr gibt

Woher wollt ihr wissen,
was morgen sein wird?
Euer Leben gleicht doch dem Nebel
am Morgen – schon nach kurzer Zeit
ist er wieder verschwunden.

JAKOBUS 4,14

In einem bekannten Lied singt Garth Brooks: »Wenn es kein Morgen mehr gibt, würdest du dann wissen, wie sehr ich dich liebe?« Das ist eine überaus treffende Frage. Hätten wir alles gesagt, was wir sagen wollten, hätten wir alles getan, was zu tun war, wenn es kein Morgen mehr gäbe?

Wahrscheinlich nicht. Die meisten Menschen konzentrieren sich zu sehr auf das Morgen und nicht genug auf das Heute. Deshalb bleibt vieles ungesagt und ungetan. Diese Tatsache wird uns in der Notaufnahme fast jeden Tag erbarmungslos vor Augen geführt.

Die Ampel schaltete auf Grün, und Jill Evans bog nach links in die Schnellstraße ein. Sie fuhr sicher, war aber etwas zerstreut und immer noch in Gedanken bei dem Streit, den sie am Abend zuvor mit ihrem Mann gehabt hatte. Sie versuchte, sich daran zu erinnern, wie es angefangen hatte. Daniel war spät von der Arbeit zurückgekommen und hatte die Post durchgesehen. Die Telefonrechnung, die Stromrechnung und die Kreditkartenabrechnung waren dabei gewesen. Letztere hatte das Fass zum

Überlaufen gebracht. Als er den Umschlag geöffnet hatte, war er explodiert.

Sie übersah den Kleintransporter, der bei Rot über die Ampel fuhr, weil der Fahrer sich nach unten beugte und nach einer heruntergefallenen Zigarette suchte. Er prallte mit voller Geschwindigkeit seitlich auf Jills kleinen Pkw und drückte die Fahrerseite ein. Jills Auto überschlug sich. Beim Eintreffen der Polizei stand der Unfallverursacher neben der eingedrückten Kühlerhaube seines Wagens und rieb sich die Prellungen an seiner linken Schulter. Jill war auf dem Weg in die Notaufnahme.

Jeff nahm die Rettungsassistenten in Empfang. »Hierhin«, wies er sie an und zeigte auf den großen Trauma-Raum. Wir hatten unser Trauma-Team verständigt; sie waren auf dem Weg. Ich folgte Jills Liege.

Während wir sie auf das Bett legten, herrschte hektische Aktivität. Eine Infusion war bereits gelegt, und mit einer anderen wurde begonnen. Ihr wurde Blut abgenommen, zwei Röntgenassistenten machten Aufnahmen von ihrem Nacken und ihrem Brustkorb.

Denton Roberts und sein Kollege im Rettungswagen hatten uns über den Unfall berichtet und geschildert, in welchem Zustand sie Jill aufgefunden hatten. Sie war nicht ansprechbar, hatte eine deutlich sichtbare Kopfverletzung, und die linke Hälfte des Brustkorbs war eingedrückt. Es war ihnen gelungen, einen Trachealtubus in die Luftröhre einzuführen und mit der raschen Zufuhr von Infusionsflüssigkeit ihren Blutdruck zu stabilisieren. Bei der Ankunft in der Notaufnahme verschlechterte sich ihr Zustand. Ihr Blutdruck fiel, und wir stellten Anzeichen einer folgenschweren Hirnverletzung fest.

»Hat sie Angehörige?«, fragte ich. Ich schaute auf ihre Hand und sah, dass die Finger der linken Hand zerfleischt und offensichtlich gebrochen waren. Und ich sah ihren Ehering.

»Der Ehemann ist unterwegs«, antwortete Denton. »Er war bei der Arbeit und müsste jeden Moment eintreffen.«

Wir kümmerten uns weiter um Jill, führten einen Thoraxkatheter ein, um die linke Lunge zu belüften und den Brustkorb zu stabilisieren. Und wir riefen die Röntgenabteilung an, damit unverzüglich eine CT-Aufnahme von ihrem Kopf gemacht wurde. Der Neurochirurg und der allgemeine Chirurg waren auf dem Weg zu uns.

Virginia Granger öffnete die Tür des Trauma-Raumes und trat zur Liege.

»Ihr Mann ist gekommen«, sagte sie. »Er ist im Familienzimmer und weiß nur, dass seine Frau einen Unfall hatte. Er weiß nicht, wie schlecht es ihr geht.«

Sam Wright, der allgemeine Chirurg, hatte hinter Virginia das Zimmer betreten. Während er Jill untersuchte, berichtete ich ihm, was bisher geschehen war.

Dann wandte ich mich an Virginia. »Gut, ich werde mit dem Mann sprechen. Wissen wir, wie er heißt?«

»Daniel Evans«, antwortete sie. »Und er ist allein.«

Wieder einmal stand mir ein einsamer Weg den Flur entlang zum Familienzimmer bevor. Jill war nicht tot, aber es stand sehr ernst um sie. Sam Wright war meiner Meinung. »Ich glaube nicht, dass sie wieder aufwacht«, vermutete er. Ihre Kopfverletzung war sehr ausgedehnt, und ich musste ihm zustimmen.

Daniel Evans saß auf dem Sofa im Familienzimmer. Er hatte die Hände gefaltet und hielt den Kopf gesenkt. Als ich eintrat, schaute er erwartungsvoll hoch. Er war Ende zwanzig und trug einen dunklen Geschäftsanzug und eine rote Krawatte.

»Sind Sie gekommen, um mit mir über Jill zu reden?«, fragte er.

Ich setzte mich auf den Stuhl neben ihm. »Ja, ich bin Dr. Lesslie. Und Sie sind Jills Mann?«

»Ja, ich bin Daniel Evans«, antwortete er. »Wie geht es ihr? Wann kann ich sie sehen?«

Ich hielt ihre Patientenakte in der Hand und fragte mich, wie ich anfangen sollte, als er begann: »Wir, äh, wir hatten gestern

Abend einen Riesenkrach. Wegen etwas ganz Blödem. Wegen einer Kreditkartenabrechnung, glaube ich.«

Er legte die Hände auf die Knie, starrte auf den Fußboden und schüttelte den Kopf.

»Es war wirklich dumm, wegen so einer Kleinigkeit. Aber ich habe aus einer Mücke einen Elefanten gemacht, und dann haben wir uns angeschrien. Wir haben heute Morgen gar nicht miteinander gesprochen. Ich habe sie nicht einmal gesehen, bevor ich zur Arbeit ging. Und jetzt das.«

Er hielt inne, und ich sagte: »Mr Evans …«

Er unterbrach mich wieder, als ob ich nicht im Zimmer wäre.

»Ich habe mich nicht einmal verabschiedet, mich nicht entschuldigt oder sonst etwas. Ich bin einfach aufgestanden, habe mich angezogen und bin weg.« Er schaute mich an. Er hörte auf, mit dem Kopf zu schütteln. »Wissen Sie, Jill und ich haben eine Regel aufgestellt. Gleich zu Beginn, als wir geheiratet haben, haben wir uns versprochen, dass wir nie die Sonne über unserem Zorn untergehen lassen. Ich glaube, das steht in der Bibel oder sonst irgendwo. Und meistens haben wir es geschafft. Einer von uns hat sich immer an unsere Regel erinnert, und wir haben uns kurz hingesetzt und die Dinge geklärt. Einmal …«

Er schien den Faden zu verlieren und starrte auf die Patientenakte in meiner Hand.

Dann schaute er wieder auf. »Finden Sie nicht auch, dass das eine gute Regel ist?«, fragte er. »Aber gestern Abend habe ich nicht daran gedacht und Jill auch nicht. Wir haben uns nur angeschrien, und dann bin ich ins Bad und habe geduscht. Als ich fertig war, hatte sie sich im Gästezimmer eingeschlossen. Ich bin ins Bett gegangen, und das war's.«

Als er jetzt innehielt, wusste ich, dass er fertig war. Doch ich wartete noch einen Augenblick, um sicher zu sein. Er saß schweigend vor mir und schaute mich fragend an.

»Daniel, ich werde Ihnen jetzt sagen, wie es Jill geht …«

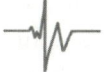

Mitten in einer Untersuchung schaute Dr. Simmons zu seiner Sprechstundenhilfe hinüber. Mit einer kaum wahrnehmbaren Kopfbewegung deutete er ihr stillschweigend an, dass sie hinter ihn treten sollte. Er lehnte sich etwas zurück, und über seine linke Schulter konnte sie ins Vaginalspekulum schauen. Ihre Augen wurden groß, als sie die golfballgroße Geschwulst auf dem Gebärmutterhals der jungen Frau sah. Ungläubig und schockiert schaute sie Dr. Simmons an.

Dann wandte er sich wieder der Achtundzwanzigjährigen zu, die auf dem Untersuchungsstuhl lag: »Also, Christy, wann hat das Problem begonnen?«

Christy McKenna wiederholte ihre Geschichte. Vor ein paar Wochen hatte sie Blutungen bemerkt, die nichts mit ihrer Regelblutung zu tun hatten. Zunächst waren sie nicht stark, doch in den letzten Tagen war es schlimmer geworden. Sie hatte keine Schmerzen und keine anderen Symptome gehabt.

»Und wann waren Sie das letzte Mal bei einer Vorsorgeuntersuchung?«, fragte er.

Sie schwieg. Dr. Simmons und die Sprechstundenhilfe schauten sie an. Christy errötete und wich ihren Blicken aus.

Christy war in Rock Hill aufgewachsen und hatte die Stadt zum Studium verlassen. Danach hatte sie am selben Ort sofort eine Arbeitsstelle gefunden. Sie war dort nie zu einem Arzt gegangen. Jetzt war sie nach Hause gekommen, um ein paar Tage bei ihren Eltern zu bleiben und zu Dr. Simmons zu gehen, der seit ihrem siebzehnten Lebensjahr ihr Frauenarzt war.

»Ich war ziemlich beschäftigt«, berichtete sie. »Wissen Sie, ich bin nach dem Studium in Columbia geblieben, und mit meiner neuen Arbeitsstelle und so … Ich hatte keine Zeit. Ich weiß, das ist keine gute Entschuldigung, aber ich hatte einfach so viel zu tun.«

»Soso«, murmelte er und ließ nicht locker: »Wann ungefähr war die letzte Vorsorgeuntersuchung?«

»Das war, äh, wahrscheinlich im Sommer nach dem zweiten Studienjahr, glaube ich.«

»Also vor sechs oder sieben Jahren«, rechnete er.

»Mir ist nicht bewusst gewesen, dass es schon so lange her ist. Aber Sie haben wohl recht«, antwortete sie kleinlaut.

»Nun, Christy, wir haben hier ein Problem. Sie haben eine Geschwulst auf dem Gebärmutterhals, und sie sieht nicht gut aus. Es könnte sehr wohl Krebs sein.«

Dr. Simmons machte eine Pause, um diese Nachricht wirken zu lassen. Christy schwieg.

»Wir können erst sicher sein, wenn wir Gewebe an das Labor schicken und wenn eine pathologische Untersuchung gemacht ist. Das dauert ein paar Tage. Also kommen Sie doch Ende der Woche wieder. Wie wäre es mit Freitag?«, fragte er.

Christy schwieg immer noch, völlig schockiert von dieser vernichtenden Nachricht. *Ich muss Mama anrufen,* dachte sie.

»Geht es am Freitag, Christy?«, wiederholte er, da er keine Antwort erhielt.

»Freitag?«, wiederholte Christy mechanisch und versuchte, zu verstehen, was Dr. Simmons gesagt hatte. »Ja, am Freitag geht es. Und ich bringe meine Mutter mit, wenn es Ihnen recht ist.«

—⎍ᐟⱽⳑ—

Inzwischen waren sechs Monate vergangen.

»Christy, Mrs McKenna, ich glaube, es ist alles in Ordnung«, sagte die Krankenschwester. »Ihr Schmerzmittel ist hier, und wenn Sie etwas brauchen, rufen Sie mich.«

Polly McKenna, Christys Mutter, begleitete die junge Schwester zur Haustür. Draußen war es schon dunkel. Es war erst sechs Uhr abends, aber Mitte Januar waren die Tage kurz.

»Danke, Jenny«, sagte sie. »Danke für alles. Sie sind so gut zu ihr.«

»Heute hatte sie einen schlechten Tag, oder?«, fragte Jenny.

»Ja«, seufzte Polly. »Und es sieht auch nicht so aus, als würde es bald besser.«

Jenny verschwand in der Dunkelheit, und Polly kehrte ins Schlafzimmer ihrer Tochter zurück.

»Mama, du brauchst etwas Ruhe«, sagte Christy mit schwacher Stimme.

»Mach dir keine Sorgen um mich«, beruhigte Polly sie und prüfte, ob die Medikamente ihrer Tochter alle richtig sortiert und griffbereit dalagen.

»Du bekommst nicht genug Schlaf«, fügte Christy hinzu. »Und ich will nicht, dass du dich kaputtmachst.«

Polly schaute auf ihre Tochter hinunter. Sie war stolz darauf, wie bewundernswert tapfer Christy die vergangenen Wochen überstanden hatte. Ihr Körper hatte sie im Stich gelassen, aber ihr Geist schien von Tag zu Tag stärker zu werden. Doch eine bittere, unbestimmte Angst machte sich in Pollys Seele breit.

Sie musste den Blick von ihrer Tochter abwenden und sich ablenken. »Hast du etwas von Jane gehört?«, fragte sie.

Christy wandte den Kopf ab, das war Antwort genug.

Jane war Christys ältere Schwester. Sie lebte mit ihrem Mann Jeremy und ihrem sechs Monate alten Sohn Azure in Kalifornien. Die beiden Schwestern hatten sich seit über fünf Jahren nicht gesehen und hatten während dieser Zeit nur einmal miteinander gesprochen. Und sogar das war nur zufällig geschehen. Am Heiligabend hatte Jane die Nummer ihrer Mutter gewählt, und Christy hatte den Hörer abgenommen.

»Ich möchte mit Mutter sprechen«, hatte Jane gesagt.

Die Mädchen hatten früher eine sehr enge Beziehung zueinander gehabt, sich die Kleider geteilt, dieselben Freundinnen und manchmal sogar denselben Freund gehabt. Dann war Jane zum Studium nach Los Angeles gegangen und hatte sich in

Jeremy, einen Studienkollegen, verliebt. Er nannte sich selbst einen »Freigeist«, und als er nach Rock Hill gekommen war, um sich vorzustellen, war es sofort zu Spannungen gekommen. Polly und Mat McKenna hatten ihr Möglichstes getan, damit er sich wohlfühlte. Sie wollten ihm zeigen, dass er als Mitglied der Familie willkommen war, aber die Reibereien wurden immer stärker.

Eines Nachmittags kam es dann zum Eklat, als Mat sich zu Jeremy setzte und ihm erklärte, wie er über die Ehe dachte.

»Jeremy, du weißt bestimmt, dass uns das sehr wichtig ist«, hatte er begonnen. »Ich kenne deine religiösen Überzeugungen nicht, aber ich nehme an, du weißt, was Jane glaubt. Sie ist in der Baptistenkirche groß geworden, und ich vermute, dass sie hier in Rock Hill getraut werden möchte.«

Während dieses Gesprächs saß Jeremy still da und betrachtete seine Handrücken.

»Unser Pfarrer empfiehlt nachdrücklich mehrere Beratungsgespräche vor der Hochzeit, und er könnte am kommenden Samstag mit euch beiden sprechen, wenn es euch recht ist«, erläuterte Mat. »Er ist unkompliziert, und ich denke, du kommst gut mit ihm zurecht.«

Jeremy schaute auf und antwortete: »Mr McKenna, seien Sie mir nicht böse. Aber mit diesem Zeug will ich nichts zu tun haben. Sie können mich einen Agnostiker oder vielleicht einen Anhänger des Universalismus nennen. Jane und ich haben uns geeinigt, dass wir diesbezüglich unterschiedlicher Meinung sind. Jedenfalls haben wir beschlossen, in Kalifornien, im Haus eines Freundes mit Meeresblick zu heiraten. Es wird nur eine standesamtliche Trauung sein. Also brauchen wir kein Treffen mit Ihrem Priester.«

Damit vergrößerte sich die Kluft. Mat und Polly sprachen mit ihrer Tochter und erkannten bald, dass sie auf keinen gemeinsamen Nenner kamen, dass die Suche nach einem Kompromiss ergebnislos war. Sie waren enttäuscht und beunruhigt, wollten aber keinen Keil zwischen sich und ihre Tochter treiben, die am anderen Ende des Kontinents wohnen würde.

Christy fand sich nicht so schnell mit dieser Situation ab. Spät am Abend hatten die Schwestern einen erbitterten Streit, und es kam zu verletzenden Worten und harten Anschuldigungen. Am Ende hatte Jane den Eindruck, sie müsse sich zwischen Jeremy und ihrer Familie entscheiden, und sie entschied sich für Jeremy. Sie warf Christy vor, in dieser Sache die »Speerspitze« zu sein.

Die Hochzeit fand auf einem Steilufer mit Blick über den Pazifik statt. Von Janes Familie war niemand dabei.

»Hat sie nicht angerufen?«, bohrte Polly nun weiter.

»Nein«, antwortete Christy schwach.

»Nun, vielleicht sollte ich …«, begann Polly, doch Christy unterbrach sie: »Nein, Mama. Sie ruft bestimmt an, wenn sie dazu bereit ist.«

Polly war sich dessen nicht so sicher. Seit der Diagnose des inoperablen Gebärmutterhalskrebses hatte Jane eine Art Verdrängungshaltung eingenommen. Polly und Mat hatten sie angerufen und versucht, ihr die Lage zu erklären.

»Jane, deine Schwester ist schwer krank«, hatten sie ihr berichtet. »Bei einer Routine-Untersuchung hat Dr. Simmons einen Tumor auf dem Gebärmutterhals festgestellt. Es hat sich herausgestellt, dass es Krebs ist, und das CT hat gezeigt, dass sie Metastasen im gesamten Bauchraum und in der Leber hat. Eine Operation ist nicht möglich. Deshalb bekommt sie eine Chemotherapie und noch einiges mehr. Dr. Simmons hat gesagt, wenn sie nur zur Vorsorge gegangen wäre und regelmäßig einen Abstrich hätte machen lassen …«

Bis zu dieser Stelle hatte Jane geschwiegen, doch dann unterbrach sie ihre Mutter. »Ich hatte auch vor ein paar Jahren einen Abstrich, der nicht normal war; ich hatte eine Entzündung oder so etwas. Ich musste nur Medikamente einnehmen, dann war es wieder gut. Und inzwischen ist alles in Ordnung.« Mehr sagte sie nicht. Keine Fragen, keinen Gruß an Christy, nichts. Und sie hatte ihre Schwester in all diesen Monaten nicht ein einziges Mal angerufen.

An diesem Kummer hatten Polly und Mat schwer zu tragen. Sie hatten Jane mehrmals angerufen, doch die Antwort war immer gleich gewesen. Sie schien nicht zu hören, was sie sagten.

Polly küsste ihre Tochter auf die Stirn, wünschte ihr eine gute Nacht und verließ still das Zimmer. Zuvor vergewisserte sie sich noch, dass das Nachtlicht brannte und die Tür einen Spalt offen stand.

In dieser Nacht gerieten sie in Panik. Die Leute vom Hospiz waren wunderbar und hatten Polly und Mat klar und deutlich den Sterbevorgang erklärt. Verblüffend gut konnten sie diese letzten Wochen und Tage beschreiben und hatten betont, dass das Ende sich mit Riesenschritten näherte.

Die McKennas hatten gedacht, dass sie gut darauf vorbereitet wären. Doch um Mitternacht, als Christy gurgelnde Laute von sich gab und nicht mehr ansprechbar war, gerieten sie in Panik und riefen den Krankenwagen. Dann rief Mat Jane an und sagte ihr, dass Christy im Sterben lag.

Ich war in der Notaufnahme, als sie eintrafen. Die Rettungsassistenten brachten Christy in den Kardiologie-Raum, Jeff und ich folgten.

Ich hatte Christy nie zuvor gesehen, mir war jedoch sofort klar, dass sie todkrank war. Als ich die ausgemergelte Gestalt sah, schaute ich Denton, den leitenden Rettungsassistenten, an und wollte ihm eine Frage stellen.

Mit seinen Augen und einem Kopfnicken gab er mir zu verstehen, dass ich mich umdrehen sollte. Mat und Polly McKenna waren ins Zimmer getreten und standen am Fußende der Liege. Sie hielten einander im Arm. Polly schaute auf ihre Tochter herunter und weinte. Mat schaute mich mit roten Augen hoffnungslos und hilflos an.

Sie erzählten mir Christys Geschichte, und mir war klar, was geschehen würde. Sie lag im Sterben, die Schnappatmung hatte eingesetzt, ihr Puls verlangsamte sich und wurde schwächer. Es würde nicht mehr lange dauern. Als ich sicher war, dass Mat und Polly verstanden, was geschah, und dass sie das Geschehen akzeptierten, verließen Jeff und ich das Zimmer. Der Telemetrie-Monitor in der Schwesternstation würde mir melden, wenn es vorüber war.

Jane setzte sich in das erste Flugzeug, das sie in Los Angeles erreichen konnte. Doch es gab mehrere Verspätungen. Sie kam rechtzeitig zur öffentlichen Aufbahrung des Leichnams und zur Beerdigung in Rock Hill an.

Stewart Donaldson war wieder einmal auf dem Weg zu uns. Denton Roberts hatte uns über Funk verständigt und Bericht erstattet: Brustschmerzen, Atemnot, niedriger Blutdruck. Es war nicht das erste Mal.

Stewart war 61 Jahre alt und Apotheker im Ruhestand. Er und seine Frau Maggie wohnten in einem kleinen Haus am Stadtrand, wo sie ihre drei Kinder großgezogen hatten und wo Maggie einen der schönsten Rosengärten des Landkreises angelegt hatte. Vor fünf oder sechs Jahren hatte Stewart einen schweren Herzinfarkt gehabt. Er hatte es kaum in die Notaufnahme geschafft. In jener Nacht hatte ich Dienst. Wir kämpften hart, um ihn zu stabilisieren, und schickten ihn dann ins Katheterlabor. Der Kardiologe erklärte ihm, dass er an einer Mikroangiopathie litt und dass eine Bypass-Operation nicht möglich war. Ihm wurden mehrere Stents in die Koronararterien eingebracht, und es ging etwa ein Jahr lang gut. Dann hatte er wieder einen Herzanfall, etwas weniger schlimm als der erste, aber wieder wurde ein kleiner Teil des Herzmuskels zerstört.

Stewart hatte alles versucht: Medikamente, Diät, Gymnastik. Nichts schien zu helfen. Er hatte immer wieder Schmerzen in der Brust und dann mehrere kleine Herzanfälle. Bei jedem starb ein bisschen mehr Herzgewebe ab. Das letzte Mal, als er in der Notaufnahme gewesen war, hatte er eine kongestive Herzinsuffizienz gehabt. Sein Herz war nicht mehr in der Lage, das Blut in den Körper zurückzupumpen. Seine Lungen füllten sich mit Flüssigkeit, und er wäre fast gestorben. Er hatte überlebt, war aber jetzt in einem bedenklichen Zustand, in dem jede neue Stresssituation wieder ein Herzversagen auslösen konnte.

Stewart und Maggie hatten eine Herztransplantation ins Auge gefasst, sich dann aber dagegen entschieden. Seine Überlebenschancen bei einer solchen Operation waren zu gering und ihre Angst vor der Zeit danach zu groß. Außerdem waren sie nicht einmal sicher, dass er auf die Warteliste kam.

Sie hatten beschlossen, mit seiner Herzkrankheit so gut umzugehen, wie sie konnten, und zu akzeptieren, was jeder Tag mit sich brachte. In letzter Zeit gab es nur wenige wirklich gute Tage.

Es war kurz nach drei Uhr nachmittags, als Denton die Fahrtrage mit Stewart in die Notaufnahme rollte. Stewart schaute hoch und lächelte mich an, als er an der Schwesternstation vorbeikam. Sein Gesicht war fahl, und er rang um Atem. Maggie folgte wenige Schritte hinter ihm.

Lori erwartete sie im Kardiologie-Raum und half Denton, den Patienten auf unsere Liege zu heben.

»Der letzte Blutdruck, den ich gemessen habe, war 60 zu 40«, berichtete er. Das war gefährlich niedrig und schränkte unsere Behandlungsmöglichkeiten ein.

Lori brachte die Elektroden an unserem Herzmonitor an und wartete auf die Anzeigen auf dem Bildschirm. Ein unregelmäßiges Piepsen wies darauf hin, dass der Herzrhythmus nicht normal und die Herzfrequenz hoch war, etwa bei 120. Beides war nicht gut.

Ich stellte mich neben die Liege und sagte: »Stewart, ich habe gedacht, Sie wollen nicht mehr hierherkommen.«

Er schaute mich an und lächelte. »Nun, Herr Doktor, ich hab's versucht. Aber vermutlich wollte ich Sie einfach mal wieder besuchen.«

Das Sprechen fiel ihm schwer, und dieser kurze Satz strengte ihn an. Ich klopfte ihm auf die Schulter und stellte fest, dass seine Haut kühl und schweißnass war.

»Wir freuen uns immer, Sie und Maggie zu sehen«, antwortete ich. Sie war mit ihm ins Zimmer gekommen und stand hinter mir. Sie bemühte sich, uns nicht im Weg zu stehen.

»Haben Sie heute Schmerzen?«, fragte ich.

Er schüttelte den Kopf, als wollte er seine Kraft nicht mit Sprechen vergeuden.

»Nur Atemnot?«, fragte ich weiter.

Er nickte, und dabei rutschten die Sauerstoffsonden aus seiner Nase.

Lori reichte herüber, führte sie sorgfältig wieder ein und fixierte die Schlaufen hinter den Ohren.

Nachdem ich Stewart untersucht hatte, erklärte ich: »Wir müssen den Thorax röntgen und ein EKG machen. Außerdem müssen wir einige Blutwerte abklären. Doch das wird nicht lange dauern.«

Dann wandte ich mich an Stewarts Frau: »Maggie, Sie können bei Ihrem Mann bleiben. Wir werden einige Dinge tun, damit er leichter atmet. Aber Sie stören dabei nicht.«

»Gut, ich bleibe hier.« Sie trat einen Schritt zurück. »Ach, Herr Doktor«, fügte sie hinzu. »Ich habe Ihnen etwas mitgebracht.«

Sie hielt ein Rose in der Hand. Der Stiel war in Aluminiumpapier eingewickelt. Es war eine einzige dunkelrote Blüte, und sie war wunderschön.

»Ich habe gehofft, dass Sie heute Dienst haben«, gestand sie lächelnd. »Ich erinnere mich, dass Ihnen dunkle Rosen besonders gut gefallen, und meine *Black Magic* beginnt gerade, zu blühen. Hier, sie ist für Sie.« Sie übergab mir die Blume.

Ich erinnerte mich vage, dass ich irgendwann einmal mit ihr über ihre Rosen gesprochen hatte, und ich musste ihr meine Vorlieben genannt haben. Ihr Gedächtnis beeindruckte mich.

»Das war doch nicht nötig, Maggie«, antwortete ich und nahm die Rose. »Das ist wirklich sehr aufmerksam von Ihnen.«

»Stellen Sie sie ins Wasser«, wies sie mich an.

Ich nahm die Rose und verließ das Zimmer, als die Röntgenassistenten mit ihrem tragbaren Gerät eintraten.

Eine halbe Stunde später waren wir sicher, dass Stewart wieder einen Herzanfall gehabt hatte und dass sich seine Herzinsuffizienz verschlechterte. Er hatte kaum auf den Sauerstoff und die Medikamente angesprochen, die wir ihm gaben, um die Flüssigkeit in den Lungen zu verringern. Es war nicht mehr viel zu tun.

Ich hatte den Kardiologen angerufen, und er riet uns, das zu versuchen, was wir bereits getan hatten.

»Nun, Robert«, sagte er mir. »Dann können wir nicht mehr viel für Mr Donaldson tun. Wenn du möchtest, dass ich ihn ins Krankenhaus einweise, dann tue ich es. Aber es sieht so aus, als sei sein Ende gekommen.«

Seine Worte waren schonungslos offen. Ich hatte so etwas geahnt, es aber nicht wahrhaben wollen. Jetzt musste ich mich wohl oder übel damit abfinden.

»Danke. Ich rufe dich an, wenn sich irgendwas ändert.«

Als ich auflegte, fragte Lori: »Hat er etwas vorgeschlagen? Hat er eine Idee?«

»Nichts«, antwortete ich. »Nicht mehr als das, was wir schon wissen. Stewart geht es nicht gut, und ich weiß nicht, ob er den Abend überlebt. Ich werde mit ihnen sprechen.«

Eine unserer Pflegehelferinnen stellte gerade Stewarts Monitor ein, als ich eintrat.

»Sandy«, bat ich sie, »ich muss mit Mr und Mrs Donaldson sprechen. Würden Sie bitte kurz draußen warten?«

Als sie mit der Einstellung fertig war, überprüfte sie, ob die

Infusionsflüssigkeit richtig tropfte. »Klar, ich bin gleich draußen.«

Sie schloss die Tür hinter sich, und ich war mit dem Ehepaar allein.

Maggie stand am Kopfende der Liege und strich sanft über Stewarts Haar. Seine Atemnot hatte sich etwas gebessert. Er konnte sprechen, wenn auch keine langen Sätze.

»Nun, Herr Doktor, wie sieht es aus?«, fragte er.

Ich zog einen Stuhl heran und setzte mich neben ihn. Die Patientenakte lag auf meinem Schoß.

»Mehr oder weniger so, wie wir gedacht haben, Stewart«, antwortete ich. »Und wahrscheinlich haben Sie beide das auch gedacht. Es sieht so aus, als hätten Sie wieder einen Herzanfall, und es hat sich wieder eine kongestive Herzinsuffizienz entwickelt.«

»Hm«, sinnierte er. »Das hatten wir schon einmal.« Er machte eine Pause und holte Atem. »Aber diesmal ist es irgendwie schlimmer.«

Jetzt streichelte Maggie nicht mehr den Kopf ihres Mannes, sondern fragte: »Wie schlimm ist es? Was meinen Sie wirklich?«

Ich warf einen Blick auf den Monitor und stellte fest, dass sich der Herzschlag etwas verlangsamt hatte, aber trotzdem noch im Bereich von 110 bis 120 Schlägen pro Minute lag. Das war kein gutes Zeichen.

Ich schaute Maggie an und dann Stewart und erklärte: »Wissen Sie, es spielt eigentlich keine Rolle, wie schlimm es wirklich ist. Die Blutuntersuchungen haben gezeigt, dass der Herzmuskel weiter geschädigt wurde, und wir alle wissen, dass er schon sehr angeschlagen war. Jeder weitere Verlust von Herzgewebe wäre … würde …«

»Muss ich sterben?«, fragte Stewart unumwunden. Dabei war er ganz ruhig, auch Maggie zuckte nicht zusammen. Ich wusste, dass ich ihnen gegenüber ehrlich sein und ihnen reinen Wein einschenken musste.

Trotzdem fiel es mir schwer, und ich räusperte mich, bevor ich begann.

»Stewart, ich glaube, Ihr Herz hat seine Belastungsgrenze erreicht. Unsere Möglichkeiten, Ihnen zu helfen, sind ausgeschöpft, und ich glaube, es ist nur noch eine Frage der Zeit. Vielleicht bleibt Ihnen nicht mehr viel.«

Er sagte nichts, sondern hob nur seine linke Hand hoch, und Maggie griff nach ihr. Sie nickte; ihre Augen glänzten, aber ich sah keine Tränen.

»Gut«, sagte er mit unerwartet fester Stimme. »Was machen wir jetzt? Ich will wirklich nicht ins Krankenhaus eingewiesen werden.«

Während er um Atem rang, fragte Maggie: »Wie viel Zeit haben wir noch? Einen Tag? Vielleicht zwei?«

Ich schüttelte den Kopf. »Nein, keinen Tag mehr. Vielleicht ein paar Stunden oder sogar weniger.« Diese Worte fielen mir schwer, aber sie entsprachen der Wahrheit. Und ich war der Meinung, dass sie Bescheid wissen mussten.

Als sie das hörte, umfasste sie mit beiden Händen die Hand ihres Mannes, und sie schauten einander an. Er nickte langsam und gab ihr damit zu verstehen, dass ich recht hatte.

Einen Augenblick lang schwiegen wir alle drei. Dann stand ich auf und näherte mich dem Bett.

»Ich mache Ihnen einen Vorschlag«, begann ich. »Stewart, ich werde Sie hierbehalten, so lange ich kann. Nein – ich werde Sie hierbehalten, und fertig! Maggie, Sie bleiben bei ihm. Ich lasse Ihnen einen bequemeren Stuhl bringen, und wenn Sie etwas brauchen, geben Sie uns Bescheid. Ansonsten wird Sie niemand stören.«

Sie schauten einander und dann mich an.

Maggie ergriff das Wort: »Danke, Herr Doktor Lesslie. Wir wissen zu schätzen, was ...« Ihre Stimme versagte, und ich wusste, dass ich gehen musste. Ich drehte mich um und verließ das Zimmer.

»Danke, Herr Doktor«, wiederholte sie.

Danach verbrachten Stewart und Maggie noch eine Stunde und zwanzig Minuten miteinander, sprachen miteinander und hielten sich an der Hand. Als Stewart das Atmen immer schwerer fiel, schwiegen sie.

Kurz darauf verstummte der Monitor. Stewart war tot.

Später, als Maggie gegangen war und die allabendliche Hektik begonnen hatte, eilte ich mit drei Patientenakten unter dem Arm den Flur entlang. Nach einem Autounfall waren Verletzte in den kleinen Trauma-Raum gebracht worden. Nichts Ernsthaftes, nur ein paar Beulen und Prellungen. Als ich an der Schwesternstation vorbeikam, fiel mir ein leuchtender Farbklecks ins Auge, und ich blieb stehen.

Auf der Theke stand Maggies Rose.

Kapitel 13

Geduldsproben

Menschen mit Verstand zügeln ihren Zorn;
sie erwerben Achtung,
wenn sie über Unrecht hinwegsehen.

Sprüche 19,11

Wenn man in der Notaufnahme arbeitet, braucht man vor allem eins: viel, viel Geduld. Sonst macht man leicht unnötige Fehler, ängstigt und enttäuscht die Menschen, die erwarten, dass man die Dinge souverän in der Hand hat, und fühlt sich am Ende der Schicht selbst elend und unzufrieden.

Man fühlt sich mies, weil man von einer Person oder einer Situation überfordert wurde. In der Notaufnahme werden wir in dieser Hinsicht oft auf die Probe gestellt, und die Prüfung kommt meist in Form einer Person, die die Notaufnahme missbraucht. Wir müssen hier zwischen einem »Stammgast« der Notaufnahme und einem Menschen, der die Notaufnahme missbraucht, unterscheiden. Sie haben bereits einige unserer »Stammgäste« wie Slim Brantley kennengelernt. Slim meint es nicht böse, und er kommt letztendlich in die Notaufnahme, um Essen, Wärme und Gemeinschaft zu erhalten.

Jemand, der Missbrauch treibt, verfolgt oft böse Absichten. Er will beispielsweise eine Spritze mit einem starken Schmerzmittel oder, noch besser, ein Rezept für ein solches Medikament. Dieses Ziel wird mit Betrug, Täuschung und manchmal Gewalt erreicht.

Der Umgang mit solchen Personen erfordert viel Geduld, und man darf sich dabei selbst nicht allzu wichtig nehmen. Diese Begegnungen sind kein Machtkampf zwischen dem Notarzt und dem Menschen, der nach einem Medikament verlangt. Es geht nicht darum, sich im Recht zu fühlen oder den moralischen Zeigefinger zu erheben. Hier gibt es keine Gewinner, aber alle Beteiligten können letztendlich verlieren.

Es fiel mir nicht leicht, diese Lektion zu lernen. Als Assistenzarzt war ich über die Hartnäckigkeit und Dreistigkeit dieser Menschen erstaunt. Mir sträubten sich die Nackenhaare, wenn ein solcher Mensch in die Notaufnahme kam, und ich hielt es für meine heilige Pflicht, ihre listigen und durchtriebenen Machenschaften aufzudecken und zu durchkreuzen.

23:55 Uhr. Ich stand an der Schwesternstation und schaute auf den Stapel Patientenblätter der Neuankömmlinge. Mein Kollege war um elf Uhr gegangen, und ich musste mich allein um fünf oder sechs Patienten kümmern. Glücklicherweise schien keiner von ihnen ein ernsthaftes Problem zu haben.

»Schicken Sie doch alle heim«, forderte Trish, unsere Sekretärin, mich auf. Sie lächelte, lehnte sich auf ihrem Stuhl zurück und legte die Hände hinter den Kopf. »Eine Schwester von oben will Pizza holen und hat gesagt, wenn wir wollen, bringt sie uns auch etwas mit.«

Ich machte gerade die Aufzeichnungen für ein Kind mit einer Streptokokken-Infektion fertig und schaute auf den Aktenstapel der Patienten, die noch auf mich warteten.

»Es dürfte nicht allzu lange dauern«, antwortete ich und störte mich nicht an ihrem freundlichen Tadel. »Organisieren Sie doch etwas, und fragen Sie, was jeder möchte.«

Ich legte die Akte des Kindes in die Ablage für Entlassungspatienten und griff nach dem Beschwerdebericht für den nächsten Patienten. Zimmer 3, Bett A: »Husten und kann nicht schlafen.«

Als ich zur Tür von Zimmer 3 ging, sah ich eine Bewegung am Eingang zum Triage-Raum. Jeff führte einen jungen Mann herein. Er machte eine Notiz in seiner Patientenakte, und als er kurz aufschaute, warf er mir einen Blick zu. Er senkte den Kopf ein wenig und hob die Augenbrauen. Dieses Signal, das der Patient nicht sehen konnte, gab mir zu verstehen, dass etwas in der Luft lag.

Der junge Mann, der schätzungsweise in den frühen Zwanzigern war, trug Jeans und ein T-Shirt mit der Aufschrift »Myrtle Beach«. Man hörte seine Flipflops auf dem Fliesenboden klatschen. Er wurde in Zimmer 4 gebracht. Unter dem Arm trug er eine schmutzige, verschlissene Mappe mit Röntgenaufnahmen.

Ich wandte mich meinem hustenden Patienten mit Schlafstörungen zu und fragte mich neugierig, was es mit dem neuen Besucher in Zimmer 4 auf sich hatte. Doch er musste warten, bis er an die Reihe kam.

Inzwischen war es fast halb zwei Uhr morgens, und auf der Theke lag nur noch eine einzige Akte, die des Patienten in Zimmer 4. Ich hatte mit Jeff nicht über diesen Mann sprechen können, und jetzt war Jeff im Triage-Raum beschäftigt.

Ich nahm die Akte auf und schaute auf die Hauptbeschwerden. »Schmerzen im rechten Bein. Vorgeschichte: Knochenkrebs.«

Hm. Das war etwas ungewöhnlich.

Seine Vitalfunktionen waren normal. Kein Fieber und keine erhöhte Herzfrequenz. Ein schneller Herzschlag kann ein recht guter Hinweis auf erhebliche Schmerzen oder Stress sein. In der Patientenakte stand sonst nichts von besonderem Interesse, abgesehen davon, dass eine Stadt in Florida als Wohnsitz angegeben war. Dann bemerkte ich, dass das Sekretariat der Notaufnahme unten bei den Angaben zur Person eine handschriftliche Eintragung gemacht hatte: »Kein Lichtbildausweis.« Da schien etwas nicht ganz in Ordnung zu sein, und unwillkürlich begannen meine Alarmglocken, zu schrillen.

Ich zog den Vorhang zur Seite und trat ins Zimmer. John

Glover saß auf der Liege, die Beine baumelten seitlich herunter. Er schaute hoch, als ich eintrat, und begann sofort, seinen rechten Oberschenkel zu reiben.

»Herr Doktor, ich hoffe, Sie können mir helfen«, flehte er.

Ich setzte mich auf den Stuhl neben der Liege.

»Ich bin Dr. Lesslie«, stellte ich mich vor. »Was können wir heute Nacht für Sie tun?«

Er rieb weiter seinen Oberschenkel und schaute auf dieses anscheinend schmerzende Körperteil herunter. »Es ist das Bein, Herr Doktor. Vor acht Monaten hat es hier mit Schmerzen angefangen.« Er zeigte auf die Mitte des Oberschenkels. »Nicht so schlimm am Anfang, aber es hat immer wehgetan. Nach ein paar Wochen habe ich es nicht mehr ausgehalten und bin zu einem Arzt gegangen.«

Jetzt hörte er auf, das Bein zu reiben, und klopfte auf die Mappe mit Röntgenbildern, die neben ihm lag. »Es ist geröntgt worden, und ich habe eine schreckliche Nachricht bekommen. Ich habe Knochenkrebs, und man hat mir gesagt, es steht ziemlich schlimm um mich.«

Er nahm den Kopf in die Hände und schüttelte ihn von einer Seite auf die andere. Ich war beeindruckt.

»Ich bin unterwegs zu meiner Schwester, die in Virginia wohnt, und ich habe keine Schmerzmittel mehr. Ich brauche nur etwas für zwei Wochen. Wenn ich überhaupt noch so lange lebe, bin ich dann wieder in Florida und kann zu meinem Hausarzt gehen.«

Ich wollte gerade etwas fragen, als er weitersprach: »Wenn es so schlimm wird, bekomme ich normalerweise eine Spritze mit Pethidin oder Oxycodon (Opioide mit schmerzstillender Wirkung). Meistens hilft das.« Er schaute mich erwartungsvoll an und fügte hinzu: »Manchmal wirkt Oxycodon am besten.«

Oft frage ich mich, was die Leute denken und wofür sie uns halten. Glauben sie, dass wir eine so offenkundig unangebrachte Bitte nicht durchschauen? Dass wir sofort zum Medizinschrank eilen und ihnen alles geben, was sie wollen? Dieser Kerl brauchte offensichtlich Hilfe, aber vom Psychologen und nicht von uns. Ich wusste jedoch, dass er in diesem Moment nur an der Beschaffung von Betäubungsmitteln interessiert war. Und in der Notaufnahme war es fast unmöglich, ihm die Hilfe zu geben, die er letztendlich brauchte. Meine Aufgabe bestand darin, ihn als Drogenbeschaffer zu entlarven, seine hinterlistigen Machenschaften zu durchkreuzen und ihn fortzuschicken.

Dieser Aufgabe war ich gewachsen, und das wusste ich.

»Wir sehen, was wir tun können, um Ihnen zu helfen«, versicherte ich ihm und überlegte, was hier die beste Vorgehensweise war. »Darf ich einen Blick auf Ihre Röntgenaufnahmen werfen?«, fragte ich.

»Natürlich, Herr Doktor«, meinte er und reichte mir die Mappe. »Aber machen Sie bitte schnell. Das Bein bringt mich noch um.«

»Ich komme gleich zurück«, antwortete ich und verließ das Zimmer.

Jeff schob gerade einen Rollstuhl mit einem Mann mittleren Alters aus dem Triage-Raum in die Notaufnahme. Dieser Patient hatte offensichtlich starke Atemnot.

»Kurzatmigkeit und Emphysem in der Anamnese«, informierte mich Jeff. »Ich bringe ihn in Zimmer 6.«

Ich wusste, dass Jeff mehrere Minuten brauchen würde, um ihn auf die Liege zu legen und die erforderlichen Vorbereitungen zu treffen. Ich würde genügend Zeit haben, Mr Glovers Röntgenaufnahmen anzuschauen.

»Ich komme gleich«, sagte ich zu Jeff. »Rufen Sie laut, wenn Sie mich brauchen.«

Ich ging zum Röntgenschirm und hängte die Röntgenbilder auf. Dann trat ich zurück und betrachtete die Bilder. Das Erste, was mir auffiel, war, dass die obere rechte Ecke, wo normalerweise die Angaben zum Patienten standen, abgeschnitten war. An beiden Röntgenaufnahmen fehlte dieses Viereck. Man konn-

te die Person, deren Aufnahmen vor mir hingen, nicht iden-
tifizieren. Dann bemerkte ich, dass rechts unten – allen mir
bekannten Aufzeichnungsregeln zuwider – jemand mit einem
schwarzen Filzstift von Hand »John Glover« hingeschrieben hatte. Kein Datum. Kein Name eines Krankenhauses. *Hm.*

Die Röntgenaufnahmen zeigten einen Oberschenkelknochen,
und die Person, der er gehörte, war gewiss bedauernswert. Die
Bilder zeigten einen ausgedehnten Knochenkrebs in der Mitte
des Oberschenkels. Doch man konnte nicht erkennen, wann
und wo diese Aufnahmen gemacht worden waren. Das Einzige,
was man mit Sicherheit sagen konnte, war, dass diese Person
inzwischen entweder ihr Bein oder ihr Leben verloren hatte. Es
handelte sich um einen bösartig aussehenden Tumor.

Woher hatte John Glover diese Röntgenbilder? Gehörten
sie jemandem, den er kannte, vielleicht einem Angehörigen?
Hatte er Zugang zu irgendeiner Röntgenabteilung? Meine Neu-
gierde verwandelte sich in Wut, als mir bewusst wurde, wie
tief dieser junge Mann gesunken war, um sein Bedürfnis nach
Drogen zu stillen. Ob er sie selbst konsumierte oder verkaufte,
spielte dabei keine Rolle. Dann erinnerte ich mich an den Patienten, den Jeff in Zimmer 6 gebracht hatte, und ich wusste,
dass ich dort bald gebraucht wurde. Ich ließ die Aufnahmen
am Röntgenschirm hängen und ging zur anderen Seite der Abteilung.

Nach etwa einer Dreiviertelstunde hatten wir unseren Patienten mit Atemnot mehr oder weniger unter Kontrolle. Er hatte
eine Lungenentzündung bei ohnehin eingeschränkter Lungenfunktion aufgrund von 35 Jahren Arbeit in einer Baumwollspin-
nerei. Er atmete jetzt etwas leichter, war aber sehr krank und
musste ins Krankenhaus eingewiesen werden.

Als ich Zimmer 6 verließ, ging ich zur Schwesternstation und
erinnerte mich an die Röntgenaufnahmen, die John Glover mitgebracht hatte. Ich warf einen Blick auf den Röntgenschirm,
wo ich sie zurückgelassen hatte. Sie waren nicht mehr da. Der

Vorhang von Zimmer 4 war zugezogen, also nahm ich an, dass Mr Glover immer noch da war.

»Trish, haben Sie gesehen, was mit den Röntgenbildern geschehen ist, die ich vorhin angeschaut habe?«, fragte ich und machte eine Kopfbewegung in Richtung Röntgenschirm.

»Ja«, antwortete sie, ohne von ihrer Arbeit aufzuschauen. »Der Patient von Zimmer 4 ist herausgekommen und hat sie abgenommen. Er hat sie wieder in seine Mappe gesteckt und ist in sein Zimmer zurückgegangen. Er wollte wissen, wie lange es noch dauert.«

Von der Schwesternstation aus konnte ich Jeffs tiefe, beruhigende Stimme hinter dem Vorhang von Zimmer 6 hören.

»Es wird alles wieder gut werden, Mr Jones. Sie atmen schon viel leichter, und wir können Ihre Lungenentzündung behandeln. Dann geht es Ihnen wieder gut.«

Die Antwort von Mr Jones konnte ich nicht hören. Aber plötzlich kam mir ein Gedanke: Hier war ein Mann, der mit dem Tode rang. Er war zu uns gekommen, damit wir ihm halfen, und genau das taten wir. Wir taten, wofür wir ausgebildet waren, und taten es erfolgreich. Deshalb befanden wir uns um ein Uhr morgens in der Notaufnahme.

Dann warf ich einen Blick auf den Vorhang von Zimmer 4 und merkte, wie mir die Röte ins Gesicht stieg. Dieser John Glover oder wer immer er auch sein mochte, hatte keinen Grund, hier zu sein. Er verschwendete unsere Zeit. Ich nahm seine Patientenakte und machte mich auf den Weg zu seinem Zimmer.

Für einen Augenblick kam mir der Gedanke, ihm einen Schrecken einzujagen. Ich würde zu ihm gehen und ihm sagen, dass ich seine Röntgenaufnahmen angeschaut hätte und dass er tatsächlich an einem sehr ernsthaften Knochenkrebs litte. Ich würde ihm sagen, dass er sehr starke Schmerzen haben musste und dass ich ihn in die Röntgenabteilung schicken würde, damit sie neue Aufnahmen von ihm machten. Nur so könnten wir ganz sicher sein, wie die Dinge sich entwickelt hätten. Wir würden dann mehr über den derzeitigen Stand seiner Krebserkrankung wissen und ihn wirksamer behandeln können. Dann würde ich zusehen, wie er sich drehte und wand.

Der Augenblick verging und damit auch diese Versuchung. Obwohl dies mir eine gewisse Genugtuung verschafft hätte, wusste ich, was ich zu tun hatte.

Ich zog den Vorhang beiseite, und prompt begann er wieder, sein Bein zu reiben.

»Man hat mir immer noch nichts für die Schmerzen gebracht, Herr Doktor. Wissen Sie, wann ich etwas bekomme?«, fragte er. »Dieses Bein bringt mich noch um, und ich muss wirklich weiterfahren.«

Ich drückte das Klemmbrett auf die Brust, neigte den Kopf und schaute ihn eindringlich an.

»Mr Glover, ich glaube, wir beide wissen, was hier vor sich geht«, begann ich. »Das sind nicht Ihre Röntgenaufnahmen, und Sie haben keinen Knochenkrebs.«

Sofort hörte er auf, sein Bein zu reiben, neigte den Kopf fast unmerklich zur Seite und starrte mich an.

»Sie bekommen hier keine Schmerzmittel und auch kein Rezept. Sie haben viel von unserer Zeit in Anspruch genommen, und ich bitte Sie, diese Notaufnahme zu verlassen.«

Ich wartete auf eine Reaktion. Einen Augenblick lang schwieg er und starrte mich nur an. Dann nahm er ruhig die Mappe mit den Röntgenaufnahmen und stand auf.

»Herr Doktor, Sie können mich am Arsch lecken.«

Seine Schulter streifte meine, als er aus dem Zimmer trat. Ich merkte, wie mir die Röte wieder ins Gesicht stieg, und ich folgte ihm, als er auf den Ausgang zuging. Ich wollte noch etwas sagen, etwas, das ihn im Innersten treffen würde. Aber ich überlegte es mir anders. Ich versuchte, mich selbst und diese Situation wieder unter Kontrolle zu bekommen.

Und dann dachte ich an die Mappe mit den Röntgenaufnahmen. Die Türen des Ausgangs hatten sich gerade geschlossen, und ich trat schnell auf sie zu. Ich musste in den Besitz dieser Röntgenaufnahmen kommen und sie vernichten. John Glover – wahrscheinlich war das nicht sein richtiger Name – würde bald in eine andere Notaufnahme gehen, sein Bein reiben, um Medikamente bitten und dieselben Röntgenbilder vorlegen. Sogar noch in dieser Nacht.

Ich würde ihm die Röntgenaufnahmen abnehmen. Das war das Mindeste, was ich tun konnte.

Als ich in den Krankenwagenbereich trat, konnte ich nur noch seinen Schatten sehen, der auf dem Parkplatz verschwand. Niemand anders war in Sicht.

»John«, rief ich. »Warten Sie kurz.«

Ich beschleunigte meinen Schritt, war fest entschlossen, ihn nicht gehen zu lassen, bevor ich nicht hatte, was ich wollte.

Er hielt auf einer kleinen Anhöhe an, ich sah seine Umrisse im Licht einer Straßenlampe im hinteren Teil des Parkplatzes. Er drehte sich um und schaute mich an. Er war nur fünfzehn oder zwanzig Meter von mir entfernt.

»Warten Sie«, rief ich. Dann tat er etwas, das mich sofort innehalten ließ. Er hatte die Mappe in der rechten Hand gehalten, aber jetzt nahm er sie langsam in die linke. Dann schob er lässig, aber zielgerichtet die rechte Hand in seine Hosentasche und zog etwas heraus. Es war nicht so groß, dass es eine Pistole sein konnte, aber ich nahm das flüchtige Aufblitzen eines metallischen Gegenstandes wahr. Was sollte ich tun?

Er ging nicht auf mich zu, stand einfach da und wartete schweigend.

Ich blieb einen Augenblick lang stehen und schwankte zwischen dem Wunsch, die Anhöhe hinaufzugehen und ihn zu stellen und der vernünftigeren Option, mich umzudrehen und wegzugehen. Ich schaute auf seine rechte Hand und versuchte zu erkennen, was für einen Gegenstand er in ihr hielt. Er war nicht sehr groß. Wie gefährlich konnte er werden? Ich wollte nur die Röntgenaufnahmen haben, mehr nicht. Ich wollte keine körperliche Auseinandersetzung, und er bestimmt auch nicht.

Auf einmal fragte ich mich, worauf ich mich da überhaupt einlassen wollte. Es war gar nicht nötig, mich dieser Situation auszusetzen. Ich hatte andere Möglichkeiten.

Ich machte kehrt und ging in die Notaufnahme zurück.

In der Schwesternstation wandte ich mich an Trish. »Bitte rufen Sie die Notaufnahmen der umliegenden Krankenhäuser an, und warnen Sie sie vor Mr Glover. Teilen Sie ihnen mit, wie alt er ist und dass er Röntgenaufnahmen von einer Person mit Knochenkrebs bei sich hat. Er will Medikamente, und er kann gefährlich werden. Falls sie Fragen haben, können sie mich anrufen.«

Ein paar Minuten lang dachte ich über diese Begegnung nach. Mir wurde klar, wie dumm ich mich verhalten hatte und dass meine Gefühle mein Urteilsvermögen getrübt hatten. Ich hatte mich in eine möglicherweise gefährliche Situation gebracht. Wozu? Um diesem Mann zu beweisen, dass ich ihn entlarvt hatte? Dass das meine Notaufnahme war und dass er nicht einfach kommen und Forderungen an uns stellen konnte? Dass wir keine Hinterwäldler waren, die sich leicht hinters Licht führen ließen?

Es war eine Frage des Stolzes. Ich musste meinen Stolz überwinden und lernen, auch unter solchen Umständen geduldig zu bleiben. Ich musste lernen, sachlicher und pragmatischer zu werden. Ich musste lernen, die Kontrolle über das zu behalten, was mich in einer solchen Situation dazu trieb, meine Überlegenheit zu demonstrieren.

Ich machte Fortschritte. Aber ich hatte noch nicht ausgelernt. Eine weitere Lektion erwartete mich, die eine der seltenen Gelegenheiten bot, aus dem Fehler eines anderen eine wertvolle Erkenntnis zu ziehen.

—⋀⋁—

18:30 Uhr. Es war ein arbeitsreicher Samstagabend. Ich hatte mit Andy James, einem unserer jungen Kollegen, Dienst. Ein paar Monaten zuvor hatte er seine Ausbildung zum Facharzt abgeschlossen, und er war intelligent und arbeitsfreudig. Er war so übereifrig, dass es mir fast schon auf die Nerven fiel. Er kam mit einigen Schwachstellen zu uns, aber wir waren alle der Meinung, dass er sie schnell überwinden würde. Die Notaufnahme des Allgemeinen Krankenhauses Rock Hill würde dies rasch bewerkstelligen.

Er zeigte mir die Thorax-Röntgenaufnahme eines Patienten aus Zimmer 5 und bat mich um meine Meinung.

»Herr Dr. Lesslie, sieht das eher nach Lungenentzündung oder nach Herzversagen aus?«, fragte er und prüfte eingehend die Röntgenbilder eines Sechzigjährigen.

»Zunächst, Andy, sollst du mich Robert nennen und nicht Herr Dr. Lesslie. Okay?«

Dazu hatte ich ihn schon mindestens ein Dutzend Mal seit seiner Ankunft bei uns aufgefordert, und jedes Mal bemühte er sich danach, ein bisschen weniger förmlich zu sein. Doch früher oder später kam er wieder auf die steife Anrede zurück, ein Überbleibsel aus seiner erst kurz zurückliegenden Zeit als Assistenzarzt.

»Okay, Herr Dr. ... ich meine, Robert. Was denkst du?«

Während wir über die manchmal schwierige Unterscheidung zwischen diesen beiden Problemen sprachen, wurden wir vom Schnarren des Rettungsdienst-Funks unterbrochen.

»Hallo, hier ist Rettungswagen 3«, verkündete die bekannte Stimme eines unserer Rettungsassistenten.

Lori ging zum Telefon und drückte den Knopf der Freisprechanlage. So konnte sie mit dem Rettungsassistenten sprechen, und wir konnten mithören. Andy ging sofort zur Theke der Schwesternstation und lehnte sich näher ans Telefon.

»Allgemeines Krankenhaus, Notaufnahme. Rettungswagen 3, sprechen Sie«, antwortete Lori, nahm einen Stift und war bereit, Notizen zu machen. Sie schaute auf die Uhr an der Wand und schrieb die Uhrzeit auf.

Der Rettungsassistent berichtete, dass er mit drei Patienten zu uns unterwegs war, die einen Verkehrsunfall erlitten hatten. Und dass der Rettungswagen 4 noch einmal drei Opfer desselben Verkehrsunfalls bringen würde.

Andy riss die Augen auf und schaute in meine Richtung.

»Nichts Ernsthaftes«, kündigte der Rettungsassistent an. »Nacken- und Rückenschmerzen. Bei einigen haben wir das vollständige Spinaltrauma-Protokoll durchgeführt.«

»Okay«, antwortete Lori. »Kleiner Trauma-Raum bei Ankunft.«

»Okay«, meinte dann der Rettungsassistent. »Rettungswagen 3. Ende.«

Andy hatte sich ebenfalls Notizen gemacht.

»Es klingt so, als könnte es etwas Schlimmeres sein«, sagte er zu mir. »Es sind viele Verletzte für einen einzigen Unfall.«

»Wir werden sehen«, antwortete ich noch unbeeindruckt. Wenn die Rettungsassistenten nach einem Unfall drei Patienten in einem einzigen Krankenwagen brachten, dann war das ein Hinweis darauf, dass sie die Verletzungen nicht für ernsthaft hielten. Außerdem klang die Stimme des Rettungsassistenten entspannt.

»Wir werden sehen«, wiederholte ich.

Zwanzig Minuten später teilten sich sechs junge Männer, die Opfer des Verkehrsunfalls, unseren kleinen Trauma-Raum. Drei lagen mit fest fixiertem Kopf auf einem Spineboard. Sie hatten über Nackenschmerzen geklagt, und die Rettungsassistenten waren kein Risiko eingegangen. Die anderen drei Opfer saßen lässig auf Stühlen und rieben sich verschiedene Körperteile.

Als Andy und ich das Zimmer betraten, zog mich einer der Rettungsassistenten beiseite.

»Herr Doktor, irgendetwas kommt mir verdächtig vor«, erklärte er. »Das war ein Unfall mit einem einzigen Auto, mitten in der Stadt. Sie sind höchstens 40 Kilometer pro Stunde gefahren, und am Auto sieht man keine Beschädigung.« Er kratzte sich am Kopf und ließ den Blick in dem überfüllten Raum umherschweifen. »Viel Glück mit diesen Jungs.«

»Danke«, sagte ich und sah, dass Andy in der Ecke am anderen Ende stand und einen der Patienten befragte, der auf einem Spineboard festgezurrt war.

»Wo genau haben Sie Schmerzen?«, hörte ich ihn fragen.

Lori klopfte mir von hinten auf die Schulter. »Herr Dr. Lesslie, ich habe einen Fünfundsiebzigjährigen im Kardiologie-Raum. Er hat Schmerzen in der Brust, und der Blutdruck ist im Keller.«

Ich schaute noch einmal auf das Chaos im kleinen Trauma-Raum. Niemand schien ernsthaft verletzt zu sein. Andy müsste damit umgehen können. Jedenfalls wurde ich woanders gebraucht.

»Ich komme sofort«, sagte ich zu Lori, und wir beide eilten durch den Flur.

Zwei Stunden und jede Menge Röntgenaufnahmen später war es Andy gelungen, alle sechs Patienten, die an dem Verkehrsunfall beteiligt waren, zu versorgen. Sie waren alle ohne Befund. Niemand war sichtbar verletzt, alle Röntgenbilder waren normal. Andy stand an der Schwesternstation und schrieb die Patientenakten der sechs jungen Männer.

»Ich glaube, es ist alles in Ordnung mit ihnen«, sagte er mir. »Ich habe bei keinem erhebliche neurologische Verletzungen festgestellt.«

»Das ist gut«, antwortete ich und unterdrückte ein Lächeln. Wir hatten es von Anfang an gewusst, wobei »wir« bedeutete: alle außer Andy. Aber trotzdem war irgendetwas nicht in Ordnung. Die Dinge passten einfach nicht zusammen. Ich war zu beschäftigt, um es abzuklären, doch der Augenblick der Klärung näherte sich mit Riesenschritten.

Wir standen noch an der Theke, als ein Polizeibeamter auftauchte. Er war in Begleitung eines sehr kleinen, etwa vierzig-jährigen Mannes mit Brille. Schleppend ging er hinter dem Polizisten her und schaute auf den Boden.

»Herr Doktor«, sagte der Polizist. »Ich muss mit Ihnen über den Verkehrsunfall in der Stadt und die Beteiligten sprechen. Mr Grant hier hat einige interessante Informationen für Sie.«

Andy ließ sofort alles stehen und liegen, schaute auf den Polizeibeamten und kam zu uns herüber.

»Was haben Sie uns zu sagen, Mr Grant?«, fragte ich.

Mr Grant wand sich hin und her und steckte die Hände in die Hosentasche. Widerwillig schaute er zu mir auf.

»Ich möchte keine Probleme bekommen«, begann er. »Und ich will nicht, dass jemand anders Probleme bekommt«, fuhr er fort und schaute sich nervös im Flur um. »Aber da gibt es etwas, das Sie wissen müssen.«

Der Polizeibeamte schwieg und nickte.

»Der Unfall mit all den Leuten …«, setzte Mr Grant erneut an. »Er ist nicht so passiert, wie sie es gesagt haben.«

Ich blickte zu Andy hinüber. Er sah beunruhigt aus.

»Wie meinen Sie das?«, fragte ich.

»Ich weiß, sie haben erzählt, dass sie an einen Telefonmasten gefahren sind und dass sie alle im Auto herumgeschleudert wurden und so. Und sie haben erzählt, dass zwei über die Straße gegangen sind und von dem Auto umgefahren wurden. So wären sie verletzt worden, haben sie gesagt.«

»Genau, Mr Grant. Das haben sie uns gesagt«, warf Andy erregt ein. »Sie haben alle die gleiche Geschichte erzählt.«

Mr Grant schaute ihn an, dann wieder mich.

Dann begann er wieder: »Ich war da und habe gesehen, was passiert ist.«

»Waren Sie am Unfall beteiligt?«, fragte ich ihn. »Waren Sie in dem Auto?«

»Nein, nein. Ich war auf dem Gehsteig. Ich habe alles gesehen.«

Der Polizeibeamte nickte wieder und lächelte.

»Ja, ich habe alles gesehen«, fuhr unser Zeuge fort. »Es ist wie in Zeitlupe abgelaufen. Ich bin die Straße runtergegangen, und dann ist dieses Auto gekommen und direkt auf die Bordsteinkante zugefahren. Der Fahrer hat nicht aufgepasst, und das Auto hat ein paar parkende Autos gestreift und ist dann zum Halten gekommen. Ist kaum an die Autos angestoßen«, fügte er hinzu und schüttelte den Kopf. »Aber das Wichtigste ist, dass nur zwei in dem Auto waren. Der Fahrer und der Beifahrer. Das ist alles.«

»Moment mal«, protestierte Andy aufgeregt. »Sechs Personen waren an dem Unfall beteiligt. Sie können dort nach hinten gehen und sie zählen.«

»Ich weiß, was sie Ihnen erzählt haben«, erwiderte Mr Grant. »Es waren aber nur zwei Personen in dem Auto. Die anderen vier standen auf dem Gehsteig, als es passiert ist. Sie müssen den Fahrer gekannt haben, denn kaum war es passiert, sind zwei von ihnen rübergerannt und sind in das Auto eingestiegen. Und die beiden anderen haben sich umgeschaut und haben sich dann auf den Boden geworfen, direkt vor das Auto. Dann haben sie alle angefangen, ihren Nacken zu reiben und sich herumzurollen.«

»Das kann nicht Ihr Ernst sein«, sagte ich und lächelte innerlich über solche Dreistigkeit.

»Sie haben *was*?«, fragte Andy verärgert. »Sie wollen sagen, die Jungs waren nicht einmal an dem Unfall beteiligt? Sie haben uns angelogen?«

»Genau«, betonte Mr Grant. »Niemand ist bei diesem kleinen Blechschaden verletzt worden. Das ist alles nur ein Scherz. Deshalb bin ich hierhergekommen. Und deshalb bin ich zur Polizei gegangen und habe es berichtet.« Er richtete sich auf und wirkte ein wenig größer, nachdem er uns die Wahrheit gesagt und zu dem jetzt unvermeidlichen Triumph der Gerechtigkeit beigetragen hatte.

Einen Augenblick lang herrschte Stille, während wir alle diese Neuigkeit aufnahmen. Dann wandte ich mich an den Polizeibeamten: »Was werden Sie jetzt hier tun?«

»Sind die Leute ärztlicherseits entlassen? Dürfen Sie weggehen?«

»Ja«, antwortete Andy. »Medizinisch ist alles abgeklärt, und sie können entlassen werden. Werden Sie sie festnehmen?«, fragte er. »Es handelt sich doch um eine Art Straftat.«

»Sicher liegt hier eine Täuschung vor und wahrscheinlich auch Betrug, nehme ich an«, antwortete der Polizeibeamte. »Wahrscheinlich werden sich die Versicherungen für diesen Fall interessieren, und ich kann Ihnen bestätigen, dass wir auf der Polizeistation ein ernstes Wörtchen mit ihnen reden werden.«

»Glauben Sie, dass die das alles gemacht haben, um Geld von der Versicherung zu bekommen?«, fragte Andy ungläubig. »Sie haben unsere Zeit vergeudet – und der Anruf beim Rettungsdienst … Was wäre gewesen, wenn jemand wirklich einen Krankenwagen benötigt hätte, und es hätte keiner zur Verfügung gestanden, weil alle mit diesem vorgetäuschten Unfall beschäftigt waren?«

Ich wollte Andy beruhigen, aber als ich mich ihm zuwenden wollte, war er schon auf dem Weg zum kleinen Trauma-Raum.

»Mach langsam«, versuchte ich, ihn zu beruhigen, und folgte ihm. Der Beamte war direkt hinter mir.

Andy stand unter der Tür in dem vollbesetzten Zimmer, die Hände in die Hüften gestemmt, und begann, den Bösewichten eine Strafpredigt zu halten. Sie waren von den Spineboards befreit worden und drängten sich alle in der hinteren linken Ecke des Zimmers zusammen. Manche saßen, manche standen.

»Was glaubt ihr eigentlich?«, begann er. Dann beschrieb er ihre vielfachen Verbrechen gegen die Menschlichkeit und das große Risiko, dem sie die Einwohner ihrer Gemeinde ausgesetzt hatten. Ausführlich ging er auf die Möglichkeit ein, dass Patienten, die tatsächlich in Not gewesen wären, vom Rettungsdienst keine Hilfe bekommen hätten, weil dieser zweckwidrig eingesetzt worden war.

Erstaunlicherweise bewegten sich die sechs Herren nicht und ließen diese Standpauke ruhig über sich ergehen. Sicher drückten einige der Gesichter offene Feindseligkeit aus, und einer oder zwei starrten die Zimmerdecke an.

Dann schaute ich hinter mich und begriff den Grund für ihre stumme Duldsamkeit. Der Polizeibeamte stand hinter uns, und er war fast zwei Köpfe größer als Andy. Der Ausdruck auf seinem Gesicht gebot Ruhe.

Als Andy seine Rede beendet hatte, war sein Gesicht rot vor gerechter Entrüstung.

Dann drehte er sich um und ging an uns vorbei. Er bemerkte nicht, dass der Beamte mir zublinzelte.

Ich verstand den Zorn, den Andy in dieser Situation verspürte. Die missbräuchliche Inanspruchnahme unserer Dienste war zweifellos eine schwer zu ertragende Dreistigkeit. In diesem Fall konnte ich die Rolle des Zuschauers einnehmen und analysieren, was sich in den vergangenen Stunden hier ereignet hatte. Andys Entrüstung war gerechtfertigt.

Doch was hatte diese Konfrontation genützt? Vielleicht fühlte Andy sich ein bisschen erleichtert, weil er etwas Dampf abgelassen und diese Kerle zur Rede gestellt hatte, aber ich bezweifelte es. Wenn er um sieben Uhr morgens nach Hause fuhr, würde er innerlich immer noch kochen. Und die sechs Straftäter? Ihnen fehlte jegliches Unrechtsbewusstsein. Ihre Sorge galt jetzt dem unmittelbaren Nachspiel ihrer Taten. Das war alles. Andys Ermahnungen hatten die Wertmaßstäbe dieser jungen Männer nicht verändert.

Deshalb war hier jeder Beteiligte ein Verlierer. Aber, Moment, da war auch noch der Polizeibeamte. Möglicherweise war er der einzige Gewinner.

Er hatte bei dem Geschehen im kleinen Trauma-Raum etwas Spaß gehabt.

Das wollte ich mir immer vor Augen halten.

Es bedarf großer Geduld, um sie zu lernen.

STANISLAW LEC (1909–1966)[3]

Kapitel 14

Wenn das Leben zu Ende geht

Wenn dies geschieht – wenn unsere vergänglichen,
irdischen Körper in unvergängliche,
himmlische Körper verwandelt sind –,
dann wird sich das Schriftwort erfüllen:
»Der Tod wurde verschlungen vom Sieg. Tod,
wo ist dein Sieg? Tod, wo ist dein Stachel?«

1. Korinther 15,54-55

Für uns in der Notaufnahme ist es schwer genug, mit dem Tod in unserer eigenen Abteilung umzugehen. Doch ab und zu werden wir auch gerufen, wenn in einer anderen Abteilung des Krankenhauses ein Todesfall eingetreten ist. Wenn jemand stirbt, muss ein Arzt die Todesursache feststellen und den Tod bescheinigen. Dafür ist eindeutig der behandelnde Arzt zuständig. Wenn es jedoch mitten in der Nacht oder am Wochenende geschieht und der Arzt des Patienten nicht mehr im Krankenhaus ist, wird oft der diensthabende Arzt in der Notaufnahme damit beauftragt. Schließlich ist er im Krankenhaus, ist wach und »steht zur Verfügung«.

In der Vergangenheit hatten wir diese Aufgabe aus Gefälligkeit für unsere Kollegen ziemlich oft übernommen. Mit der steigenden Anzahl von Ärzten und Krankenhauspatienten wurde dies jedoch zu einem unzumutbaren Aufwand für die Ärzte in der Notaufnahme.

Es lag nicht nur daran, dass wir zu ungelegenen Zeiten unsere Abteilung verlassen mussten. Schließlich werden die Türen der Notaufnahme nicht abgeschlossen, wenn die Ärzte weggehen müssen, und es kommen ständig neue Patienten herein.

Stellen Sie sich die Reaktion vor, wenn wir in die Notaufnahme zurückkommen und den betreffenden Arzt, den wir vertreten haben, zu Hilfe rufen müssen, weil wir mit unserer Arbeit in Rückstand geraten sind.

Unser Haupteinwand ist jedoch, dass wir gelegentlich nach oben auf eine Station gehen und den frisch Verstorbenen inmitten zahlreicher Angehöriger vorfinden. Diese Menschen sind uns völlig fremd, und sie sind verständlicherweise mitgenommen und zutiefst unglücklich.

Und dann werden wir mit Fragen bombardiert:

»Wer sind Sie?«

»Wo ist sein behandelnder Arzt?«

»Was ist die Todesursache?«

»Glauben Sie, dass er leiden musste?«

»Was sollen wir jetzt tun?«

In den meisten Fällen können wir auf all diese Fragen keine Antwort geben (außer vermutlich auf die erste). Das ist immer eine etwas peinliche Situation für die Familie und für uns. Deshalb haben wir beschlossen, dass wir hochgehen, wenn es machbar ist, den Tod der Person dokumentieren und den Todeszeitpunkt auf die Todesbescheinigung schreiben und in die Patientenakte eintragen. Das dauert nur wenige Minuten, und wir können dann in die Notaufnahme zurückkehren. Aber wir kommen erst, wenn sichergestellt ist, dass die Angehörigen das Zimmer des Patienten verlassen haben. In Absprache mit der zuständigen Stationsschwester ist dann der Hausarzt des Patienten für die Benachrichtigung der Angehörigen verantwortlich.

Es gab immer ein paar Ärzte, die regelmäßig »vergaßen«, sich der Angehörigen anzunehmen. Und wenn wir dann die Tür öffneten, standen wir vor trauernden Fremden.

Dr. Bill Jones, um dessen Patienten ich mich einmal sehr frühmorgens kümmern musste, gehörte nicht zu ihnen. Er schätzte unsere Hilfe und machte das auch deutlich. Er konnte nachvollziehen, in welcher Situation wir uns befanden und vor welchem

Dilemma wir manchmal standen. Trotzdem war es natürlich eine unangenehme Aufgabe.

Und doch, ist es nicht erstaunlich, dass etwas, das man für eine unangenehme Aufgabe oder lästige Pflicht hält, zu einer tiefen und bedeutsamen Erfahrung werden kann? Solche Dinge geschehen, wenn wir sie am wenigsten erwarten. Sie treten zu ungewöhnlichen Zeiten an ungewöhnlichen Orten ein. Ich glaube, man sollte zumindest offen für eine solche Möglichkeit sein, sonst lässt man sich die Gelegenheit entgehen, und sie ist für immer verloren. Ich frage mich, wie viele solcher Gelegenheiten ich schon verpasst habe.

Bill Jones hatte angerufen und mich gebeten, nach oben zu gehen und den Tod eines seiner Patienten festzustellen.

»Klar, das mache ich, Bill«, antwortete ich. »Mr Blake in Zimmer 432?«, vergewisserte ich mich und machte eine Notiz auf einem Zettel.

»Ja«, antwortete er. »82 Jahre alt, glaube ich. Bauchspeicheldrüsenkrebs. Die Angehörigen sind schon nach Hause gegangen. Sie haben damit gerechnet, und ich spreche im Laufe des Vormittags mit ihnen.«

»Okay, ich kümmere mich darum«, versprach ich und gab der Sekretärin den Hörer zurück.

Ich schaute mich in der Abteilung um und betrat den Triage-Bereich. Jeff hatte gerade Dienst. Er stand am Empfangsschalter und sprach mit der Sekretärin der Nachtschicht und unserem Sicherheitsbediensteten. Das Wartezimmer war leer.

»Sieht ziemlich ruhig aus«, bemerkte ich.

Er wandte sich mir zu und meinte: »Ja, hoffentlich bleibt es so.«

»Gut«, sagte ich. »Ich muss nach oben und bei einem Patienten von Dr. Jones den Tod feststellen. Station 4 im Ostflügel.

Wenn Sie mich brauchen, rufen Sie dort an. Aber nach ein paar Minuten müsste ich dort fertig sein.«

»In Ordnung«, erwiderte Jeff und wandte sich wieder seinen Gesprächspartnern zu.

Der Aufzug glitt sacht nach oben, und einen Augenblick lang war ich mit meinen Gedanken allein. Wie oft hatte ich so etwas schon gemacht? Zu oft. Und dies war bestimmt nicht das letzte Mal. Es ist Routinearbeit. Den Puls und die Atmung überprüfen, die Uhrzeit in die Patientenakte eintragen. Fast immer handelt es sich um Leute, die ich nicht kenne und nie zuvor gesehen habe. Manchmal stehe ich vor einem Patienten, den ich ein paar Tage zuvor in der Notaufnahme gesehen und wegen einer schweren Krankheit ins Krankenhaus eingewiesen habe. Gelegentlich geht es um einen Menschen, den ich untersucht habe und der dann wegen einer banalen, nicht lebensbedrohlichen Erkrankung eingewiesen worden ist. Diese Todesfälle überraschen mich jedes Mal. Sie sind unerwartet, und dann frage ich mich immer, was wohl schiefgelaufen ist. In seltenen Fällen handelt es sich um einen Bekannten von mir – im Allgemeinen um einen älteren Menschen, von dessen Krankenhausaufenthalt ich nichts gewusst habe. Das sind immer traurige Augenblicke für mich, aber es sind die einzigen Gelegenheiten, bei denen die Anwesenheit der Angehörigen mich nicht stört.

Langsam öffnete sich die Aufzugtür, und ich betrat den vierten Stock gegenüber dem Schwesternzimmer. Die oberen Stockwerke des Krankenhauses waren wie ein großes »Rad« gestaltet, mit dem Pflegebereich in der Mitte und vier »Speichen«, die in verschiedene Richtungen abgingen. Die »Speichen« enthielten die Zimmer der Patienten und wurden als Nord-, Ost-, Süd- und Westflügel bezeichnet. Ich trat zur kreisförmigen Zentralstation, an der eine Krankenschwester saß und etwas schrieb. Sie schaute hoch, als ich näher kam.

»Guten Morgen, Herr Dr. Lesslie«, begrüßte sie mich lächelnd.

Ich schaute auf die Wanduhr hinter ihr. Es war 2:35 Uhr. Es war tatsächlich morgens, auch wenn ich nicht den Eindruck hatte.

»Ich nehme an, Sie sind wegen Mr Blake aus Zimmer 432 da.« Sie schloss die Patientenakte, in die sie Eintragungen gemacht hatte, und überreichte sie mir.

»Ja, das ist der Patient von Dr. Jones, stimmt's?«, fragte ich und nahm die Akte. Reflexartig überprüfte ich die Zimmernummer und den Namen des Patienten ganz oben auf dem Klemmbrett. »432 – Blake.« Ich wollte einfach sicher sein. Mir war schon mehr als einmal die falsche Patientenakte ausgehändigt worden, und ich war in ein Zimmer getreten, das voller Angehöriger war, und hatte mich dann ziemlich schlecht gefühlt. So etwas wollte ich unbedingt vermeiden.

»Genau. Wir haben nach ihm geschaut, und er ist verstorben«, bestätigte sie. »Er war wirklich ein netter Mann«, fügte sie hinzu.

»Danke.« Ich klemmte die Akte unter den Arm und ging in den Ostflügel.

Die Zimmer mit den geraden Zahlen lagen auf der rechten Seite des Flurs, und 432 war etwa auf halbem Wege. Die Tür stand einen Spalt weit offen, ich trat ein und schloss die Tür hinter mir.

Das Zimmer war dunkel, nur von einer schwachen Leuchtröhre über dem Kopfende des Bettes und dem fahlen Licht des Mondes erhellt, der durch das Fenster schien. Es dauerte eine Weile, bis meine Augen sich an die Lichtverhältnisse gewöhnt hatten.

Ich trat an das Bett und schaute auf Mr Blake hinunter. Er lag friedlich da, ein Tuch bedeckte ihn bis zum Kinn. Sein Kopf ruhte auf einem Kissen, er hatte die Augen geschlossen, der Mund stand leicht offen. Ich beobachtete ihn eine Minute lang und konnte keine Atmung feststellen. Ich steckte das Stethoskop in die Ohren, zog das Tuch zurück und legte die Brust frei. Ich überprüfte seine Herz- und Lungenfunktion. Nichts. Sorgfältig deckte ich ihn wieder zu, öffnete seine Patientenakte, fand die richtige Seite und versuchte, bei dem schwachen Licht ein paar Eintragungen zu machen. »Keine Atmung. Keine Herztätigkeit. Tod festgestellt um 2:27 Uhr.«

Das war alles. Ich hatte offiziell den Tod dieses völlig Fremden dokumentiert. Er war vor etwas über achtzig Jahren geboren worden und jetzt war er gestorben. Ich trat von dem Bett zurück und empfand den Anblick als seltsam friedlich. Es war völlig still, und der Mond, der durch das Fenster schien, gab dem Ganzen etwas Surreales. Dann kam mir in den Sinn, dass ich ein Eindringling war. Dies war ein bedeutungsvoller Augenblick, das Ende eines Menschenlebens. Und obwohl ich mit einem amtlichen Auftrag hier war, war ich in der Tat ein Fremder.

Ich wandte mich zur Tür und fuhr zusammen, als ich aus der gegenüberliegenden Zimmerecke eine Männerstimme hörte, die sagte: »Jetzt ruht er in Frieden.«

Ich blieb wie angewurzelt stehen und starrte in die Richtung, aus der diese Stimme kam. Ich versuchte, festzustellen, wem sie gehörte. In der dunklen rechten Zimmerecke nahm ich die Gestalt eines Mannes wahr, der auf einem Stuhl saß. Er bewegte sich ein bisschen, wie, um zu zeigen, dass er da war.

»Ja«, antwortete ich. »Ich bin Dr. Lesslie, und Sie sind …?«

»Ich bin sein Sohn, Paul Blake«, kam als Antwort.

Wir schwiegen einen Augenblick lang. Komischerweise empfand ich diese unerwartete Unterbrechung nicht als störend, obwohl ich mir mehr als zuvor selbst wie ein Störenfried vorkam.

»Ja, jetzt ruht er in Frieden«, wiederholte Paul. »Es waren schwere Wochen. Bauchspeicheldrüsenkrebs ist …« Er machte eine Pause, als suchte er nach Worten, die das Leid und die Schmerzen, die sein Vater in den letzten Wochen ertragen hatte, irgendwie zusammenfassen konnten. Doch dafür gab es keine angemessenen Worte, auch nicht für den Verlust, den Paul auf sich hatte zukommen sehen und der ihn jetzt bedrückte. »In den letzten paar Tagen hat er viel gelitten. Aber die letzte Nacht war wirklich ruhig, und wir haben eine Zeit lang miteinander gesprochen. Seine Schmerzen waren anscheinend etwas besser geworden.«

Paul Blake bewegte sich erneut auf seinem Stuhl. »Um Mitternacht hat Rachel – das ist seine Frau, also meine Mutter – zu ihm gesagt, dass es Zeit ist und dass er loslassen darf.«

Er machte eine Pause und sammelte sich. »Das hat ihn anscheinend erleichtert. Er ist wirklich still und friedlich geworden. Und bald darauf hat er einfach aufgehört, zu atmen.«

Er schwieg, und ich war nicht sicher, ob er eine Antwort erwartete. Doch irgendwie war das eine ungewöhnliche Situation, und ich fühlte mich gedrängt, zu sagen: »Wissen Sie, manchmal ist so etwas nötig. Wenn man sonst nichts mehr für einen Patienten tun kann, sind es oft die Worte eines Ehepartners oder eines anderen Nahestehenden, die dem Kranken helfen. Und Sie haben recht, wenn Sie von ›loslassen‹ sprechen. Manchmal ist das tatsächlich erforderlich. Aber man muss stark sein, um einen geliebten Menschen loszulassen.«

»Da haben Sie recht«, antwortete er. »Meine Mutter war eine starke Frau. Und jetzt fehlt sie mir schrecklich. Sie ist schon seit fünf Jahren tot.«

Hatte ich richtig gehört? Ich schaute mich im Zimmer um, um mich zu vergewissern, dass sonst niemand da war. Seine Mutter war tot? Doch dann verstand ich es.

»Ihr Vater hat gedacht, er würde mit seiner Frau sprechen?«

»Nein. Er hat es nicht gedacht. Er hat gewusst, dass er mit ihr spricht. Er hat ein bisschen vor sich hin gemurmelt, und auf einmal hat er aufgehört und mich angeschaut. Und dann war er vollkommen klar. Er hat mir erzählt, was sie ihm gesagt hat und dass alles gut wird. Und er hat mir gesagt, dass er mich liebt. Dann war er still. Und das war's.« Pauls Stimme zitterte leicht.

Wir schwiegen wieder. Es war Zeit, zu gehen. Ich räusperte mich und wandte mich zur Tür.

»Deshalb sitze ich hier, Herr Doktor.« Seine Stimme drang durch die Dunkelheit. »Ich warte. Ich will mit meiner Mutter sprechen. Ich hoffe, dass sie etwas zu mir sagt, wie sie es mit meinem Vater getan hat.«

Ich blickte in seine Richtung und versuchte, das Gesicht dieses Mannes zu erkennen. Dann schaute ich wieder auf seinen Vater, der auf dem Krankenhausbett lag. Ich legte Mr Blakes Patientenakte auf den Nachttisch, zog den anderen Stuhl heran und setzte mich.

Ich lehnte mich nach vorn, stützte die Ellbogen auf die Knie und sagte: »Ich glaube, ich weiß, wie Sie sich fühlen.«

»Wirklich?«, fragte er. »Ich wollte gerade aufgeben und nach Hause gehen. Aber irgendwie habe ich weiter gehofft. Ich habe den Eindruck, dass sie jetzt ganz nahe ist.«

»Das ist sie«, erwiderte ich. »Ich weiß nicht, wie, aber ich weiß, dass sie hier ist. Und sie ist bei Ihrem Vater.«

Ich sah, wie er nickte.

»Ich weiß. Aber ich brauche etwas, das ich sehen oder fühlen kann. Etwas, das ich hören kann, um sicher zu sein. Verstehen Sie, was ich meine?«

»Ja«, antwortete ich, denn ich wusste nur allzu gut, was er meinte.

»Ich weiß, dass meine Eltern Gott geliebt haben, und ich weiß, wo sie jetzt sind. Aber es ist so schrecklich einsam hier in diesem Zimmer. Ich bin noch nicht bereit, sie beide zu verlieren. Ich bin noch nicht bereit, allein zu sein, ohne sie.«

Ich wusste, wie ihm zumute war. Meine Mutter war gestorben, als ich vierzehn Jahre alt gewesen war, und mein Vater vor ein paar Jahren. Realistisch betrachtet, waren Paul und ich Waisen. Unsere Eltern waren nicht mehr da, um uns zu beraten, uns in den Armen zu halten, uns zur Seite zu stehen. Es gehörte zum Leben, auch wenn es schmerzlich war.

»Wir kennen einander nicht, Paul, aber ich möchte Ihnen etwas erzählen.«

Ich sah, wie er sich auf dem Stuhl zurücklehnte, die Armlehnen umfasste und die gekreuzten Beine vor sich ausstreckte.

»Als Arzt habe ich gelernt, die Dinge wissenschaftlich zu betrachten. Man stellt eine Theorie auf und versucht, sie zu beweisen. Und wenn man das nicht kann, wenn man keinen Beweis findet, dann verwirft man die Theorie und entwickelt eine neue. Wissenschaftliche Beweise haben mit Dingen zu tun, die man sehen oder fühlen kann. Man kann sie immer und immer wieder reproduzieren. Wenn etwas hier in Rock Hill zutrifft, dann müsste man das Gleiche in Chicago, London und Australien beobachten können. Wenn das nicht der Fall ist, ist man wahrscheinlich auf dem Holzweg.«

Ich machte eine Pause.

»Ja, das verstehe ich, Herr Doktor«, meinte Paul.

Dann fuhr ich fort: »Mir ist klar geworden, dass es manches auf dieser Welt gibt, das nicht in dieses Schema passt. Es geschehen Dinge, die garantiert echt sind und die man nicht in ein Reagenzglas stecken oder sehen oder mit den Händen anfassen kann. Wie Ihre Mutter, die heute Nacht Ihrem Vater etwas mitgeteilt hat. Ich glaube, dass es wirklich so war. Ich denke nicht, dass es irgendein verschwommener Gedanke oder eine alte Erinnerung war, die wieder hochgekommen ist. Ich glaube, dass es geschehen ist.«

Paul unterbrach mich. »Das will ich auch glauben, und ich glaube es wahrscheinlich auch. Aber warum kann ich es nicht erleben? Warum kann ich nicht mit meiner Mutter sprechen, wie mein Vater es getan hat? Ich habe dort gesessen, habe gewartet und gebetet. Aber nichts ist geschehen. Ich war ganz allein in dem Zimmer, bis Sie hereingekommen sind.«

Jetzt lehnte ich mich auf dem Stuhl zurück und schaute aus dem Fenster. Der Mond war nun teilweise von schnell vorbeiziehenden Wolken versteckt, und das Zimmer wurde dunkler.

»Ich verstehe, was Sie empfinden«, erklärte ich. »Aber irgendwie funktioniert es so nicht. Es gibt eindeutig Situationen, in denen wir die Gegenwart eines geliebten Menschen deutlich spüren und mit ihm kommunizieren können. Aber diese Augenblicke kommen, wie sie wollen. Wir können hier nichts befehlen oder erzwingen. Und ich glaube, so etwas geschieht dann, wenn es geschehen soll. Ich denke, für viele von uns geschieht es, aber wir rechnen nicht damit, wir verstehen es nicht und akzeptieren es nicht. Sie haben es heute Nacht hier bei Ihrem Vater erlebt. Und Sie wissen, dass es wirklich geschehen ist, und akzeptieren, dass es tatsächlich so war.«

Wir schwiegen wieder, und ich überlegte mir, ob ich weitermachen sollte.

Paul beantwortete meine unausgesprochene Frage: »Sie haben gesagt, dass Sie mir etwas erzählen möchten, Herr Doktor. Was ist es?«

Mir ging durch den Kopf, dass ich einem völlig Fremden mitten in der Nacht in einem dunklen Krankenhauszimmer meine tiefsten Gedanken und Gefühle mitteilte. Und doch war es richtig so, gerade hier und jetzt.

»Ich habe Ihnen gesagt, dass mein Vater vor ein paar Jahren gestorben ist. Er war Mitte siebzig, Professor für organische Chemie und der klügste Mann, den ich je kennengelernt habe. Er hatte viele Interessen, aber Vögel waren seine besondere Leidenschaft. Er duldete keine Katzen auf unserem Grundstück, denn sie würden die Vögel stören und verjagen. Am liebsten mochte er die Hüttensänger. Warum, weiß ich nicht. Vielleicht wegen ihrer Farbe oder ihres Charakters. Doch aus welchem Grund auch immer – überall, wo er wohnte, baute er Vogelhäuschen und Futterstellen und tat alles, um Hüttensänger anzulocken. Und es gelang ihm. Wenn ich ihn besuchte und wir durch den Garten gingen und uns unterhielten, deutete er immer auf ein bestimmtes Vogelhäuschen und beschrieb die ›Hüttensängerfamilie‹, die dort lebte. Ich habe seine Begeisterung für diese Vögel nie wirklich verstanden, aber ich habe sie als festen Bestandteil seiner Persönlichkeit akzeptiert.

Sein Grab ist zwanzig Minuten von hier entfernt, auf dem Friedhof hinter der Neely's Creek ARP-Kirche. Auch meine Mutter ist dort begraben. Etwa ein Jahr nach dem Tod meines Vaters war ich auf einer Autobahn unweit der Kirche unterwegs. Ich hatte etwas Zeit und fuhr zum Friedhof. Es war an einem Nachmittag unter der Woche, und niemand war dort. Es ist ein schöner alter Friedhof mit viel Grün, und in der Nähe der Stelle, an der meine Eltern begraben sind, steht ein großer Magnolienbaum. Ich ging zu den Gräbern, blieb ein paar Minuten stehen und las die Inschriften auf den Grabsteinen. Dann fiel mir auf, dass unser Leben sich anscheinend in wenigen Worten und Daten zusammenfassen lässt. Das stimmt natürlich nicht. Es waren meine Eltern, und viele Erinnerungen aus ihrem Leben wurden wach. Es waren schöne Erinnerungen, aber nach einer Weile wurden sie traurig und schmerzlich. Und ich habe mich so gefühlt, wie Sie es beschrieben haben. Ich war ohne Eltern auf dieser Welt. Meine Mutter und mein Vater waren nicht mehr da. Ich wusste, dass diese Granitblöcke kein Zeichen ihrer Gegenwart waren. Sie waren woanders. Aber sie waren nicht an einem Ort, an dem ich sie sehen, spüren oder mit ihnen sprechen konnte. In diesem Augenblick war ich allein und einsam.

Ich drehte mich um und betrachtete den Magnolienbaum. Er war hoch und stark und wunderschön. Und ich wusste, er hätte meinem Vater gefallen. Plötzlich bemerkte ich eine Bewegung, drehte mich um und schaute wieder auf die beiden Grabsteine. Und da war er – ein Hüttensänger. Er war von wer weiß woher gekommen und hatte sich auf dem Grabstein meines Vaters niedergelassen. Er stand einfach da, schaute mich an und drehte den Kopf von einer Seite auf die andere. Und ich habe ihn einfach nur angeschaut. Ein Zufall? Nein. Das kann mir niemand einreden. Diesen Augenblick vergesse ich nie. Nach ein oder zwei Minuten ist der Vogel weggeflogen, und ich war wieder allein. Aber das Gefühl der Einsamkeit und meine Traurigkeit waren verschwunden. Meine Eltern fehlen mir immer noch. Es gibt Zeiten, zu denen sie mir mehr fehlen als zu anderen. Doch wenn der Gedanke, dass sie nicht mehr da sind, besonders schmerzlich wird, kann ich auf diesen Augenblick, auf dieses Erleben zurückgreifen. Und ich weiß, dass ich nicht wirklich allein bin.«

»Hm«, murmelte Paul. »Ich glaube auch nicht, dass das ein Zufall war. Und nach so etwas halte ich Ausschau. Nach irgendeinem Zeichen, nach etwas Konkretem für mich, so etwas, wie Sie es erlebt haben.«

»Sie werden es auch erleben, Paul«, versicherte ich ihm. »Es wird zu seiner Zeit kommen. Ich will Ihnen noch etwas berichten, was erst vor Kurzem geschehen ist und was ich nur wenigen Menschen erzählt habe.

Vor nicht allzu langer Zeit habe ich mit einem meiner Söhne unseren Speicher aufgeräumt. Wir wohnen seit über zwanzig Jahren in unserem Haus, und es hat sich viel Zeug angesammelt. Meistens Dinge, die wir vor langer Zeit hätten wegwerfen sollen. Jedenfalls habe ich einen großen Karton gefunden und habe ihn die Treppe hinuntergetragen, wo es heller war. Ich hatte keine Ahnung, was darin war. Während ich den Karton trug, gab der Boden nach, und viele Sachen flogen heraus. Da war unter anderem eine Briefmarkensammlung, die ich besaß, als ich neun oder zehn Jahre alt war. Und da waren auch meine Pfadfindersachen – Verdienstabzeichen und eine alte Mütze. Und ich fand auch eine alte Plastiktüte, die mit einem vertrockneten Klebeband verschlossen war.

Ich habe die Tüte genommen und aufgemacht. Ich fand darin einen Stapel alter Briefe. Auf dem Speicher oben war es heiß, und ich war neugierig auf die Briefe. Deshalb habe ich meinem Sohn gesagt, dass ich kurz nach unten gehen würde und dass er eine Pause machen konnte, wenn er wollte. Ich bin dann nach unten in unser leeres Gästezimmer gegangen und habe die Umschläge auf dem Bett ausgebreitet.

Bevor ich weitererzähle, muss ich Ihnen erklären, was damals in meinem Leben oder zumindest in meinem Berufsleben vor sich gegangen ist. Mein Geschäftspartner und ich steckten in einer schwierigen Situation, die viel Zeit und Nachdenken erforderte. Das war für uns sehr unangenehm. Wir standen von einer wichtigen Entscheidung, die mit beträchtlichen Risiken verbunden war, die unsere Lage jedoch auf lange Sicht verbessern konnte. Jedenfalls befanden wir uns in einer schwierigen Situation, und das Nachdenken darüber, wie wir uns verhalten sollten, kostete uns viel geistige und seelische Kraft. Und manchmal war ich mir einfach nicht sicher.

Jedenfalls schaute ich diese Briefe an und sah, dass sie alle an mich gerichtet waren und alle von meinem Vater stammten. Er hatte sie geschrieben, während ich studiert hatte, also vor fast dreißig Jahren. Ich nahm einen der Briefe und öffnete ihn. Ich hatte die Handschrift meines Vaters schon seit längerer Zeit nicht mehr gesehen, und irgendwie berührte es mich und machte mich betroffen. Ich weiß nicht, woran es lag, aber als ich seine Handschrift sah, da … sind mir auf einmal viele Dinge wieder eingefallen. Und dann war es, als sei er bei mir im Zimmer.

Ich weiß nicht, warum ich diesen ersten Brief in die Hand genommen habe. Ich habe einfach willkürlich einen geschnappt und gelesen. Nach dem ersten Absatz war mir klar, warum er den Brief geschrieben hatte. Ich war im ersten Jahr an der medizinischen Fakultät, und in diesem Herbst war ich wirklich deprimiert. Nicht, dass ich Schwierigkeiten mit dem Studium gehabt hätte. Es war schwer, aber ich kam gut mit. Ich war mir nur nicht sicher, ob ich am richtigen Ort war und das Richtige tat. Ich hatte mit ihm darüber gesprochen und ihm sogar gesagt, dass ich darüber nachdachte, ob ich nicht etwas anderes machen sollte. Im Nachhinein, vor allem, da ich inzwischen selbst Vater bin, habe ich es beim Lesen des Briefes im ersten Moment bereut, dass ich meinen Vater mit diesen Dingen belastet hatte. Doch dann wurde mir bewusst, dass er mir zugehört und mich ernst genommen hatte und dass er sich die Zeit genommen hatte, sich hinzusetzen und mir diesen Brief zu schreiben.

In diesem Augenblick war er wirklich bei mir. Ich konnte sein Gesicht sehen und hörte seine Stimme, die durch diese Seiten, die ich in der Hand hielt, zu mir sprach. Erst sprach er über schwierige Zeiten, die er selbst erlebt hatte. Dann über die Schwierigkeiten, die andere Familienmitglieder durchgemacht hatten. Schließlich kam er auf meine Situation zu sprechen. Was er mir sagte, war deutlich: Ich war am richtigen Ort und tat das Richtige. Ein Satz beeindruckte mich besonders und brachte eine Saite in mir zum Klingen: ›Du kannst die Freuden von 1974 und 1975 nicht erleben, wenn du nicht die Mühsal von 1973 ertragen hast.‹ Ich erinnerte mich genau daran, wie ich diesen Brief als Student gelesen hatte und mir plötzlich sicher gewesen war, dass er recht hatte. Ich hatte dann wirklich durchgehalten und festgestellt, dass mein Leben nach dieser schwierigen Zeit viel besser und glücklicher wurde.

Und plötzlich habe ich erkannt, dass mein Vater über meine gegenwärtige Lage sprach. Er sprach in diesem Augenblick zu mir, dreißig Jahre, nachdem er diese Worte geschrieben hatte. Er sagte mir, dass ich durchhalten, den richtigen Weg wählen und dabeibleiben musste. Dass es mich etwas kosten würde, aber dass danach bessere Tage kommen würden. Und in diesem Moment wusste ich, dass mein Partner und ich das Richtige taten. Es war der Ratschlag, den ich in diesem Augenblick brauchte, die Bestätigung, nach der ich Ausschau gehalten hatte. Und ich habe meinem Vater dafür gedankt.«

Ich war fertig und fragte mich, ob ich diesem Fremden zu viel gesagt hatte. Doch ich empfand eine eigenartige Ruhe und war für diesen Augenblick dankbar.

Aus der Zimmerecke kam kein Ton. Ich stand auf, blieb kurz neben dem Bett stehen und wandte mich dann zur Tür.

»Danke, Herr Dr. Lesslie.«

Ich drehte mich noch einmal zu dem Mann um, der immer noch gesichtslos in dem dunklen Raum saß. »Nein, ich muss Ihnen danken, Paul.«

Dann trat ich in den Flur hinaus und schloss die Tür hinter mir. Einen Augenblick lang war ich allein, Stille umgab mich. Was als lästige Pflicht begonnen hatte, war zu einem Geschenk geworden. Ich hatte gewiss nicht damit gerechnet, aber es hatte mich wirklich gesegnet.

Ich ging zum Aufzug, und mein Vater war an meiner Seite.

Kapitel 15

Wer ist mein Nächster?

Ein Mann, der sich im Gesetz Moses besonders gut auskannte, stand eines Tages auf, um Jesus mit folgender Frage auf die Probe zu stellen: »Meister, was muss ich tun, um das ewige Leben zu bekommen?« Jesus erwiderte: »Was steht darüber im Gesetz Moses? Was liest du dort?« Der Mann antwortete: »›Du sollst den Herrn, deinen Gott, von ganzem Herzen, von ganzer Seele, mit deiner ganzen Kraft und all deinen Gedanken lieben.‹ Und: ›Liebe deinen Nächsten wie dich selbst.‹« »Richtig!«, bestätigte Jesus. »Tu das, und du wirst leben!« Der Mann wollte sich rechtfertigen; deshalb fragte er Jesus: »Und wer ist mein Nächster?«

Daraufhin erzählt Jesus die Geschichte des Mannes, der von Räubern überfallen und verprügelt wurde und halb tot am Straßenrand liegen blieb, und schildert die Reaktion der drei Menschen, die an ihm vorbeikamen – auch die des »barmherzigen Samariters«. Dann stellt er seinem Zuhörer eine Frage:

»Wer von den dreien war nun deiner Meinung nach der Nächste für den Mann, der von Räubern überfallen wurde?«, fragte Jesus. Der Mann erwiderte: »Der, der Mitleid hatte und ihm half.« Jesus antwortete: »Ja. Nun geh und mach es genauso.«

AUS LUKAS 10,25–37

Die meisten von uns kommen sehr selten mit wirklich Armen, wirklich Bemitleidenswerten und »Unberührbaren« zusammen. Wir sehen sie nur indirekt, durch den Filter des Fernsehens oder des Computerbildschirms.

Aber in der Notaufnahme ist unser Kontakt zu diesen Menschen sehr eng und persönlich. Wir kümmern uns unvoreingenommen und sachlich um sie und tun, was wir gelernt haben: stabilisieren, diagnostizieren, behandeln. Und dann, wenn es etwas ruhiger geworden ist, können wir uns mit den menschlichen und philosophischen Aspekten dessen beschäftigen, was wir erlebt haben.

Manchmal können wir uns nicht einmal ansatzweise eine Vorstellung von der Lebenswirklichkeit unserer Patienten machen.

»Hallo, Notaufnahme. Hier ist Rettungswagen 2. Ist der Arzt in der Nähe?«

Ich saß an der Theke der Schwesternstation und machte die letzten Eintragungen in der Akte des Patienten, den ich eben in Zimmer 3 untersucht hatte. Es war ein zweijähriger Junge mit hohem Fieber. Er hatte eine starke Mittelohrentzündung. Mit Antibiotika und einem Schmerzmittel würde es ihm bald wieder besser gehen.

Lori schaute mich an und hob fragend die Augenbrauen.

Ich nickte und schaute auf die Uhr im Flur. 22:30 Uhr. Bisher war der Abend recht ruhig verlaufen, besonders für einen Montag. Aber draußen war es kalt, fast minus zehn Grad. Das war zwar für Mitte Januar normal, aber trotzdem blieben viele Menschen bei kaltem Wetter zu Hause.

Lori antwortete: »Hallo, Rettungswagen 2. Dr. Lesslie ist neben mir. Eine Sekunde.«

Sie reichte mir den Hörer und ging dann zu dem Kind in

Zimmer 3. Ich legte den Hörer auf und drückte auf den Knopf der Freisprechanlage.

»Hier spricht Dr. Lesslie. Was gibt es?«

Es war nicht ungewöhnlich, dass die Rettungsassistenten mit dem diensthabenden Arzt der Notaufnahme sprechen wollten. Normalerweise bitten sie um Rat in einer schwierigen Situation. Manchmal geht es um eine heikle Sachlage, vielleicht ein familiäres Problem oder jemanden, der nicht wirklich mit dem Krankenwagen in die Notaufnahme gebracht werden muss. Ich schrieb in der Akte weiter und wartete auf eine kurze und prägnante Antwort.

»Herr Doktor, hier ist Denton Roberts. Wir haben …« Er machte eine Pause, und seine Stimme klang unsicher und beunruhigt.

Die rätselhafte Antwort des Rettungsassistenten erweckte mein Interesse. Ich hörte auf, zu schreiben, und legte die Akte beiseite.

»Schießen Sie los, Denton. Was gibt es?«

»Es ist, äh, ein bisschen ungewöhnlich.« Er machte wieder eine Pause. Dann fuhr er fort: »Wir haben einen 47-jährigen Mann. Stabil, Vitalfunktionen in Ordnung, aber, äh … könnten Sie zu uns nach draußen kommen, zum Krankenwageneingang? Wir kommen in fünf Minuten an.«

Das war wirklich eine ungewöhnliche Bitte. Das letzte Mal, als ich aufgefordert worden war, vor die Tür zu einem Krankenwagen zu kommen, hatte ich einem schreienden kleinen Mädchen auf die Welt geholfen. Dieses Mal musste es etwas anderes sein. Dentons Stimme ließ nicht auf eine besondere Notlage oder Dringlichkeit schließen. Trotzdem musste es sich um etwas Außergewöhnliches handeln.

An diesem Abend hatte die Sekretärin Amy Conners Dienst, und sie verfolgte das Gespräch mit. Sie drehte sich auf ihrem Stuhl und schaute mich etwas verdutzt an.

»Alles klar, Denton. Wenn das notwendig ist«, erwiderte ich.

»Das wäre mir wirklich sehr recht, Herr Doktor. Wir kommen in vier bis fünf Minuten an. Danke.«

Amy langte mit dem Arm herüber, drückte auf den Freisprechknopf und beendete das Gespräch.

»Was könnte Ihrer Ansicht nach hier los sein?«, fragte sie mich. »Denton hat irgendwie bestürzt geklungen.«

»Ja, stimmt. Wir werden es gleich sehen.«

Ich machte die letzten Eintragungen in der Akte des Zweijährigen, legte die Unterlagen in die Ablage für Entlassungspatienten und ging zum Krankenwageneingang. Die Automatiktüren öffneten sich langsam, als ich näher trat. Ein eiskalter Windstoß blies mir ins Gesicht und erinnerte mich daran, dass es Winter war und dass ich nicht für einen längeren Aufenthalt im Freien angezogen war.

Die Lichter des näher kommenden Krankenwagens erleuchteten die wenigen Autos auf dem Parkplatz der Notaufnahme. Ich schaute hoch, und mir fiel auf, wie klar der Nachthimmel war. Die Mondsichel stand über den Bäumen am Ende des Parkplatzes. Etwas weiter unten rechts musste die Venus sein. Groß und strahlend hell. Und der Jupiter musste …

Rettungswagen 2 hielt vor mir und setzte meiner allzu kurzen Träumerei ein Ende. Durch die Windschutzscheibe erkannte ich, dass Seth Jones der Fahrer war. Er winkte, nickte und stellte den Motor ab. Der Rettungsassistent Seth war seit fünf Jahren mit Denton unterwegs.

Meine Aufmerksamkeit galt dem hinteren Teil des Krankenwagens. Denton öffnete die Türen von innen, stieg aus und begrüßte mich, als ich mich dem Heck des Fahrzeugs näherte.

»Danke fürs Herauskommen, Herr Doktor. Ich habe gedacht, es wäre besser, wenn wir kurz miteinander sprechen könnten, bevor wir den Patienten hereinbringen. Vielleicht wollen Sie gar nicht, dass wir ihn reinbringen, wenn Sie, äh …«

»Kein Problem, Denton«, erwiderte ich und ging auf die geöffneten Türen zu.

Er packte mich am Arm, und ich blieb stehen und schaute ihn fragend an.

»Bevor Sie da reingehen, muss ich Ihnen etwas sagen«, erklärte er und schaute mir in die Augen.

»Was ist denn los?«, fragte ich und schlotterte in der kalten Nachtluft. Allmählich verlor ich die Geduld.

»Wir haben einen Anruf bekommen von einem Nachbarn dieses Mannes hier«, begann Denton und machte eine Kopfbewegung in Richtung Krankenwagen. »Der Nachbar hat gesagt, wir sollen nach Oak Park fahren und den Mann holen, weil er Hilfe braucht. Keine genaueren Angaben. Dann hat er aufgelegt. Also sind wir da rüber und haben ihn in einem Anhänger gefunden. Kein Strom. Keine Heizung. Nur ein kleiner Kerosin-Heizofen, aber ohne Brennstoff. Er hat gemeint, das Kerosin wäre gerade ausgegangen. Vielleicht hat er die Wahrheit gesagt, weil es drinnen kalt, aber nicht eiskalt war.«

Denton machte eine Pause und stapfte mit den Füßen in der Kälte. Ich schlotterte wieder.

»Der Anhänger stand auf einem unbebauten Grundstück, inmitten von Abfall.«

Oak Park war ein Gebiet, das die Rettungsassistenten und das Personal der Notaufnahme gut kannten. Es war eine unterprivilegierte Wohngegend, heruntergekommen und von der Stadt, die sich in andere, wohlhabendere Richtungen ausdehnte, vernachlässigt. Die Einsätze der Rettungsassistenten in Oak Park waren oft gefährlich und mit Schießereien, Raub und Messerstechereien verbunden.

»Er sagt, dass er Charlie heißt«, teilte Denton mit. »Kein Nachname. Kein Personalausweis. Nichts. Der Anhänger ist ein Wrack. Nur ein paar leere Konservendosen auf dem Boden. Ach, und drinnen waren auch noch zwei Katzen und ein räudiger Hund. Er ist nicht einmal aufgestanden, als wir rein sind. Hat uns nur angeschaut.«

Der Rettungsassitent schwieg und rieb sich die Hände.

Während ich mich noch fragte, warum er mir von dem Hund erzählt hatte, sprach Denton weiter.

»Charlie hat ein Hautproblem. Er hat es schon lange, aber inzwischen stört es ihn wirklich. Es juckt ihn wahnsinnig, wie er sagt. Das ist der Hauptgrund, weshalb der Nachbar uns angerufen hat. Das und …«

Bevor er den Satz beendet hatte, machte ich mich los und trat in den Krankenwagen. Ich fror, und es war Zeit, dass dieser Patient und ich ins Innere des Gebäudes kamen.

Die Deckenlampe im Krankenwagen brannte. Das Licht war trübe, aber ich konnte unseren Patienten sehen, der auf der Krankenwagenliege unter einer Decke lag. Die Decke war bis zu seinem ungepflegten Bart hochgezogen, seine großen dunklen Augen schauten unruhig von einer Seite auf die andere. Zwischen seinen Haarbüscheln waren kahle Stellen. Die sichtbare Kopfhaut war voller hochroter Flecken. Er war schmutzig und strömte einen seltsamen Geruch aus – eine Mischung aus Moschus, verschwitzten Kleidern, Fäulnis und etwas, das ich nicht einordnen konnte.

Dann erregte sein Oberkörper meine Aufmerksamkeit, denn unter der Decke konnte ich wilde Bewegungen seiner Arme und Hände erkennen. Er kratzte sich unablässig. Dabei stieß er ein schwaches, jämmerliches Stöhnen aus. Er bot einen erbärmlichen Anblick.

»Charlie, ich bin Dr. Lesslie. Ich bin hier, um Ihnen zu helfen«, sagte ich.

Ich streckte meinen Arm aus und griff nach der Decke. Denton stand im Krankenwagen hinter mir. Er flüsterte mir warnend ins Ohr: »Vorsicht! Nicht nur das Jucken stört ihn …«

Ich hielt kurz inne und hob dann die Decke, zog sie in meine Richtung und schaute auf Charlies dürftig bekleideten Körper. Sein schmutziges kariertes T-Shirt war zerrissen, und ich konnte seine Brust und seinen Bauch sehen. Das Licht war nicht sehr gut, aber ich konnte erkennen, dass die Haut runzlig und schuppig war. Der seltsame Geruch wurde jetzt stärker, und nun bemerkte ich, dass die tiefen Furchen, mit denen der Körper übersät war, nässten.

Dann erstarrte ich. Ich nahm ein seltsames Huschen wahr. Seine Haut bewegte sich, wand sich, war wie lebendig. Und er kratzte sich überall. Was war das? Ich beugte mich näher über ihn. Waren das ...

»Ameisen«, erklärte Denton. »Sie sind überall. Im Anhänger, in seinem Bett, überall. Sie jucken ihn zu Tode.«

Ich machte einen Schritt zurück und ließ die Decke auf den Körper fallen. Der Mann schaute mich an und deutete meine Abscheu richtig. Doch er wandte den Blick nicht ab.

»Helfen Sie mir«, flehte er.

Ich fasste mich und dachte kurz nach.

»Denton, sagen Sie Seth, er soll ihn in Zimmer 4 bringen. Es ist leer, und dort ist er allein. Dann suchen wir nach einer Lösung.«

»Alles klar, Herr Doktor.« Augenscheinlich war Denton erleichtert, die Verantwortung für diesen erbarmungswürdigen Mann einem anderen zu übergeben. »Komm her, Seth«, rief er.

Seth rollte Charlie durch den Krankenwageneingang zu dem Bett in Zimmer 4. Ich schaute hoch und beobachtete, wie Tina Abbott, eine junge Krankenschwester von einer Zeitarbeitsfirma, ihnen folgte. Denton und ich standen im Gebäude, und er berichtete mir, was er von dem Nachbarn erfahren hatte, der den Notruf getätigt hatte.

Charlie wohnte seit etwas über zwei Jahren in der Stadt. Offensichtlich zog er viel umher und blieb nie lange an einem Ort. Dem Nachbarn gehörten das Grundstück und der Anhänger, und eines Tages hatte Charlie an seine Tür geklopft und um Arbeit und Essen gebeten. Er gab ihm einige Gelegenheitsarbeiten und ließ ihn das Gras mähen. Der ausgediente Anhänger wurde nicht mehr gebraucht, und Charlie durfte kostenlos darin wohnen.

»Kein schlechter Mensch«, beschrieb Denton den Nachbarn. »Anscheinend hat er Mitleid mit Charlie gehabt und ihm alle paar Tage etwas zum Essen gebracht. Deshalb hat er manches über ihn und sein Problem erfahren.«

Charlie war irgendwo im Mittleren Westen geboren worden, und schon, als er sechs Monate alt war, merkten seine Eltern, dass mit ihm etwas nicht stimmte. Seine Haut wurde runzlig, platzte auf und nässte. Zunächst wurde ihnen gesagt, dass das Kind nur ein schlimmes Ekzem hätte. Sie versuchten verschiedene Salben, aber nichts half. Seine Haut wurde immer schlimmer. Schließlich wurde die richtige Diagnose gestellt: Ichthyose. Der Name der Krankheit wird von dem griechischen Wort Ichthys – Fisch – abgeleitet, denn ein Symptom dieser Krankheit besteht darin, dass die Haut Schuppen bildet wie bei einem Fisch. Bei seiner Krankheitsform blieben das Gesicht, die Handflächen und die Fußsohlen verschont. Doch der Rest des Körpers war unterschiedlich schwer betroffen, die Haut schuppte sich, sprang auf und bildete Furchen. Die Krankheit ist unheilbar und je nach Schweregrad für den Betroffenen sehr belastend. Es kommt häufig zu Hautinfektionen und einem nicht enden wollenden Juckreiz.

Charlie litt an einer schweren Form der Krankheit, der schlimmsten, die ich je gesehen hatte.

Als er zwei Jahre alt war, wurde es seinen Eltern zu viel. Die ständig nässenden Wunden, das Weinen, die neugierigen Blicke und der Ekel in den Augen aller, die ihn sahen, wurden unerträglich für sie.

Sie versuchten, ihn in verschiedenen Kinderheimen unterzubringen, aber er wurde nirgendwo angenommen. Wer würde bereit sein, ein solches Kind zu adoptieren? Schließlich setzten sie ihn einfach aus. Sie ließen ihn auf einer Parkbank zurück und gingen weg.

Er wuchs in verschiedenen Pflegefamilien auf und wurde zu Hause unterrichtet, wenn man es so nennen wollte. Keine öffentliche Schule wollte ihn annehmen, weil man dachte, seine Hautkrankheit sei ansteckend.

Später zog er dann einfach von Stadt zu Stadt und arbeitete, wo er eine Anstellung finden konnte. Mehr wusste der Nachbar auch nicht.

»Er ist eine erbarmungswürdige Kreatur«, hatte er den Rettungsassistenten berichtet. »Und jetzt musste ich euch einfach rufen.«

Ich dankte Denton für diese Informationen und bemerkte dann eine kleine schwarze Ameise, die auf seinem Ärmel krabbelte. Ich zeigte sie ihm, und er wischte sie ab.

»Aaaah!« Der Schrei kam aus Zimmer 4. Wir beide schauten hinüber und sahen, wie der Vorhang aufflog und Tina Abbott wie ein Blitz aus dem Zimmer stürmte. Sie hielt beide Hände vor den Mund und rannte vornübergebeugt davon. Sie rannte blindlings und stieß dabei einen Wagen mit Schmutzwäsche um, dessen Inhalt auf den Boden kippte.

»Aaaah!«, schrie sie wieder und erbrach sich mitten in der Schwesternstation.

Lori kam gerade vom Triage-Raum zurück, nachdem sie unseren Zweijährigen mit der Ohrenentzündung entlassen hatte.

»Könnten Sie bitte in Zimmer 4 gehen?«, bat ich sie. »Seth ist drinnen, und er braucht wahrscheinlich Hilfe.«

Sie nickte wortlos und machte sich auf den Weg. Aber zuvor half sie Tina noch auf einen Stuhl neben dem Schreibtisch.

Nun wandte ich mich an Amy Conners. »Würden Sie bitte im Reinigungsmittelschrank nachschauen, ob wir Insektenspray haben?«

»Wozu …«, begann sie.

Ich schüttelte nur den Kopf und sagte: »Bitte, schauen Sie, ob wir welches haben, und bringen Sie es in Zimmer 4.«

Als ich den Raum betrat, versuchte Lori gerade, einige Ameisen von Charlie wegzuwischen.

»Hm«, murmelte sie, als ich näher kam.

251

Das Licht hier war besser, und jetzt konnte ich sehen, wie schlimm Charlies Hautkrankheit wirklich war. Überall waren tiefe Risse. Außer im Gesicht, an den Füßen und den Händen konnte man keine gesunden Hautstellen erkennen. Und die Ameisen waren ebenfalls überall. Sie krabbelten in diese Risse und Schrunden hinein und wieder heraus und hatten sich offensichtlich dort häuslich niedergelassen. Die ganze Zeit über kratzte sich Charlie und stöhnte vor sich hin.

Nachdem ich etwas gegen den Juckreiz verordnet hatte, ließ ich Lori bei Charlie und ging zur Schwesternstation hinüber. Ich setzte mich und begann, über unsere Möglichkeiten nachzudenken. Zuallererst mussten wir ihn von den Ameisen befreien. Aber wie? Wir würden so viel Insektenspray benötigen, dass es wahrscheinlich zu toxisch wurde. Abschrubben nutzte nichts, denn die Ameisen hatten sich in seine Haut eingegraben. Alkohol? Betadine-Lösung? Das würde nichts nützen.

»Wie wäre es mit der Hubbard-Wanne?«, schlug Amy vor. Sie hatte gespürt, wie ratlos ich war. »Wissen Sie, das Ding da drüben in der Physiotherapie«, fügte sie hinzu.

Das war die perfekte Lösung. Diese große Wanne aus Edelstahl wurde mit warmem Wasser gefüllt und normalerweise für die Behandlung von Patienten mit Verbrennungen und anderen Hautkrankheiten benutzt. Man konnte eine Person in die Wanne legen und bis zum Kopf untertauchen. In Charlies Fall würden die Ameisen entweder ertrinken oder fliehen.

»Großartige Idee!«, rief ich. »Vielen Dank. Würden Sie bitte die Pflegedienstleitung anrufen und nachfragen, ob wir die Wanne benutzen können?«

»Das ist May Flanders«, teilte mir Amy mit einem skeptischen Unterton mit.

»Hm«, murmelte ich. »Stellen Sie die Verbindung her. Ich möchte mit ihr sprechen.«

May Flanders war zweiundsechzig Jahre alt, und man hatte den Eindruck, dass sie seit mindestens siebzig Jahren Pflegedienstleiterin war. Ich hatte nie gesehen, dass sie einen Patienten berührt oder uns konstruktive Hilfe angeboten hätte, auch nicht unter den schlimmsten Umständen. Es war mir ein Rätsel, warum sie ständig einen Kugelschreiber in der einen und ein Klemmbrett in der anderen Hand trug. Bei allen Begegnungen mit ihr hatte ich sie nie irgendeine Notiz machen sehen.

Nach einer Viertelstunde klingelte Amys Telefon.

»Notaufnahme, Sie sprechen mit Amy«, antwortete sie. Dann folgte eine Pause, in der sie dem Anrufer zuhörte. »Ja – gut. Aber sagen Sie es ihm doch bitte selbst.«

Sie reichte mir den Hörer, schüttelte den Kopf und zischelte: »May Flanders.«

Ich nahm den Hörer. »Ms Flanders, hier ist Dr. Lesslie. Was haben Sie herausgefunden?«

»Ich habe mit Jim Watson, dem Leiter der Physiotherapie, gesprochen«, informierte sie mich mit feierlicher Stimme. »Und er hat gesagt, dass das nicht infrage kommt. Es ist nicht möglich, die Wanne zu diesem Zweck zu benutzen. Die Reinigung und … und … Sie wissen schon. Einfach unmöglich. Die Antwort ist Nein. Sie müssen eine andere Möglichkeit finden.«

»Es gibt keine andere Möglichkeit«, unterbrach ich sie. Ich spürte, wie mir die Röte ins Gesicht stieg und ich wütend wurde. »Warum kommen Sie nicht herunter und schauen sich diesen Mann an und sagen mir dann, was wir tun sollen?«

Es herrschte Stille. Dann: »Das ist Ihr Problem, Herr Doktor.« Sie legte auf.

Ich hatte Lust, das Telefon durch den Raum zu werfen. Aber irgendwie gelang es mir, mich zu beherrschen, und ich gab es Amy zurück.

Sie legte den Hörer auf, schaute mich dann an und klopfte mit dem Ende ihres Stiftes auf den Schreibtisch.

»Wie wäre es mit dem diensthabenden Verwaltungsleiter? Wenn Sie möchten, schaue ich nach, wer es ist«, schlug sie vor.

Das war eine weitere gute Idee. Wir würden zwar über den

Kopf von May Flanders hinweg handeln, aber das war mir zu diesem Zeitpunkt egal. Charlie musste versorgt werden, und wir kamen so nicht weiter. Doch das war erst der Anfang. Zunächst mussten wir ihn von den Ameisen befreien und dann einen Arzt finden, der ihn ins Krankenhaus aufnahm. Das würde eine weitere Herausforderung sein.

Es war 23:45 Uhr, als Amys Telefon wieder klingelte.

»Mr Waterbury, Sie sprechen mit Amy Conners in der Notaufnahme. Es tut mir leid, dass ich Sie so spät noch störe. Aber Dr. Lesslie muss mit Ihnen sprechen.«

Ich nickte ihr dankend zu und nahm den Hörer. »Ken, hier ist Robert Lesslie.«

Ken Waterbury war einer der drei stellvertretenden Verwaltungsleiter. Er war fünfunddreißig Jahre alt; er hatte in der Diätabteilung begonnen und sich dann im Laufe der Zeit hochgearbeitet. Ich war nicht sicher, worin seine Aufgaben als Stellvertreter bestanden, aber in dieser Nacht hatte er die Befugnisse eines Verwaltungsleiters.

Ich schilderte ihm Charlies Fall und erklärte ihm, dass wir nicht die Erlaubnis bekommen hatten, ihn in die Physiotherapie zu bringen und die Hubbard-Wanne zu benutzen.

»Nun, Doktor Lesslie, das ist eine verzwickte Situation. Haben Sie schon daran gedacht, ihn nach Hause zurückzuschicken und morgen früh das Sozialamt zu verständigen? Das ist wahrscheinlich die beste Lösung. Schließlich haben Sie gesagt, dass er keinen Personalausweis besitzt, und ich bin sicher, er hat auch keine Versicherung. Wir wollen ihm doch keine riesige Krankenhausrechnung aufhalsen. Vielleicht …«

»Ken, dieser Mann hat kein Zuhause«, erklärte ich und merkte, dass mein Gesicht wieder rot wurde. Das habe ich von meinen schottischen Ahnen geerbt, und ich kann deshalb nur schwer meine Gefühle verbergen. »Wenn wir ihn wegschicken, wird er in der Kälte sterben. Und wir müssen etwas für seine Hautkrankheit tun. Er muss unbedingt ins Krankenhaus eingewiesen werden.« Beim letzten Punkt blieb ich unnachgiebig.

»Nun ...«, antwortete er. Aus dem Ton seiner Stimme schloss ich, worauf er hinauswollte.

»Moment mal, Ken«, sagte ich und hielt den Hörer eine Armlänge entfernt, aber so, dass er auf jeden Fall hören konnte, was gesprochen wurde.

»Ms Conners, wer ist dieses Jahr medizinischer Ansprechpartner der Landesärztekammer? Ist das nicht Dr. Burns?«

»Genau. Dr. Burns«, bestätigte Amy. »Und er hat heute Nacht Bereitschaftsdienst. Möchten Sie, dass ich ihn anrufe?« Sie hatte sofort verstanden, was ich im Schilde führte, und sprach so laut, dass der Verwalter uns hören konnte.

»Ja, bitte. Ich muss mit ihm wegen dieses Problems sprechen.«

Ken Waterbury sagte etwas, und ich hielt das Telefon wieder ans Ohr.

»Wie bitte, Ken?«, fragte ich. »Ich habe Sie nicht gehört.«

»Nein, äh, rufen Sie Dr. Burns jetzt nicht an. Ich werde, äh, einige Dinge abklären«, stammelte er. »Ich rufe Sie sofort zurück.«

Er legte auf. Ich wusste, dass ich bei ihm den richtigen Knopf gedrückt hatte. Ein stellvertretender Verwaltungsleiter will alles, nur kein Riesenproblem verursachen, vor allem nicht mitten in der Nacht. Und Dr. Sandy Burns würde das tun. Er leitete die größte Orthopädie-Praxis der Stadt und wies seit über zwanzig Jahren regelmäßig Patienten ins Krankenhaus ein. Noch wichtiger war, dass er sehr auf das Wohl der Patienten bedacht war und dass es ihm nichts ausmachte, es mit allen aufzunehmen, die dabei im Wege standen. Ken Waterbury wusste, wie Sandy Burns in dieser Frage entscheiden würde.

So kam es, dass ich nicht mit Dr. Sandy Burns zu sprechen brauchte. Wie durch ein Wunder öffneten sich die zuvor fest verschlossenen Türen, und wir konnten Charlie in die Physiotherapie schicken und ihn in der Hubbard-Wanne behandeln lassen. Glücklicherweise funktionierte es. Bald war er die quälenden Ameisen los. Ab und zu kroch noch ein verwirrtes Insekt aus einem verborgenen Hautriss, aber es wurde rasch entfernt. Er fühlte sich jetzt wohler, nachdem die Ameisen weg waren und das Medikament wirkte, das Lori ihm gegen den Juckreiz gegeben hatte.

Wir fanden jemanden, der ihn zu einer dermatologischen Untersuchung ins Krankenaus aufnahm und ihm hoffentlich auch irgendeine Art von Behandlung angedeihen ließ. Ich machte mir keine Illusionen: Eine Heilung oder auch nur eine erhebliche Besserung war nicht möglich. Aber ich hoffte, dass er sich zumindest ein bisschen wohler fühlte und dass sich irgendeine Unterstützungseinrichtung, die wir für Menschen wie Charlie in der Stadt hatten, für ihn einsetzen würde.

Erst drei Tage später hatte ich wieder Dienst in der Notaufnahme. Sobald es mir möglich war, ging ich nach oben, um nach Charlie zu sehen.

Er war in die medizinische Abteilung im dritten Stock eingewiesen worden, Zimmer 314. Als ich dort ankam, war das Bett leer. Ich erkundigte mich bei der Stationsschwester. Sie schüttelte den Kopf und sagte, dass er vor zwei Tagen entlassen worden sei. Mehr wusste sie nicht – weder, wohin er gegangen war, noch, ob er eine Nachbehandlung bekommen würde. Er war einfach weg.

Ein paar Tage später brachte Denton Roberts wieder einen Patienten in die Notaufnahme, und ich fragte ihn nach Charlie.

»Haben Sie noch etwas von dem Mann mit den Ameisen gehört?«

»Nein. Aber gestern waren wir in Oak Park, und mir ist aufgefallen, dass der Anhänger weg ist. Das ganze Grundstück ist leer. Sieht aus, als sei es planiert worden. Keine Ahnung, was mit ihm geschehen ist.«

Niemand wusste etwas. Ich habe Charlie nie wiedergesehen.

Und bis heute habe ich nichts von ihm gehört. Ich nehme an, dass er irgendwo auf der Straße lebt, allein und hilflos.

Wir können nicht das Leben von allen Menschen in Ordnung bringen. Manchmal frage ich mich, ob wir überhaupt das Leben von irgendeinem Menschen in Ordnung bringen können. Wir konnten Charlies Leben nicht in Ordnung bringen. Er war einer jener Unsichtbaren, die unbekannt und ungeliebt unter uns leben, einer jener »Unberührbaren«. Aber wir sind dazu berufen, Menschen wie ihn zu berühren.

Welchen Wert hat Mitleid,
wenn man den Gegenstand seines Mitleids
nicht in den Arm nimmt?

ANTOINE DE SAINT-EXUPÉRY (1900–1944)[4]

Kapitel 16

Engel in der Notaufnahme

Vergesst nicht,
Fremden Gastfreundschaft zu erweisen,
denn auf diese Weise
haben einige Engel beherbergt,
ohne es zu merken!

HEBRÄER 13,2

Wenn Sie nicht an Engel glauben, sollten Sie einige Zeit in der Notaufnahme verbringen. Dann werden Sie bald erfahren, dass es tatsächlich Engel gibt und dass sie sich in unterschiedlichster Gestalt zeigen. Manche sind Krankenschwestern, ein paar wenige sind Ärzte, und viele sind »ganz normale Menschen«, die durch unsere Tür und in unser Leben treten. Manchmal muss man intensiv nach ihren Flügeln suchen. Und gelegentlich muss man seine Augen schützen vor dem Licht, das sie umgibt.

—⁄\⁄—

Macey Love kam in einem Rollstuhl durch die Tür des Triage-Raums. Sie saß vornübergebeugt und klammerte sich an die Armlehnen, als Lori sie hereinfuhr.

»Wir gehen in Zimmer 5«, kündigte Lori an. »Es ist wieder ihr Asthma.«

Ich stand auf der anderen Seite der Theke und schaute auf, als sie hereinkamen. Macey sah mich, lächelte und nickte mir zu. Sie rang nach Luft, und schon von Weitem konnte ich ihren pfeifenden Atem hören.

»Ich komme gleich«, sagte ich zu Lori. Dann wandte ich mich

an Amy. »Rufen Sie bei der Atemtherapie an, und sagen Sie, dass Macey hier ist.«

Macey Love war dem Personal dieser Notaufnahme gut bekannt. Sie war zweiundsechzig Jahre alt und hatte ihr ganzes Leben lang an Asthma gelitten. In den letzten zehn Jahren hatte sich die Krankheit verschlimmert, und sie musste oft zu uns in die Notaufnahme kommen. Im Allgemeinen konnten wir ihre Asthmaanfälle mit einer intensiven Behandlung in den Griff bekommen; wir behielten sie immer ein paar Stunden bei uns und beobachteten sie genau. Sie wollte auf keinen Fall ins Krankenhaus eingewiesen werden, daran ließ sie keinen Zweifel. »Herr Doktor Lesslie, ich muss nach Hause und mich um meine beiden Enkelkinder kümmern. Deshalb müssen Sie mich wieder kurieren«, sagte sie immer und streckte manchmal den Zeigefinger nach oben und wedelte mit ihm hin und her, um ihrer Aussage mehr Gewicht zu verleihen.

Einige Male war sie zu krank, um nach Hause zu gehen, und wir mussten sie für ein paar Tage nach oben auf die pneumologische Station schicken. In letzter Zeit war das immer häufiger geschehen.

Doch wir taten immer alles in unserer Macht Stehende, um sie zu »kurieren« und nach Hause zu schicken. Wir wussten, welche Verantwortung sie für ihre Enkel hatte.

Die beiden acht und zehn Jahre alten Mädchen wohnten seit sechs Jahren bei ihrer Großmutter. Ihre Mutter hatte beschlossen, nach New York zu ziehen, und hatte die Kinder kurzerhand bei Macey zurückgelassen. Sie war nie mehr zurückgekommen. Abends oder am Wochenende erschien Macey manchmal in Begleitung der Mädchen. Wir wollten sie nicht allein im Wartezimmer sitzen lassen, und so kamen sie mit ihrer Großmutter in die Notaufnahme. Es waren hübsche Kinder, freundlich, lächelnd und wohlerzogen.

Macey hatte ihren derzeitigen Lebensabschnitt der Versorgung dieser Mädchen gewidmet. Bevor das Asthma ihre Lungenkapazität erheblich einzuschränken begann, hatte sie den Chor der größten AME-Kirche[5] der Stadt geleitet. Jeden Sonntagvormittag waren die beiden Mädchen bei ihr auf der Chorempore, und am Mittwochabend nahmen sie an der Chorprobe teil.

Es war unschwer, zu erkennen, dass Macey stolz auf sie war und dass die Mädchen ihre Großmutter innig liebten.

An diesem Tag waren die Mädchen nicht bei ihr. Es war um die Mittagszeit an einem Donnerstag im April, und sie waren in der Schule.

Lori legte gerade eine Infusion an Maceys linke Hand, als ich Zimmer 5 betrat.

»Pulsoximetrie mit einer Sättigung von 87 Prozent«, informierte sie mich. Die Zahl las sie von einem Gerät ab, das an einer von Maceys Fingerspitzen angeschlossen war und einen sanften Druck auf das Nagelbett ausübte. Es maß den Sauerstoffgehalt von Maceys Blut. 87 war niedrig, aber ich hatte schon viel schlimmere Werte bei ihr gemessen. »Sauerstoff-Flussrate drei Liter pro Minute«, fügte Lori hinzu. »Möchten Sie eine Blutgasanalyse?«

Bei diesem Wort zuckte Macey zusammen, denn sie fürchtete sich vor dem schmerzhaften Nadelstich ins Handgelenk zur Entnahme von Blut aus der Speichenarterie. Damit bekämen wir ein vollständigeres Bild der Sauerstoffsättigung in ihrem Blut, jedenfalls bessere Angaben, als sie mit einer einfachen Pulsoximetrie möglich sind. Doch die Untersuchung ist ziemlich schmerzhaft.

»Nein, vorerst nicht. Warten wir mal ab«, erwiderte ich zu Maceys offensichtlicher Erleichterung.

Ihre Lunge war heute wirklich stark verschleimt. Macey keuchte hörbar, aber sie atmete nur wenig Luft ein und aus. Nachdem ich sie abgehört hatte, trat ich zurück, schaute auf sie hinab und kreuzte die Arme über der Brust.

Bevor ich etwas sagen konnte, hob sie die Hand und wedelte mit dem Zeigefinger hin und her. Sie musste nichts sagen, und das wäre ihr angesichts ihrer mühsamen Atemzüge sowieso schwergefallen.

»Ich weiß, Macey, ich weiß«, sagte ich schnell. »Wir tun alles, damit Sie nicht ins Krankenhaus müssen. Aber Sie haben heute ziemlich Atemnot. Das wissen Sie selbst.«

Sie nickte und lächelte, als Lori ihr eine Maske über Mund und Nase legte. Die Maske war mit einer Maschine verbunden, die eine verdampfte Mischung aus Sauerstoff, Wasser und einem Arzneimittel zur Bronchialerweiterung freisetzte. Macey kannte die Prozedur und saugte den Dampf so tief in ihre Lungen, wie sie konnte.

Intravenös verabreichten wir ihr andere Medikamente, und ich ordnete eine Röntgenaufnahme mit einem tragbaren Gerät an. Wir mussten wissen, ob zusätzlich noch eine Lungenentzündung oder etwas anderes vorlag.

Ich erklärte ihr, was wir vorhatten, und sie nickte und lächelte durch den Dampf, der aus der Maske über ihrem Gesicht austrat.

Dieses Lächeln berührte mich immer. Es war mehr als ein einfaches, freundliches Lächeln. In Maceys Augen lag eine besondere Herzenswärme, es war, als wäre sie von einem Leuchten umgeben. Gleichgültig, wie krank sie war oder wie schlimm ihr Asthma sie plagte, sie lächelte immer, und mit diesem Lächeln brachte sie ihre Liebe zum Ausdruck. Bei ihren Enkeln wurde das ganz deutlich. Doch erstaunlicherweise konnte ich das auch uns, dem Personal der Notaufnahme, gegenüber spüren. Ich kannte niemanden, auf den dies keine Wirkung hatte und der nicht gern dabei geholfen hätte, Macey zu versorgen und zu behandeln.

Virginia Granger wurde ebenfalls von diesem Lächeln ergriffen, und das schon seit über fünfzig Jahren.

Virginia und Macey waren beide in Rock Hill aufgewachsen. Als sie in die Grundschule gingen, herrschte noch Rassentrennung. Jede »Vermischung« der Rassen wurde missbilligt, wenn sie nicht sogar streng verboten war. Die Väter von Macey und Virginia arbeiteten in einer der großen Textilfabriken der Stadt. Die beiden Mädchen lernten sich bei einem Betriebsfest kennen, bei dem sie sich aus Versehen angerempelt hatten. Sie wurden feste Freundinnen, und es gelang ihnen, sich regelmäßig zu treffen und miteinander zu spielen. Maceys gewinnendes Wesen und Virginias Hartnäckigkeit, die keine Einmischung in ihre Privatangelegenheiten duldete, widerstanden den kritischen Blicken und gelegentlichen abschätzigen Bemerkungen von »Freunden« und Stadtbewohnern, die nicht so vorurteilsfrei waren.

Ihre Freundschaft wuchs und gedieh, bis die Zeit und das Leben die beiden trennten. Macey arbeitete nach der Schule bei einer Textilreinigungsfirma in der Stadt. Virginia träumte vom Beruf der Krankenschwester und verließ zur Ausbildung Rock Hill. Jahrelang hatten sie einander nicht gesehen, und dann hatte sie der Zufall wieder zusammengebracht. Der Zufall und Maceys Asthma.

Vor einigen Jahren war Macey mit einem schweren Asthmaanfall in die Notaufnahme gekommen. Virginia und ich hatten an jenem Tag Dienst, und sie war gerade dabei, Macey zu versorgen, als ich den Untersuchungsraum betrat.

»Ich bin so froh, dass du hier bist, Ginny«, sagte Macey zu ihrer Freundin. »Ich bin froh, dass du die Krankenschwester bist, die sich um mich kümmert.«

Als ich hörte, dass Macey sie »Ginny« nannte, sah ich kurz zu Virginia hinüber. So konnte ich sie auch mal nennen. Doch gleich darauf warf Virginia mir einen Blick über die Ränder ihrer Brille zu, der mir klarmachte, dass ich es niemals wagen durfte, in ihrer Gegenwart diesen Spitznamen zu äußern.

»Weißt du, Ginny, der Herr hat mich reich beschenkt, wirklich«, stieß Macey zwischen ihren keuchenden Atemzügen hervor.

Sie machte eine Pause, um wieder zu Atem zu kommen, und ich war neugierig, was sie als Nächstes sagen würde. Sie war mit akuter Atemnot in die Notaufnahme gekommen und litt an einer unheilbaren Krankheit. Und doch sagte sie, dass sie beschenkt worden sei.

Bald erfuhr ich, womit Macey Love beschenkt worden war. Sie erzählte von ihren Enkelinnen und den vielen Dingen, die sie gemeinsam unternahmen. Sie erinnerte Virginia an ihren Vater und daran, dass er Tag und Nacht unermüdlich gearbeitet hatte, um den Lebensunterhalt für seine Frau und seine Kinder zu verdienen. Und sie berichtete, dass sie keine Angst hatte, auch wenn ihre Zukunft unsicher war, weil ihr Asthma ständig schlimmer wurde und sie gesundheitlich immer weiter abbaute. Und immer war da dieses Lächeln – und das Leuchten in ihren Augen.

Nur einmal erlebte ich, dass ihr Lächeln fast unmerklich verblasste, und zwar, als wir eines Morgens über ihre beiden Enkelinnen sprachen. Sie musste ins Krankenhaus eingewiesen werden und war sich wahrscheinlich deutlicher bewusst als je zuvor, wie schwer sie erkrankt war.

Sie gestand: »Herr Doktor Lesslie, wenn mir etwas zustößt, dann weiß ich wirklich nicht, was mit diesen Mädchen geschieht. Sie bedeuten mir alles auf der Welt, und ich fürchte, dass sie außer mir niemanden haben. Ich habe eine Schwester, Patrice, aber … ich weiß es einfach nicht.«

Dann schwieg sie und dachte nach. Sie schloss die Augen, und nach einer Weile nickte sie. Dann öffnete sie die Augen, und das Lächeln war wieder da.

An diesem Tag sprach Macey gut auf unsere Behandlungen an. Ihre Atmung wurde weniger mühsam, und die Sauerstoffsättigung stieg auf 95 Prozent. Wir wollten mit dem Inhalieren und den Medikamenten fortfahren, und ich war mir sicher, dass ich sie nach etwa einer Stunde nach Hause schicken konnte. Wenn sie das erfuhr, würde ihr ein Stein vom Herzen fallen, und ich ging zu Zimmer 5, um ihr dies mitzuteilen.

Ich zog den Vorhang zurück, und Macey sah mich lächelnd an. Auf der Bettkante saß Virginia Granger. Sie schaute hoch, als ich eintrat, und blickte dann wieder auf Macey.

Die beiden hielten sich an den Händen.

Ich blieb einen Augenblick stehen und betrachtete die beiden Frauen, diese beiden Freundinnen.

»Ich komme nachher wieder«, stammelte ich dann und trat schnell aus dem Zimmer.

Inzwischen lebt Macey nicht mehr. Sie starb während eines Asthmaanfalls zu Hause, bevor der Rettungswagen eintraf. Es ist schon über fünfzehn Jahre her, dass ich sie zum letzten Mal in der Notaufnahme gesehen habe, aber ich sehe ihr Gesicht immer noch so deutlich vor mir, als wäre sie bei mir im Zimmer. Nie werde ich jenes Lächeln, die leuchtenden Augen und das besondere Gefühl vergessen, das wir alle in ihrer Gegenwart verspürten.

Der Autor des Hebräerbriefes fordert uns auf, immer gastfreundlich zu sein, damit wir es nicht verpassen, wenn uns ein Engel besuchen kommt. Bei Macey wusste ich, dass sie ein Engel war.

Und bei Virginia weiß ich es auch.

Emma und Sarah Gaithers wohnten in einem der älteren Stadtviertel von Rock Hill. Die beiden Schwestern, die inzwischen über achtzig Jahre alt waren, hatten ihr ganzes Leben lang immer im selben Haus gelebt. Ihr Vater hatte im mittleren Management der größten Textilfabrik der Stadt gearbeitet, und er hatte das Haus gebaut, als große, quadratische weiße Häuser in Mode gewesen waren.

Die Familie hatte nur vier oder fünf Häuserblocks von der Fabrik entfernt gewohnt, die sehr günstig zwischen den Häusern für die Stundenlohnempfänger und den eleganten Wohnvierteln der Fabrikbesitzer, der leitenden Bankangestellten und der Ärzte der Stadt gelegen hatte.

Die Textilfabrik gibt es mittlerweile nicht mehr, und das Wohnviertel wurde sich selbst überlassen. Viele der Häuser wurden abgerissen oder mit Brettern vernagelt, und Schilder mit der Aufschrift »Zu verkaufen« hingen vor heruntergekommenen, verwucherten Gärten. Die eleganten Wohnviertel lagen jetzt in den Vororten, aber Sarah und Emma Gaithers waren geblieben. Eigentlich lag es daran, dass sie nicht wussten, wohin sie sonst hätten gehen sollen. Ihre Eltern waren vor vierzig Jahren gestorben und hatten ihnen ein schuldenfreies Haus, aber nicht viel mehr hinterlassen.

Dass es ihnen gelang, in dem Haus zu bleiben, war erstaunlich. Sarah bekam als ehemalige Lehrerin eine Pension vom Staat. Doch Emma hatte nie gearbeitet. Aufgrund irgendeiner Geburtsschädigung hatte sie sich nie normal entwickelt. Ihr geistiger Entwicklungsstand war der eines drei- oder vierjährigen Kindes, und seit dem Alter von fünf Jahren war sie an den Rollstuhl gefesselt. Ihre Beine waren krumm und nicht zu gebrauchen, ebenso ihr linker Arm und die linke Hand. Sie konnte ihre rechte Hand gebrauchen, hatte aber nie irgendeine manuelle Feinmotorik entwickelt. Seit dem Tod ihrer Eltern war sie völlig von ihrer Schwester abhängig.

Sarah nahm diese Verantwortung unerschütterlich auf sich. Sie hatte studiert, war Lehrerin geworden, hatte aber nie geheiratet. Falls sie jemals romantische Gefühle für jemanden gehegt hatte, hatte sie dieses Geheimnis streng gehütet. Emma war ihre einzige Angehörige und der Mittelpunkt ihres Lebens.

Jetzt, Mitte achtzig, fiel es Sarah schwerer, ihre Schwester zu versorgen. Emma hatte keine chronischen Krankheiten, aber Sarah litt an Diabetes und Bluthochdruck. Das forderte allmählich seinen Tribut. Trotz ihrer Hingabe und ihres unbeugsamen Willens wurde sie immer schwächer, und die tagtägliche Versorgung von Emma wurde immer mühsamer.

»Kommen Sie bitte hierher, Sarah«, hörte ich Lori sagen, schaute aber nicht auf.

Ich saß am Fußende von Bett D im kleinen Trauma-Raum und versuchte, den großen Zeh eines uneinsichtigen Vierjährigen zu nähen, der sich drehte und wand. Es war Sommer, und beim Baden am See war er auf eine zerbrochene Flasche getreten. Und jetzt war er in der Notaufnahme. Für den Bruchteil einer Sekunde hielt der Kleine den Zeh ruhig und ausgestreckt, und ich ergriff diese Gelegenheit. Die gebogene Nadel mit dem Faden durchdrang einen Rand der Schnittwunde und kam am anderen Rand wieder heraus. Ich zurrte den Faden fest, verknotete ihn und lehnte mich mit einem Seufzer zurück.

»Na prima«, sagte ich zu der jungen Mutter, die vergeblich versucht hatte, ihren Sohn unter Kontrolle zu bekommen. »Wir haben's geschafft.« Sie war genauso erleichtert wie ich.

Ich schaute schräg hinter mich in Richtung von Bett B. Lori versuchte gerade, Emma Gaithers von ihrem Rollstuhl auf unsere Liege zu bringen. Es war ein schwieriges Unterfangen, wurde aber dadurch etwas erleichtert, dass Emma nur etwa 40 Kilo wog. Sarah stand an Emmas Seite und half, sie festzuhalten. Bevor ich meine Handschuhe ausziehen und zu Hilfe eilen konnte, hatte Lori es geschafft, Emma aufs Bett zu legen, und zog das Bettgitter hoch. Sarah schaute auf, als ich mich näherte.

»Guten Tag, Herr Doktor Lesslie. Schön, Sie zu sehen«, begrüßte sie mich. Sie hielt Emmas Alpaka-Pullover in der Hand und glättete das abgetragene Kleidungsstück sanft über ihrem Unterarm. Ein Pullover – Mitte Juli!

»Hallo, Sarah«, antwortete ich und erwiderte ihren Blick. Dann schaute ich ihre Schwester an. »Was fehlt Emma heute?«

Die Antwort war offensichtlich. Lori säuberte mit steriler Gaze Emmas Stirn. Eine große Platzwunde erstreckte sich vom

Haaransatz bis zum Nasenbein. Blut war in der Wunde verklumpt, und die Vorderseite und der Kragen ihrer Bluse waren blutgetränkt.

Sarah erklärte: »Ich habe Emma gebadet und sie aus der Wanne gehoben. Die Kräfte haben mich verlassen, und sie ist ausgerutscht. Ihre Stirn ist auf dem Wannenrand aufgeschlagen, und jetzt können Sie sehen, was passiert ist.« Damit zeigte sie auf die Stirn ihrer Schwester.

Emma schaute mich an, während Lori ihr Gesicht säuberte. Sie lächelte, aber es war ein ausdrucksloses Lächeln, und wie immer war ich nicht sicher, wie ich darauf reagieren sollte. Ich wusste nie, wie viel sie verstand. Sarah behauptete immer, dass Emma wusste, wer wir waren, dass sie die Leute in der Notaufnahme kannte. Aber einen Beweis dafür habe ich nie bekommen.

Ich lehnte mich näher zu ihr hinunter, lächelte und nickte: »Hallo Emma. Sieht aus, als hätten Sie sich ein bisschen verletzt.« Sorgfältig untersuchte ich die Wunde, prüfte die Augen und schaute nach anderen sichtbaren Verletzungen. Abgesehen von der Platzwunde, schien alles in Ordnung zu sein. »Das haben wir gleich behoben«, beruhigte ich sie und klopfte ihr auf die Schulter. Sie lächelte weiter und gab keinen Ton von sich.

Dann wandte ich mich an ihre Schwester. »Sie muss genäht werden, mit mehreren Stichen. Gibt es irgendwelche Anzeichen, dass ihr sonst noch etwas wehtut?«

»Nein, ansonsten geht es ihr gut«, antwortete Sarah. Sie musste es wissen. Soweit ich wusste, hatte Emma nie ein einziges Wort gesprochen. Aber sie und Sarah verständigten sich irgendwie ohne Worte. Wenn Sarah sagte, dass es Emma gut ging, genügte mir das.

Dann bemerkte ich einen kleinen, aber glänzenden Lichtfleck in der Mitte von Sarahs linkem Auge.

»Ich dachte, Sie wollten diesen grauen Star operieren lassen, Sarah«, sagte ich mit vorgetäuschter Strenge. Ich betrachtete das Auge näher und bemerkte, dass der Fleck seit ihrem letzten Besuch größer geworden war.

Sie schüttelte den Kopf und sagte nichts.

»Wie sehen Sie auf diesem Auge?«, fragte ich sie und nahm das Ophthalmoskop aus der Wandhalterung. »Machen Sie beide Augen weit auf«, forderte ich sie auf und untersuchte ihr rechtes Auge. Der graue Star begann auch in der Linse dieses Auges und würde bald auch das trüben, was von ihrer Sehkraft übrig geblieben war.

»Nicht sehr gut?«, antwortete ich an ihrer Stelle.

»Herr Doktor, wie kann ich mich am Auge operieren lassen? Wer wird Emma versorgen? Ich habe jetzt keine Zeit für eine Operation. Vielleicht … vielleicht in ein paar Monaten oder so … Wir müssen abwarten.«

»Sarah, von allein wird es nicht besser«, tadelte ich sie freundlich. »Und wer wird Emma versorgen, wenn Sie nichts mehr sehen können?«

Diese Diskussion hatten wir schon öfter geführt, und wir beide wussten, dass es für dieses Problem keine Lösung gab. Sarah und Emma hatten keine weiteren Angehörigen, und die wenigen Freundinnen, die sie hatten, waren entweder schon lange tot oder im Pflegeheim.

Was dieses Thema betraf, hatte einer meiner jüngeren Kollegen schon einmal einen Riesenfehler begangen. Das war das einzige Mal gewesen, wo ich Sarah mehr oder weniger wütend gesehen hatte.

Emma war einmal nachts aus dem Bett gefallen, und Sarah hatte sie in die Notaufnahme gebracht. Nachdem Dr. Jack Young Emma sorgfältig untersucht und festgestellt hatte, dass sie nicht ernsthaft verletzt war, bat er Sarah, mit ihm in den Flur zu gehen. Er wollte unter vier Augen mit ihr über Emma sprechen.

Er begann: »Ms Gaithers, Ihrer Schwester ist weiter nichts passiert, und sie darf heute Nacht noch nach Hause.«

»Da bin ich aber froh«, erwiderte Sarah. »Ich habe mir schon Sorgen gemacht.«

»*Dieses* Mal ist nichts Ernsthaftes geschehen«, fuhr er fort. »Aber was ist, wenn sie das nächste Mal stürzt? Oder wenn etwas Schlimmeres geschieht?«

Sarah erschrak über diese Frage und wusste zunächst nicht, was sie antworten sollte.

Jack Young deutete die Pause falsch, nämlich als Aufforderung, seine Weisheit und seine Ratschläge an den Mann bzw. die Frau zu bringen. Er legte Sarah nahe, dass es Zeit sei, Emma in ein Heim zu geben. Dass es besser für sie sei, an einen Ort zu kommen, an dem sie angemessen versorgt würde. Und dass dies eigentlich schon vor Jahren hätte passieren sollen.

Sarahs Gesicht rötete sich, und sie richtete sich zu ihrer vollen Größe auf.

»Herr Doktor Young, Sie kennen mich nicht«, erklärte sie mit Bestimmtheit. »Und Sie kennen meine Schwester nicht. Seit über achtzig Jahren leben wir zusammen, und daran wird sich jetzt nichts ändern. Ich werde Emma versorgen, solange Gott mir die Kraft dazu gibt.«

Sie machte eine Pause und trat ganz nah an ihn heran. »Und das, junger Mann, ist Gottes Entscheidung und nicht Ihre.«

Dann fasste sie sich wieder und fügte mit etwas sanfterer Stimme hinzu: »Ich denke, wir sind jetzt hier fertig, und ich kann Emma wieder mit nach Hause nehmen, nicht wahr? Vielen Dank für Ihre Hilfe.«

Jack beging diesen Fehler nie wieder. Und obwohl ich wusste, dass sich die Zeit für einen solchen Umzug rasch näherte, wollte ich dieses Thema nicht ansprechen. Jedenfalls jetzt noch nicht. Sarah würde es selbst merken, wenn sie nicht mehr dazu in der Lage war, Emma zu versorgen.

Einige Monate zuvor hatte ich gedacht, dass dieser Zeitpunkt gekommen sei. Damals war Sarah die Patientin und Emma ihre Begleiterin gewesen. Der Rettungswagen hatte die beiden in die

Notaufnahme gebracht, weil Sarah angerufen und über Husten, Fieber und Atemnot geklagt hatte.

Schnell hatten wir festgestellt, dass sie eine schwere Lungenentzündung hatte und zur intravenösen Verabreichung von Antibiotika und zu unterstützenden Behandlungsmaßnahmen ins Krankenhaus eingewiesen werden musste. Eine ambulante Behandlung wäre zu risikoreich gewesen.

»Herr Doktor Lesslie, das ist unmöglich«, hatte sie erklärt und energisch mit dem Kopf geschüttelt. »Ich kann nicht im Krankenhaus bleiben. Wer würde Emma versorgen?«

Ich erklärte ihr noch einmal, wie ernst ihre Krankheit war und dass im Falle ihres Todes niemand da sein würde, der Emma versorgte. Doch es war zwecklos. Sie weigerte sich, ins Krankenhaus zu gehen, und ich wusste, dass wir sie nicht zwingen konnten.

Gereizt verließ ich ihr Zimmer und ging zur Schwesternstation. Virginia Granger saß hinter der Theke und hörte sich mein Problem an. »Soll ich mal mit Sarah sprechen?«, bot sie an.

Sie ging zu Sarahs Zimmer und zog den Vorhang fest zu. Ich wartete. Ein paar Minuten später kam sie heraus. Ich schaute sie an und wollte etwas sagen. Doch sie hob den rechten Zeigefinger, zeigte nach oben und gab mir zu verstehen, dass ich schweigen sollte. Sie ging in ihr Büro und schloss die Tür hinter sich.

Sie telefonierte eine Viertelstunde lang und rief bei verschiedenen Behörden und den internistischen Stationen an. Sie benutzte jedes Druckmittel, das sie hatte, und sie hatte viele.

Als sie ihr Büro verließ, spielte ein Lächeln um ihre Lippen.

»Es sieht folgendermaßen aus«, begann sie. Amy Conners kam neugierig näher und wollte unbedingt hören, welche Wunder Virginia vollbracht hatte. »Die Verwaltung ist damit einverstanden, dass Emma auf einem Zustellbett in Sarahs Zimmer bleibt. Das Personal der internistischen Station wird sie mitversorgen. Glauben Sie nicht, dass Sarah damit einverstanden ist?«

Ich wusste nicht, was ich sagen sollte. So etwas gab es einfach nicht, jedenfalls nicht in diesem Krankenhaus.

»Virginia …«, begann ich.

»Nun, wollen Sie es Sarah mitteilen, oder soll ich es ihr sagen?«

Während ich noch sprachlos dastand, war Virginia schon auf dem Weg zu Sarahs Zimmer. Unter diesen Umständen war Sarah mit einer Krankenhauseinweisung einverstanden, und nach einer Woche intensiver Behandlung durften sie und Emma wieder nach Hause zurückkehren.

An diesem Nachmittag würde es nicht so kompliziert werden. Wir würden die Platzwunde in Emmas Gesicht vernähen, und dann konnten die beiden gehen.

»Okay, Emma, jetzt kümmern wir uns mal um Ihre Stirn.« Eine Dreiviertelstunde lang nähte ich. Sarah stand daneben und hielt Emmas Hand. Emma schaute einfach an die Decke und lächelte. Sie runzelte nur kurz die Stirn, als ich ihr ein Lokalanästhetikum spritzte. »So, das wär's«, sagte ich, nahm die Handschuhe ab und warf sie auf das Instrumententablett.

Sarah lehnte sich zu ihrer Schwester hinunter: »Toll, Emma, deine Stirn sieht gut aus. Ich glaube, an Herrn Doktor Lesslie ist eine Näherin verloren gegangen.«

Emma lächelte nur. Während ich das Zimmer verließ, gab Lori Sarah Anweisungen für die Versorgung der Wunde.

Wenig später kamen sie den Flur entlang. Sarah schob den Rollstuhl, und Emma trug wieder ihren Pullover.

Sie hielten an der Schwesternstation an, und Sarah verabschiedete sich. »Haben Sie nochmals vielen Dank für all Ihre Hilfe.« Dann streichelte sie die Schulter ihrer Schwester und fügte hinzu: »Emma dankt Ihnen ebenfalls.«

»Gern geschehen, Sarah und Emma«, antwortete ich. Ich schaute auf Emmas nach oben gerichtetes Gesicht. »Passen Sie beide gut aufeinander auf.«

Sarah nickte und lächelte. Sie drehte sich um und schob den Rollstuhl ein Stückchen vorwärts. Dann blieb sie stehen, als wisse sie nicht, welche Richtung sie einschlagen musste. Ich wollte gerade etwas sagen, als Sarah sich über ihre Schwester beugte und ihr zuflüsterte: »Auf geht's, Emma. Hier entlang.« Sie durchquerten den Flur und verschwanden durch die Tür des Triage-Raums.

Wieder einmal staunte ich über die hingebungsvolle Liebe, mit der sie sich um ihre Schwester kümmerte und ihr diente. Sarah war ein wahrer Engel, der durch dieses Leben ging und uns berührte.

Die Türen am Krankenwageneingang öffneten sich, und Willie James wurde von zwei Frauen Mitte dreißig in die Notaufnahme gefahren. Es waren seine Töchter, und sie schoben seinen Rollstuhl in Richtung Schwesternstation. Eine von ihnen schaute uns an und sagte: »Es ist wieder Papas Herz. Er atmet so schwer.«

Virginia war gerade aus ihrem Büro gekommen, wo sie mit der Ausarbeitung des Pflegeplans für den kommenden Monat begonnen hatte. Als sie Willie sah, legte sie ihren Stapel Papiere auf die Theke und ging direkt auf ihn zu.

»Wieder Probleme heute Abend, Willie?«, fragte sie, trat zwischen die zwei Frauen und fasste nach den Griffen des Rollstuhls. »Hier entlang«, fügte sie hinzu. Sie schaute mich an und machte eine Kopfbewegung in Richtung Kardiologie-Raum.

Willie James war 63 Jahre alt und hatte vor drei Jahren einen heftigen Herzanfall erlitten. Der hatte zur Folge gehabt, dass nun nur noch die Hälfte seines Herzmuskels funktionsfähig war. Seither hatte er immer kurz vor dem Herzversagen gestanden – manchmal ging es ihm verhältnismäßig gut, dann wieder geriet er in einen lebensbedrohlichen Zustand. Zu viel Salz, zu viel Stress, zu viel körperliche Aktivität, all das überlastete sein Herz, und in seiner Lunge sammelte sich Flüssigkeit an. Er wurde dann immer kurzatmiger, und er war außerstande, selbst kurze Strecken zu Fuß gehen oder einfach nur auf dem Sofa zu liegen, ohne nach Luft zu schnappen. Er hatte dann oft Schaum vor dem Mund. Die Patienten haben in solchen Fällen oft den Eindruck, »in ihren eigenen Sekreten zu ertrinken«, und verständlicherweise ist das sehr beängstigend.

Heute Abend war Willie in einem lebensgefährlichen Zustand, aber er war ruhig. Er schaffte es sogar, Virginia anzulächeln, als sie auf ihn zukam. Er hatte solche Atemnot, dass er ihre Fragen nicht beantworten konnte, und nickte nur, während er vornübergebeugt im Rollstuhl saß und keuchend die Armstützen umklammerte. Wegen einer schweren Herzinsuffizienz mit Wassereinlagerungen in der Lunge kam es zur Schaumbildung, die auch an den Lippen zu sehen war.

Willie trug ein altes T-Shirt und eine abgetragene karierte Hose. Seine Füße steckten in weißen Sportsocken, von denen eine halb heruntergerutscht war. Die zerrissene, schmutzige Spitze schleifte am Boden. Ich stand auf und folgte ihm und Virginia in den Kardiologie-Raum.

Ohne dass ich etwas sagen musste, meinte Amy: »Ich rufe die Röntgenabteilung und das Labor an und fordere einen Atemtherapeuten an.«

»Danke«, antwortete ich und schaute auf die Wanduhr. 22:35 Uhr.

Willie war in schlechter Verfassung. Dieses Mal hatte er etwas zu lange gewartet, bis er um Hilfe gebeten hatte. Er sprach auf unsere gewöhnlichen Behandlungen nicht an, und sein Zustand verschlechterte sich vor unseren Augen. Er wurde müde. Virginia bereitete die Instrumente für eine Intubation vor, denn sie war davon überzeugt, dass wir ihn bald beatmen mussten. Das wäre der nächste Schritt, aber wenn irgend möglich, wollte ich das vermeiden. Auch Willie wollte lieber ohne diesen Eingriff auskommen. Er warf einen Blick auf das Tablett mit den verschiedenen Instrumenten und Sonden und schaute mich erschrocken an. Er konnte nichts sagen, aber seine Augen sprachen Bände.

Wir waren alle dankbar, als sich sein Zustand besserte. Die Sauerstoffsättigung stieg, der Puls wurde etwas langsamer. Wir fuhren mit der Behandlung fort, und nach einer Dreiviertelstunde stand fest, dass sich sein Zustand zum Besseren wendete. Heute Abend brauchte er nicht beatmet zu werden, aber er musste ins Krankenhaus eingewiesen werden.

»Willie, Ihr Hausarzt ist doch Angus Gaines?«, fragte ich und formulierte die Frage absichtlich so, dass als Antwort ein Kopfnicken genügte. Ich war mir ziemlich sicher, dass es stimmte.

Er nickte bestätigend.

»Gut, ich rufe ihn an und sage ihm, dass Sie hier sind. Sie müssen heute Abend ins Krankenhaus.«

Es war keine Frage, aber Willie nickte wieder.

Wenige Minuten später hatte Amy Dr. Gaines am Telefon.

Angus Gaines war Anfang siebzig und praktizierte immer noch vollzeitlich. Seit über vierzig Jahren war er in Rock Hill, und obwohl er Arzt für Allgemeinmedizin war, kümmerte er sich um fast alles. Er machte keine Operationen, hatte aber mehr Patienten als jeder andere Arzt in der Gegend, und er wollte an ihrer Versorgung beteiligt sein. Ich wusste, dass er erfahren wollte, dass Willie in der Notaufnahme war. Wahrscheinlich würde er sogar kommen und ihn anschauen und dann einen der Kardiologen anweisen, ihn in die kardiologische Intensivstation aufzunehmen.

Angus kam immer zu seinen Patienten, zu jeder Tages- oder Nachtzeit und an jedem beliebigen Wochentag. Wenn wir ihn anriefen, war er ein paar Minuten später bei uns. Das war nicht bei allen Ärzten so. Im Gegenteil, solche Ärzte wurde immer seltener.

Wenige Tage zuvor war eine vierzigjährige Frau in die Not-aufnahme gekommen und hatte über Fieber, Schüttelfrost und Brustschmerzen geklagt. Seit längerer Zeit litt sie an einem Lupus erythematodes, einer Autoimmunerkrankung des Bindege-webes, und hatte vor Kurzem ein Nierenversagen erlitten. Wir stellten fest, dass sie eine Perikarditis, also eine Herzbeutelent-zündung hatte, die ihren Lupus verschlechterte und tödlich en-den konnte. Sie musste ins Krankenhaus aufgenommen werden. Sie gab mir den Namen ihres Hausarztes, und ich bat Amy, ihn anzurufen.

Kurz darauf reichte sie mir den Hörer, und ich sprach mit ihrem Arzt.

Nachdem ich den Zustand der Patientin erklärt hatte, erhielt ich zur Antwort: »Ja, diese Dame war schon bei uns in der Pra-xis. Aber sie schuldet uns Geld, und ... nun ... ich denke nicht, dass wir sie weiterbehandeln. Warum rufen Sie nicht den Arzt an, der für ›Patienten ohne Hausarzt‹ zuständig ist?«

Ich war erbost. Seine Antwort war völlig unangebracht. Doch ich wusste, dass dies kein guter Zeitpunkt war, um diesen Kampf auszufechten.

Ich warf einen Blick auf unsere Patientin und war froh, dass sie dieses Gespräch nicht hören konnte. Ich versuchte, mei-ne Wut und meine Zunge unter Kontrolle zu bekommen, und schaute auf die Tafel mit den diensthabenden Ärzten, die in der Schwesternstation hing.

Es war eine Liste mit den Ärzten für verschiedene Fachrich-tungen: Chirurgie, Orthopädie, Pädiatrie, Innere Medizin. Die Ärzte für Innere Medizin mussten sich um die Patienten küm-mern, die keinen Hausarzt hatten.

Ich schaute auf die Spalte »Innere Medizin« und las.

»Ja, rufen Sie einfach den diensthabenden Arzt«, wiederholte mein Gesprächspartner.

»Moment mal«, unterbrach ich ihn mit einem gewissen Ge-fühl der Befriedigung und dem Bewusstsein, dass die göttliche

Gerechtigkeit letztendlich siegte. »Das wären Sie. Sie haben heute Abend Dienst für Patienten ohne Hausarzt.«

»Was …«

Von Angus Gaines hätten wir nie eine solche Antwort erhalten.

Nie hatte ich erlebt, dass er mit seinen Patienten ungeduldig wurde. Nie hatte ich von ihm ein böses Wort gehört oder einen gereizten Blick gesehen, wenn er mitten in der Nacht ins Krankenhaus gerufen wurde.

In dieser Nacht war es nicht anders. Ich stand vor der Theke, als Amy mir das Telefon reichte. »Dr. Gaines«, informierte sie mich.

»Robert Lesslie, Notaufnahme. Hallo, Angus«, sagte ich und fragte mich, ob wir ihn geweckt hatten. »Ich habe einen Ihrer Patienten hier, Willie James. Er hat wieder eine kongestive Herzinsuffizienz und muss stationär aufgenommen werden.«

Während ich auf die Antwort wartete, griff ich nach Willies Patientenakte, damit ich die Angaben lesen konnte. Ich wusste, was kommen würde, und wollte vorbereitet sein.

»Willie James, sagen Sie.« Die raue Stimme klang munter. Angus schien hellwach zu sein, also hatten wir ihn vielleicht doch nicht im Schlaf gestört. »Wohnt er in der Bird Street 122?«

Ich schaute nach der Adresse in der Akte. »Genau«, antwortete ich. Wie immer staunte ich über das Gedächtnis des alten Arztes. Er kannte die Adresse von fast jedem seiner zahlreichen Patienten.

»Und er wurde irgendwann im April 1930 geboren«, fügte Angus hinzu.

Wieder schaute ich auf die Akte. Dort stand »Geburtsdatum: 18.04.1930.« Wie machte er das?

»Wieder haben Sie recht«, erwiderte ich.

»Okay, ich kenne Willie. Ich komme gleich rüber.«

Ich gab Amy das Telefon zurück und wusste, was »gleich« bedeutete. In weniger als einer Viertelstunde würde er hier sein.

Aber wie schaffte er das? Wie konnte jemand ein solches Gedächtnis haben? Ich dagegen habe schon Schwierigkeiten, mich an unseren Hochzeitstag zu erinnern, obwohl das doch kein Problem sein dürfte, denn ich war schließlich selbst dabei.

Es war wirklich beeindruckend, dass Angus Gaines in seinem Alter ein solches Gedächtnis hatte. Mir kam der Gedanke, dass er sich all dies vielleicht vor allem deshalb merken konnte, weil ihm seine Patienten wirklich am Herzen lagen.

Die Türen des Krankenwageneingangs öffneten sich, und ich schaute hoch. 00:22 Uhr. Vor elf Minuten hatte ich den Telefonhörer aufgelegt, und Angus kam schon durch die Tür.

»Guten Abend, Robert. Wo ist Willie?«

Ich zeigte zum Kardiologie-Raum und schloss mich ihm an.

Jeder, der Dr. Angus Gaines nicht kannte, wäre wahrscheinlich bei seinem Anblick erschrocken. Amy und ich waren daran gewöhnt und achteten kaum auf sein Aussehen.

Er trug einen knielangen dunkelgrauen Mantel, und unter dem Mantel sah man deutlich die Beine seines gestreiften Schlafanzugs. Seine Füße steckten in braunen Lederpantoffeln. Er nahm seinen grauen, breitkrempigen Filzhut ab und warf ihn auf die Theke der Schwesternstation.

»Sie glauben also, es geht ihm etwas besser?«, fragte er mich.

Während er die Tür zum Kardiologie-Raum öffnete und eintrat, brachte ich ihn mit wenigen Worten auf den neusten Stand. Willies Töchter waren bei ihm und standen rechts und links neben dem Bett. Alle drei schauten auf, als wir eintraten.

Man hätte meinen können, es wäre Weihnachten. Als sie Angus Gaines sahen, leuchteten ihre Augen und sie lächelten über das ganze Gesicht. Eine der Töchter eilte auf ihn zu und nahm ihn in den Arm. »Wir sind so froh, dass Sie da sind!«, rief sie.

Eine halbe Stunde später waren sie alle auf dem Weg in die kardiologische Intensivstation. An der Schwesternstation griff Angus nach seinem Hut, wandte sich zu mir und sagte: »Danke, dass Sie sich um Willie kümmern. Ich gehe schnell nach oben, um mich zu vergewissern, dass er ordentlich untergebracht wird. Dann rufe ich einen Kardiologen, damit er ihn anschaut.«

Gleich darauf bogen Willie und seine Töchter um die Ecke und waren verschwunden, und Angus trottete in seinen Pantoffeln hinterher.

Der Rest meiner Schicht verlief ruhig, in den frühen Morgenstunden kamen nur ein paar vereinzelte Patienten. Fünf vor sieben traf der Arzt ein, der mich ablöste. Ich griff nach meiner Tasche und verließ das Gebäude.

Die Morgenluft war rein und kühl, und die Sonne machte Anstalten, über den Bäumen am Ende des Ärzteparkplatzes hervorzulugen. Ich stieg die Anhöhe zu meinem Auto hinauf und nahm zum ersten Mal wahr, wie müde und erschöpft ich war. Ich freute mich auf mein Zuhause, eine Dusche und mein Bett.

Dann bemerkte ich eine Bewegung links hinter mir. Ich drehte mich um und sah, dass jemand über die andere Seite des Parkplatzes ging. Ich erkannte eine Gestalt in dunklem Mantel und Filzhut. Es war Angus Gaines. Erst jetzt verließ er das Krankenhaus. Er hatte die ganze Nacht im Zimmer von Willie James verbracht und ihn nicht verlassen wollen, bis er sicher war, dass der Zustand seines Patienten stabil war und dass er sich auf dem Weg der Besserung befand.

Angus hatte die Hände tief in seinen Manteltaschen vergraben und schlurfte gedankenversunken in seinen Pantoffeln dahin. Ich betrachtete ihn bewundernd, wie er langsam die Anhöhe hinaufstieg. Während ich dastand und ihn beobachtete, geschah etwas ganz Erstaunliches: Ein einziger Strahl der frühen Morgensonne drang durch die Bäume und schien direkt auf diesen außergewöhnlichen Mann.

Wir sind wie Kinder, die Lehrer suchen, die ihnen den Weg zeigen. Darum hat Gott uns seine Engel zur Seite gestellt, damit sie uns führen und beraten.

THOMAS VON AQUIN[6]

Anmerkungen

1 Thomas von Kempen, Die Nachfolge Christi; zitiert nach
http://www.hoye.de/name/imitatio.pdf, 30.06.2014

2 Helen Keller, zitiert nach
http://juergens-seite.loleh.de/maenner/19-6.html

3 Stanislaw Lec, zitiert nach
http://gutezitate.com/zitat/240337, 30.06.2014

4 Antoine de Saint-Exupéry, The Wisdom of the Sands,
Harcourt Brace and Company, New York 1950, S. 26

5 Eine evangelisch-methodistische Kirche, deren Mitglieder über-
wiegend Afroamerikaner sind (Anmerkung der Übersetzerin)

6 Thomas Aquinas, Summa Theologica, Christian Classics,
Denton (Texas) 1981

Reggie Anderson

An der Schwelle zum Himmel
Erlebnisse zwischen Leben und Tod
aus dem Alltag eines Landarztes

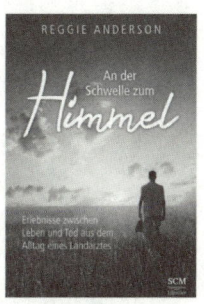

Gebunden, 14 x 21,5 cm, 368 S.
Nr. 395.532, ISBN 978-3-7751-5532-8

Nüchtern und doch anschaulich berichtet der Hausarzt Dr. Anderson, wie er Gottes Gegenwart an den Krankenbetten und in seinem Leben hautnah erlebt hat. Mal still, dann wieder heiter und oft atemberaubend schärft er unseren Sinn für die Wirklichkeit des Himmels.

Ernest Crocker

Wunder nach Mitternacht
Ein Arzt vertraut auf Gott

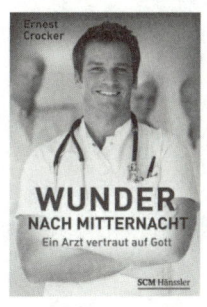

Gebunden, 13,5 x 20,5 cm, 288 Seiten
Nr. 395.359, ISBN 978-3-7751-5359-1

Heilt Gott auch heute noch? Der Arzt Ernest Crocker hat Erstaunliches erlebt. Eigene Erfahrungen und die vieler Kollegen zeigen, dass Gott auch heute nachprüfbar wirkt. Nicht immer so, wie wir denken, doch immer so, dass wir uns auf ihn verlassen können.

Bitte fragen Sie in Ihrer Buchhandlung nach diesen Büchern!
Oder schreiben Sie an: SCM Hänssler, D-71087 Holzgerlingen;
E-Mail: info@scm-haenssler.de; Internet: www.scm-haenssler.de

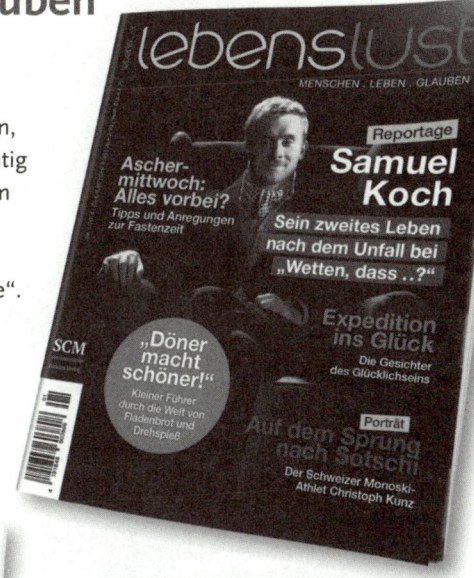
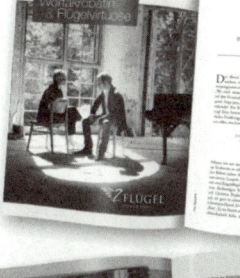
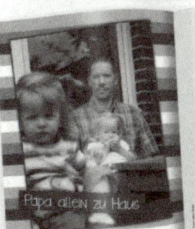
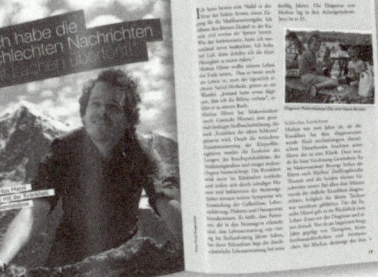